U0351614

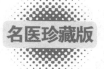

名医珍藏版

名医药酒老方大全

蔡向红 ◎编著

本书精选了上千个药酒方，制作简易、经济实用、安全可靠，只要能够对症选方，灵活运用，就能取得预期的保健养生效果。

行气和血调养五脏，贴身打造健康生活

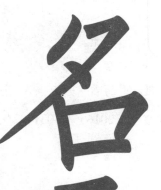

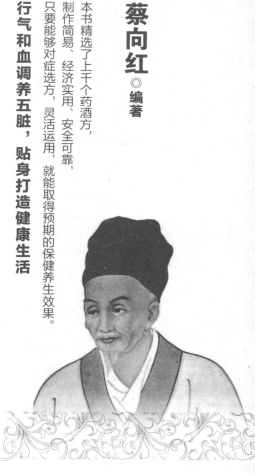

科学技术文献出版社
SCIENTIFIC AND TECHNICAL DOCUMENTATION PRESS

·北京·

图书在版编目（CIP）数据

名医药酒老方大全/蔡向红编著. —北京：科学技术文献出版社，2016.4
ISBN 978-7-5189-1042-7

Ⅰ. ①名… Ⅱ. ①蔡… Ⅲ. ①药酒—验方 Ⅳ. ①R289.5

中国版本图书馆 CIP 数据核字（2016）第 031092 号

名医药酒老方大全

策划编辑：孙江莉	责任编辑：孙江莉 杨 茜 责任校对：赵 瑗 责任出版：张志平

出 版 者　科学技术文献出版社
地　　址　北京市复兴路 15 号　邮编　100038
编 务 部　(010) 58882938，58882087（传真）
发 行 部　(010) 58882868，58882874（传真）
邮 购 部　(010) 58882873
官方网址　www.stdp.com.cn
发 行 者　科学技术文献出版社发行　全国各地新华书店经销
印 刷 者　北京建泰印刷有限公司
版　　次　2016 年 4 月第 1 版　2016 年 4 月第 1 次印刷
开　　本　710×1000　1/16
字　　数　434 千
印　　张　26.5
书　　号　ISBN 978-7-5189-1042-7
定　　价　29.80 元

前　言

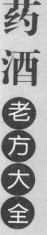

酒，素有"百药之长"的美誉。李时珍曾在《本草纲目》中指出："酒，天之美禄也。面曲之酒，少饮则和血行气，壮神御寒，消愁遣兴；痛饮则伤神耗血，损胃亡精，生痰动火。"

药酒是将酿酒与中药材相结合，用于治病或保健的一种中药制剂。药酒，在中医史上称为"酒剂"，是我国医学方剂学的重要组成部分，也是我国传统医学养生健体和防病治病的又一独特医疗方法。在中国最早的中医典籍《黄帝内经》中，就有关于药酒治疗作用的相关记载。东汉著名医学家张仲景的《伤寒杂病论》中也有红蓝花酒、瓜蒌薤白白酒汤的记载。

酒有"通血脉、行药势、温肠胃、御风寒"等作用，与健身强体的中药融合为药酒。药酒不但药性稳定、配置方便，还能充分发挥中药的特殊作用。在预防疾病的同时，药酒对很多疾病还有辅助治疗作用。

所谓药酒，就是将中药植物的根、茎、果、叶、花和动物内脏或全体以及一些矿物质成分，按照一定的比例浸泡在低浓度食用乙醇、黄酒、白酒、米酒、葡萄酒中，使药物的有效成分溶解于酒中，经过一段时间后去除渣滓而制成的，也有部分药酒是通过发酵等方法制作的。药酒之所以具有保健祛病的作用，是因为酒是中药的良好有机溶剂，中药所含成分能有效溶解在酒液中，从而依托酒温通血脉、改善循环的力量，作用于人体脏腑、经络、气血，发挥出药效作用。

数千年来，随着中医学的不断发展，前人们积累了丰富的药酒临床经验和数以千计的药酒良方，使得药酒成为中医学的重要组成部分。尽管我国名医众多，药酒良方十分丰富，但由于各种原因，大多数文献资料散落民间，

名医药酒 老方大全

处于无序状态，临床推广应用也十分有限。

为了让普通人掌握药酒的配制技术，使药酒这一简单实用的防病祛疾保健方法走入千家万户，编者收集整理了历代的各种药酒配方，取其精华，慎重选择，编写出本书。

本书分为三篇：第一篇是药酒概述，主要介绍了药酒的起源与发展，药酒的酿制和贮藏以及药酒的服用注意事项等；第二篇主要包括了儿科、五官科、妇科、男科、骨科、皮肤科等数百种常见疾病及疑难杂症的药酒治疗方法；第三篇介绍了有助于人体养生的药酒，包括补益类药酒、美容类药酒两大类，让人们通过饮用药酒，增强体质，延年益寿。本书精选了上千个药酒偏方，多为现代药酒良方，或是民间流传的药效确切的验方。

本书内容丰富，文字浅显易懂，而且药方制作简易、经济实用，只要能够对症选方，灵活运用，就能取得预期的保健养生效果。

最后，我们希望每一位读者都能拥有一个健康的体魄。如果读者朋友在阅读时发现书中有不妥之处，欢迎指正，以便我们在修订时及时改正。

编　者

目　录

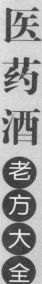

名医药酒

老方大全

第二篇
药酒治百病——自制药酒保健康

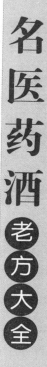

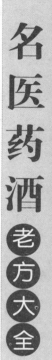

名医药酒 老方大全

名医药酒老方大全

名医药酒 老方大全

名医药酒 老方大全

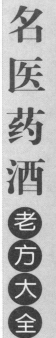

名医药酒 老方大全

名医药酒老方大全

名医药酒 老方大全

名医药酒 老方大全

名医药酒 老方大全

名医药酒老方大全

第三篇
药酒养生——延年益寿的养生之道

第一章 补益类药酒 ·········· 303

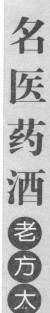

名医药酒 老方大全

名医药酒 老方大全

名医药酒
老方大全

药酒

第一篇

药酒概述

——沉淀千年的智慧结晶

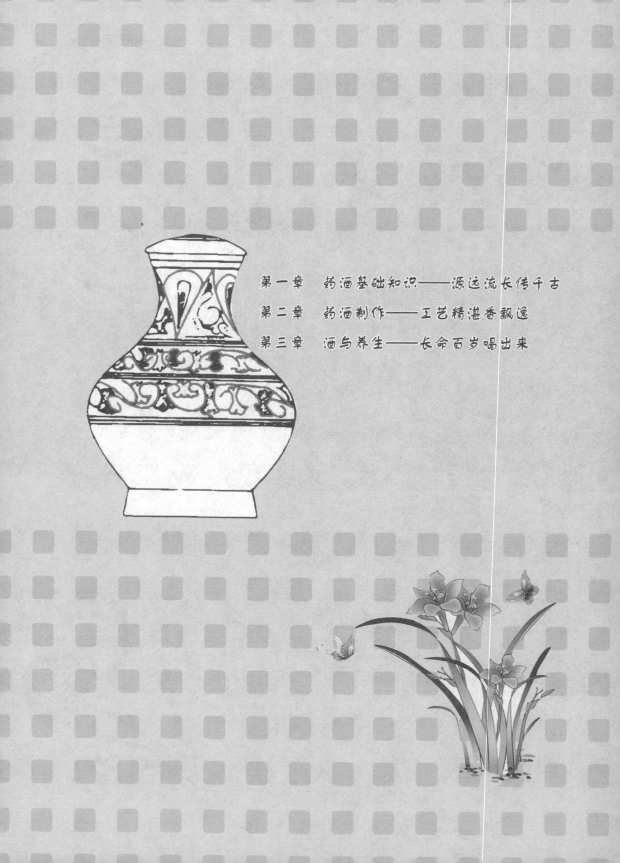

药酒基础知识——源远流长传千古

药酒的起源史

药酒并没有传说中那么神秘，只不过是选用适当药物，经过必要加工，用适宜酒类（酒精）制成的一种澄明液体。一言蔽之，药酒就是含有药物的酒。

药酒的起源与酒密不可分，然而关于酒的起源，至今众说纷纭。目前关于造酒的最早记载见于《战国策·魏策二》："昔者帝女令仪狄作酒而美，进之禹，禹饮而甘之。"此外，《世本》也提到："仪狄始作酒醪，变五味；少康作秫酒。"认为仪狄作酒，少康（即杜康）酿酒。这些记载说明4000多年前的夏代，我国酿酒业已发展到一定水平，但并不能证实仪狄或少康就是酒的创始人，因此神农造酒、酒星造酒、猿猴造酒一说等传说仍被广为传颂。其中，猿猴造酒一说最受追捧。因为某些野果含单糖，在自然界酵母菌的作用下，能产生一种具有香甜味的液体，即天然果酒。同时，《清稗类钞·粤西偶记》中有记载："粤西平乐等府，山中多猿，善采百花酿酒。樵子入山，得其巢穴者，其酒多至数石。饮之，香美异常，名曰猿酒。"说明最原始的酒应是花果自然发酵后形成的花蜜果酒，即"猿酒"。到新石器时代，畜牧业开始出现，人类用兽奶发酵成酒。进入农业社会，人类开始种植谷物，又用谷物发酵成酒。但是，对酒进入人类视野的确切时间尚无定论。根据考古发现，龙山文化早期已有谷物酿酒，商代饮酒之风盛行（殷墟河南安阳小屯村商朝武丁时期墓葬出土文物近200件，其中酒器约占70%），并掌握了曲蘖酿酒的技术（《尚书·说命篇》载"若作酒醴，尔维曲蘖"）。其中，蘖由谷物发芽而成，能酿制"醴"（一种甜酒）；曲含多种发酵菌，兼有糖化和酒化的作用，为我国独特酿酒方法曲酒法和固态发酵法奠定了基础。

药酒的发展史

药酒是选配适当中药，经过必要的加工，用度数适宜的白酒或黄酒为溶媒，浸出其有效成分，而制成的澄明液体。在传统中，也有在酿酒过程里，加入适宜的中药，酿制而成的。药酒即是一种加入中药的酒。

周代，饮酒越来越普遍，已设有专门管理酿酒的官员，称"酒正"，酿酒的技术也日臻完善。《周礼》记载着酿酒的六要诀：秫稻必齐（原料要精选），曲蘖必时（发酵要限时），湛炽必洁（淘洗蒸煮要洁净），水泉必香（水质要甘醇），陶器必良（用以发酵的窖池、瓷缸要精良），火齐必得（酿酒时蒸烤的火候要得当），把酿酒应注意之点都说到了。西周时期，已有较好的医学分科和医事制度，设"食医中士二人，掌和王之六食、六饮、六膳……之齐（剂）"。其中食医，即掌管饮食营养的医生。六饮，即水、浆、醴（酒）、凉、酱、酏。由此可见，周朝已把酒列入医疗保健之中进行管理。汉代许慎在《说文解字》中，更明确提出："酒，所以治病也"，《周礼》也有"医酒"之说。说明药酒在周代的运用确也相当普遍。

我国最古的药酒酿制方，出自1973年马王堆出土的帛书《养生方》和《杂疗方》中。从《养生方》的现存文字中，可以辨识的药酒方共有6个：

（1）用麦冬配合秫米等酿制的药酒（原题："以颠棘为浆方"治"老不起"）。

（2）用黍米、稻米等制成的药酒（"为醴方"治"老不起"）。

（3）用美酒和麦×（不详何药）等制成的药酒。

（4）用石膏、藁本、牛膝等药酿制的药酒。

（5）用漆和乌喙（乌头）等药物酿制的药酒。

（6）用漆、节（玉竹）、黍、稻、乌喙等酿制的药酒。

《杂疗方》中酿制的药酒只有一方，即用智（不详何物）和薜荔根等药制成醴酒。其中大多数资料已不齐，比较完整的是《养生方》"醪利中"的第二方。该方包括了整个药酒制作过程、服用方法、功能主治等内容，是酿制药酒工艺最早的完整记载，也是我国药学史上的重要史料。

魏晋南北朝开始用药曲酿酒，使药酒既有大曲酒的风味，又有中草药的芳香，还有健身祛病的妙用，堪称酿酒史上的独创。如《齐民要术》对药酒的酿造方法，特别是对浸药专用酒的制作，从曲的选择到酿造步骤都做了较为详细的说明，提出了热浸药酒的新方法。《肘后备急方》载有海藻酒、桃仁酒、金牙酒、猪胰酒等药酒配方，列有浸渍、煮等制作药酒的方法。《本草经集注》对药酒的浸制方法进行了比较详细的论述，提出"凡渍药酒，皆经细切，生绢袋盛之，乃入酒密封，随寒暑数日，视其浓烈，便可滤出，不必待至酒尽也。渣可暴燥微捣，更渍饮之，亦可散服"，并指出71种药物（包括矿石类药物9种、植物类药物35种和动物类药物27种）不宜浸酒。这一时期，药酒的制作方法不断完善，配制处方持续增加，临床应用不断拓展，制作技术开始传到日本、朝鲜、印度等国家，出现了用药酒行刑和平叛的记载。如北魏高祖太和二十年（公元496年），废太子恂被"椒酒"麻醉后行刑而死；诛杀彭城王勰，则是"乃饮毒酒，武士就杀之"。也出现了关于酒的性味功用的最早记载，如《名医别录》认为酒"味苦，甘辛，大热，有毒。主行药势，杀邪恶气"。

隋唐乃至宋代，是药酒使用较为盛行的时期。这一期间的一些医药巨著如《备急千金要方》《外台秘要》《太平圣惠方》《圣济总录》都收录了大量的药酒和补酒的配方和制法。记载最丰富的数孙思邈的《千金方》，共有药酒方80余首，涉及补益强身，内、外、妇科等多方面内容。唐宋时期，由于饮酒风气浓厚，社会上酗酒者也渐多，解酒、戒酒似乎也很有必要，故在《千金方》等医学著作中，解酒与戒酒方药也应运而生。

明代医药学家整理前人经验，又创制出许多新的药酒。如《普济方》《奇效良方》《医学全录》《证治准绳》《本草纲目》等都载有大量药酒方，既有前人经典之作，又有时人创新之举。其中，《本草纲目》辑录药酒方200多首，仅在《谷部·卷二十五·酒》中就列举药酒69种，并对药酒的制作和服

名医药酒 老方大全

法做了精辟论述。此外，《医方考》载药酒 7 种，《扶寿精方》载药酒 9 种，《万病回春》、《寿世保元》载药酒近 40 种。这些药酒大多以烧酒为基质酒，与先前用黄酒作基质酒有明显区别。这一时期，宫廷建有御酒房，宫廷补益药酒较为盛行，出现了"满殿香"等名噪金殿的养生保健药酒。此外，作坊制有成品药酒出售，普通老百姓也自酿了不少药酒，形成了正月椒梧酒、端午节菖蒲酒、中秋节桂花酒、重阳节菊药酒等传统节令酒，深受读书人的喜爱。

至清代，药酒又有新发展，配方数量继续增长。《医方集解》《随息居饮食谱》《医宗金鉴》《良朋汇集经验神方》《同寿录》等均录有新创制的药酒方。药酒除了用于治疗疾病之外，养生保健酒更是盛极一时，宫廷补益酒空前发达。其中，乾隆帝经常饮用的松龄太平春酒，对老年人诸虚百损、关节酸软、纳食少味、夜寐不实等症均有治疗作用。清宫御制的夜合欢酒，对脑卒中挛缩等症有良好的治疗作用。至此，药酒已发展成为比较完善和成熟的一种养生治病方法。

中华人民共和国成立后，中医药事业得到空前发展，药酒研制工作取得长足进步：一是文献整理取得新进展，出版了《中华药酒谱》《中国药酒大全》《中国药酒》《药酒配方 800 例》等专项著作，更加方便药酒的推广；二是理论认识逐渐加深，通过临床研究和实验研究，对五加皮酒、十全大补酒、史国公药酒、龟龄集酒等传统中药名酒的药理、毒理、有效成分等有了全新认识，为其拓展应用、增强疗效提供了依据；三是药酒品种增加，根据市场需要，研发出清宫大补酒、十全大补酒、金童常乐酒、罗汉补酒、藿香正气水、大黄酒等多种新药酒，受到国内外欢迎；四是制备工艺改进，发明了渗漉法等制酒新工艺，大大降低了药酒的制作成本，增强了药酒的作用效果；五是质量标准严格，药酒规范被收入药典，国家中医药管理局也公布了允许制作药酒的中药，药酒生产逐步转向标准化和工业化，不仅逐渐满足了人民群众的需要，并且打入了国际市场，受到国际友人的欢迎。

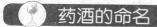 **药酒的命名**

两千多年前，孔老夫子就说过：名不正则言不顺，言不顺则事不成。后人也就对"名"特别重视。古人讲究"人过留名"，办事讲究"师出有名"，现代强调"知名度"。然而最古的药酒方与其他中药方剂一样是没有名称的，在马王堆出土的帛书中，所记载的药酒方，就没有具体的方名。这种情况在唐代方书中仍保留不少，如《千金要方·脾脏下》有"治下痢绞痛肠滑不可差方"，《外台秘要》卷十五有"疗风痹瘾疹方"等。直到先秦及汉代才出现了最早的药酒命名，如《黄帝内经》中的"鸡矢醴"，《金匮要略》中的"红蓝花酒"及《伤寒杂病论》中的"麻黄醇酒汤"等，这一类命名方法多以单味药或一方中主药的药名作为药酒名称，这一方法成为后世药酒命名的重要方法。汉代以后，药酒命名的方法逐渐增多，传统命名的方法，可归纳为以下几种。

（1）单味药配制的酒，以药名作为酒名，如鹿茸酒。

（2）两味药制成的药酒，大都两药联名，如五倍子白矾酒。

（3）多味药制成的酒用一个或两个主药命名，如羌独活酒；或用概要易记的方法命名，如五蛇酒、五精酒、五枝酒、二藤酒。

（4）以人名为药酒名称，如仓公酒、史国公酒、北地太守酒等，以示纪念。为了区别，有时也用人名与药名或功效联名的，如崔氏地黄酒，周公百岁酒等。

（5）以功能主治命名，如安胎当归酒、愈风酒、红颜酒、腰痛酒。这一命名方法，在传统命名方法中也占相当比重。

（6）以中药方剂的名称直接作为药酒名称，如八珍酒、十全大补酒等。

此外，还有一些从其他各种角度来命名的药酒，如白药酒、玉液酒、紫酒、仙酒、青囊酒等。

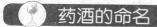 **药酒的效用**

我国传统医药学认为，酒为水谷之气，味辛、甘，性热，有小毒，入心、

肝、肾三经，有畅通血脉、活血行气、祛风散寒、通络止痛、健脾养胃、杀虫辟瘴、消冷积、厚肠胃、促消化及引药上行、助运药力等多种作用。能通行经络、上窜巅顶、外达皮腠、旁通四肢。现代研究证实，药酒对人体各个系统都有影响。总体而言，适量饮酒对人类健康具有以下 5 种益处。

① 营养机体

虽然白酒中含乙醇较多，营养价值有限，但黄酒、葡萄酒、啤酒等都含有比较丰富的营养成分。其中，黄酒含有糖分、糊精、有机酸、氨基酸和多种维生素等，氨基酸的数量、种类更是酒中之冠，营养价值极高。例如，加饭酒含 17 种氨基酸，其中 7 种是人体不能合成的必需氨基酸。葡萄酒含葡萄糖、果糖、戊糖、多种氨基酸、维生素 C、维生素 D 等营养成分，营养价值与新鲜水果近似，此外，还含有多种有机酸、矿物质等。啤酒除含 3.5% 的乙醇外，一般还含 5% 的糖类、0.5% 的蛋白质、17 种氨基酸、多种维生素，以及钙、磷、铁等多种微量元素。而且 1 升啤酒可为人体提供 1776 千焦的热能，与 4 只鸡蛋或 500 克牛奶近似，营养极为丰富，享有"液体面包"的美誉。

② 促进消化

我国当代著名中医姜春华教授认为，部分保健药酒能提高食欲，多吃菜肴，增加营养，对身体大有好处。现代研究证实，乙醇含量约为 10% 时能增加胃液和胃酸分泌，促进消化，提高食欲。国外实验发现，适量饮酒 60 分钟后，人体内胰岛素明显增多。胰岛素，是胰腺分泌的消化性激素，含有多种消化酶，具有促进消化的作用。因此，饭前适量饮酒，可增强胃肠道对食物的消化和吸收，弥补中老年人消化功能降低的缺陷。

③ 改善循环

冠心病是一类常见的心血管疾病。该病由于胆固醇沉着在冠状动脉的内壁上，导致冠状动脉硬化、内腔变小、狭窄甚至阻塞，出现心肌缺血，轻者引起心绞痛，重者发生心肌梗死。有资料表明，适量饮用葡萄酒，能使血中的高密度脂蛋白增加，有利于胆固醇从动脉壁输送至肝脏，并能促进纤维蛋白溶解，减少血小板聚集和血栓形成，起到活血化瘀的作用，可降低发生冠心病和猝死的概率。美国密歇根大学对 2 万人进行了 4 年调查，结果发现适量饮酒可以增加血液中的蛋白质成分，防止心脏病发作，减少动脉硬化。英国医学研究人员分析 8 个西方国家的有关统计图表，也发现果酒的消耗量和心血管疾病的死亡率呈负相关，意大利和法国年均果酒饮用量最多，心脏病死亡率最低。美国年均果酒饮用量较少，患心脏病的人很多。芬兰年均果酒饮用量更少，心脏病的发作情况比美国更严重。

4 畅达情绪

现代中医和西医都认为，疾病的产生与社会环境和心理状况有关。中医认为，人类有喜、怒、忧、思、悲、恐、惊七种正常的情绪活动，当这些情志活动超出正常范围时，就会引发不同的疾病。研究证实，如果人们长期处在孤独和紧张的状态，很容易发生疾病。少量饮酒能减弱大脑皮质的抑制功能，起到消除疲劳、振奋精神、减少抑郁、调节心理的作用，有助于缓和人的忧虑和紧张心理，增强安定感，提高生活兴趣，对老年人尤其如此。日本的一些养老院针对不少老年人易发怒、易不满、孤独不快，以及其他令人费解的古怪性情，用一两杯酒代替通常服用的镇静药物和心情舒展药物，结果养老院的气氛豁然开朗，洋溢出一派和睦气氛，而且睡眠差的人数从以前的 40% 下降到了 18%。

药酒的特点

药酒之所以应用广泛，除了对人类健康具有多种益处外，还因为它与其他药物相比，具有以下 8 个鲜明的特点。

1 配制简单

药酒的配制方法十分简单，容易掌握，而且配制过程中不需要特殊的器具和条件，适合群众在家制作。

2 加减灵活

药酒配方保留了汤剂的特点，可根据季节气候、地域环境、个体体质、病情进展等具体情况加减调整，灵活使用。而且，药酒是均匀溶液，单位体积内的有效成分相对固定，按量服用，治疗用量比汤剂更易调节。

③ 应用广泛

药酒有防治并举的特点，适合预防、治疗、康复、保健、美容等各个方面，临床可治疗内科、外科、妇科、儿科、皮肤科、骨伤科、五官科、肿瘤科等多科疾病，急性病和慢性病均可使用。尤其是保健类药酒，多有滋补气血、温肾壮阳、养胃生精、强心安神之功。平时服用可调理脏腑、气血、阴阳偏失，增强人体的免疫功能和抗病能力，防止病邪对人体的侵害，发挥保健作用；病时服用又能祛除病邪，促进病体早日康复。

④ 滋味可口

多数中药滋味苦涩，一些药物如白花蛇、五灵脂等还有腥膻之味，难以下咽。酒能消除或掩盖这些药物的不良气味，方便下咽，且多数药酒加有糖和蜂蜜，能纠正异味，改善口感，服用舒适。因此服用药酒既没有"良药苦口"的烦恼，也没有打针补液的痛苦，给人带来的是一种独特的享受，无论是好酒者还是不好酒者都乐于接受。

⑤ 吸收迅速

中医认为酒能入血，有宣行走窜之性，能加速血液循环，使药物中的有效成分无须经过消化道吸收，即透过消化道黏膜，直接进入血液循环，更快地发挥治疗作用，尤其适合于急需用药的人。研究表明，药酒一般比汤剂的治疗作用快4~5倍。

⑥ 药效较强

酒有引经作用，能引导诸药直达病所，选择性地治疗某经病变。如"大黄酒浸入太阳经，酒洗入阳明经（《汤液本草》）"。同时，酒是一种有机溶剂，具有良好的穿透性，容易进入药材的组织细胞中，溶解大部分水溶性物质和需要非极性溶剂的有机物质，最大限度地保留药物中的生物活性物质，提高有效成分的浓度。

⑦ 服用便捷

由于药酒能使中药的有效成分充分溶解，因此其有效剂量比汤剂、丸剂都要小，使用起来比较方便，而且内服、外用均可，避免了每天都要煎煮汤药的麻烦，省时省力，随用随取，特别适合于生活紧张，以及慢性病、体质差、需长期服药的患者使用。

⑧ 便于储存

药酒的盛装器具多无特殊要求，剂量可浓缩，且酒有杀菌防腐作用，含20％的酒精即能防腐，含40％以上的酒精可延缓多种药物成分的水解，比其他剂型的药物更稳定，只要配制适宜，遮光密封保存，即使经历较长时间，也不易腐败变质。

药酒的选择

选用药酒时，应综合考虑机体状况、体质强弱、病程阶段、年龄大小、性别差异等情况，务求酒气相投。

人的机体状况通常分三类：一是健康机体，阴平阳秘，气血调和，无外显症状和内在问题；二是垂病机体，阴阳、气血、津液、脏腑功能等虽然失调，但可自行恢复，有内在问题，却无外显症状；三是生病机体，阴阳、气血、津液、脏腑等功能失调后不能自行恢复，兼见内外问题和外显症状。第一类机体，适合服用养生类药酒；第二类机体，应根据功能偏失情况，有针对性地选择养生类药酒或治病类药酒，如阳盛于阴，选用滋阴类药酒，反之选用助阳类药酒；第三类机体，应咨询专业医师，根据表里、寒热、虚实、阴阳的不同，合理选用治病类药酒。如阳痿既可能是肾阳虚损的虚证，也可能是湿热蕴结的实证，前者宜选补肾壮阳类药酒，后者宜选清热利湿类药酒，反之肾阳更虚、湿热更甚、阳痿更重。同时，补益药酒有补血、滋阴、温阳、益气之分，攻者有化痰、燥湿、理气、行血、消积之别，不可一概用之。即使同为虚性阳痿，也有阴虚、阳虚之别，前者宜用滋阴类药酒，后者宜用助阳类药酒，否则阴伤更甚、阳气难振、阳痿更重。

名医药酒 老方大全

总体而言，以心神不安、怔忡惊恐为主者，可选用安神定惊类药酒；以风湿性关节炎及风湿所致肌肉、筋骨痛为主者，可选用祛风除湿类药酒；以筋骨痿软无力为主者，可选用强筋健骨类药酒；增强机体功能者，可选用强身健体类中药。对风湿症状较轻者，可选购药性温和的木瓜酒、风湿关节酒、养血愈风酒；若患风湿多年，肢体麻木、半身不遂者，则宜选购药性猛烈的三蛇酒、五蛇药酒、蕲蛇药酒等。体虚者用补酒，血脉不通者则用行气活血通络的药酒；有寒者用酒宜温，而有热者用酒宜清。

此外，中医素有"瘦人多火，肥人多湿"之说，认为形体消瘦的人偏于阴虚血亏，容易上火、伤津；形体肥胖者，偏于阳虚气虚，容易生痰、怕冷。因此，身体瘦弱的人，应多选用滋阴补血、生津的药酒；身体肥胖的人，应多选用助阳补气的药酒。

药酒的服用方法

药酒一般采用温服，有利于药效的发挥。其剂量可根据药物的性质和各人饮酒的习惯来决定，一般每次服用10～30毫升，每日早、晚饮用，或者是中午、晚上饮用。也可根据病情及所用药物的性质及浓度而调整。有些滋补药酒，可以在就餐时饮用，慢慢地饮，边饮酒，边吃点菜。酒量小的人，可把浸泡好的药酒用纱布过滤，加入适量的冷糖水或蜂蜜水；稀释后的酒味更适合口味。

治疗疾患的药酒，用量应根据医生处方要求或药品说明书来严格掌握，一旦病愈，则应停止服用，更不宜以药酒"过瘾"，以免酒后药性大发，反损身体。滋补强身类药酒，则需较长时间服用，才能奏效。但用药时间的长短，也应经常向医生咨询。应该提醒的是：滋补类药酒也应严格按规定剂量服用，以痛饮的方式来企图获得速效，只能是有害无益之举。值得注意的是，部分药酒只可外用，应根据不同的病情和外用药酒的功效、性质，在体表患处或特定部位，运用涂擦、洗泡等外治方法进行治疗。

药酒使用注意事项

（1）严格掌握禁忌证药。酒虽有许多优点，但其中的酒精成分对一些疾患，如高血压、中风、肝肾系统疾病、浸润性或空洞性肺结核、心功能不全、糖尿病，以及湿疹等病有害无益。一些传染病如肺结核、流行性脑脊髓膜炎等不宜饮用药酒。另外，发热性疾病、出血性疾病，也禁用药酒内服。因此，身体没病最好不要服用药酒，尤其是青少年。

（2）辨证选用，莫滥用。根据中医理论，饮酒养生较适宜于年老者、气血运行迟缓者、阳气不振者，以及体内有寒气、有痹阻、有淤滞者。这是就单纯的酒而言，不是指药酒。药酒随所用药物的不同而具有不同的性能，用补者有补血、滋阴、温阳、益气的不同，用攻者有化痰、燥湿、理气、行血、消积等的区别，因而不可一概而论。比如，体虚者用补酒，血脉不通者则用行气活血通络的药酒；有寒者用酒宜温，而有热者用酒宜清。

（3）药酒饮量要适度。这一点是至关重要的，古今关于饮酒的害利之所以有较多的争议，问题的关键即在于饮量的多少。少饮有益，多饮有害。

（4）药酒温度要适宜。药酒宜冷饮还是宜温饮，历来有不同观点。主张冷饮的人认为，酒性本热，如果热饮则热更甚，易于损胃。如果冷饮，则以冷制热，无过热之害。清人徐文弼则提倡温饮，他明确指出：酒"最宜温服""热饮伤肺""冷饮伤脾"，故药酒以温饮为宜，热饮、冷饮皆不足取。

（5）把握好饮酒时间。一般认为，酒不可夜饮。《本草纲目》有引汪颖语云："人知戒早饮，而不知夜饮更甚。既醉既饱，睡而就枕，热拥伤心伤目。"

夜气收敛，酒以发之，乱其清明，劳其脾胃，停湿生疮，动火助欲，因而致病者多矣。"由此可见，之所以戒夜饮，主要因为夜气收敛，一方面所饮之酒不能发散，热壅于里，有伤心伤目之弊；另一方面酒本为发散走窜之物，又扰乱夜间人气的收敛和平静，伤人之和。

（6）饮酒疗程应遵医嘱。任何养生方法的实践都要持之以恒，乃可受益，饮酒养生亦然。唐代大医学家孙思邈说："凡服药酒，欲得使酒气相接，无得断绝，绝则不得药力。多少皆以和为度，不可令醉及吐，则大损人也。"

名医药酒
老方大全

不过，孙思邈说的经年累月、坚持终生地饮用，他可能是指在一段时间内要持之以恒。通常药酒分为治疗性药酒和滋补养生性药酒两类，前者有特定的医疗作用，而市场上常见的药酒则以后者为主，一般都具有养生保健的作用，只有很少一部分才能作为日常使用（主要含有枸杞、黄芪等）。故饮用药酒的时间长短应该由医生决定为妥。

（7）因人制宜。饮药酒选用药酒应因人而异。体形清瘦的人偏于阴亏血虚，容易生火、伤津，宜选用滋阴补血药酒；体形肥胖的人偏于阳衰气虚，容易生痰、怕冷，宜用温阳益气的药酒。性别方面，一般妇女在怀孕期、哺乳期不宜使用药酒；在行经期，如果月经正常，也不宜用活血功效较强的酒。年龄方面，年龄愈大，则新陈代谢愈慢，服用药酒应减量。儿童生长发育尚未成熟，脏器功能尚未齐全，所以一般不宜服用药酒。平时惯于饮酒者，服用药酒量可比一般人略增一些；不习惯饮酒的人，可先从小剂量开始，逐渐增加到治疗量，也可以冷开水稀释后服用。

药酒既可治病，又可强身，这并不是说每一种药酒都能包治百病，患者随意拿一种药酒饮用就可见效。饮用者必须仔细挑选，自制药酒在配方时要辨证选药，切不可人用亦用，见酒就饮。

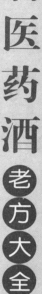

#

药酒制作——工艺精湛香飘逸

药酒的原料

1 酒

酒是药酒的重要组成部分，制作药酒时，选择用什么样的酒也是十分重要的。

现代酒类，根据酿造方法不同，可分为蒸馏酒、发酵酒和配制酒三大类。蒸馏酒是将淀粉或糖类经发酵后蒸馏而成，乙醇浓度可高达60%以上。发酵酒是用大麦、大米、水果和酒花等原料经发酵而酿成，乙醇含量较低。配制酒的乙醇浓度，一般为25%～40%，介于蒸馏酒和发酵酒之间。根据乙醇含量不同，可分为高度酒、中度酒和低度酒3种。若论其酿酒原料，生产条件，制作工艺，水质和存放时间不同，酒质亦异。酒的品种，根据商品名称则有白酒、啤酒、果酒、黄酒、米酒和药酒之别。

（1）白酒俗称白干、高粱酒、烧酒，酒精度数较高，一般在50～60度。近年来，一些较低度数的白酒不断被研制出来，但通常都在35°以上。白酒多用高粱酿制，也有用玉米和薯类为原料的。无色透明，芳香馨鼻，酒味醇厚，回味悠长是白酒的特点。根据酒的香味不同，白酒有酱香、浓香、清香、米香以及兼香等多种香型，如茅台酒属于酱香型，汾酒属于清香型，五粮液属于浓香型，而白沙液酒属于兼香型。白酒因酒精度数较高，乙醇含量较大，比较适宜用来浸制药酒。

名医药酒
老方大全

（2）黄酒民间称老酒、米酒，是我国最古老的酒类，已有4000多年的历史。黄酒的度数一般在30°以下，因酒味醇和、酒度适中，更兼营养丰富，且能养胃健脾，又是烹饪佳肴必不可少的作料，而受到人们的喜爱。南方的黄酒主要以粳米或糯米为原料，而北方则以小米为原料。绍兴的花雕酒、加饭酒、状元红，九江的封缸酒，上海的上海老酒，福建的龙岩沉缸酒，山东的即墨老酒等都是著名的黄酒。黄酒也是常用于浸制药酒的原料。

另有一种米酒，色白，为酿制酒，酒精度数不高，有酸甜酒味，也是民间常用的药酒原料。

（3）果（露）酒。果酒，又称甜酒，是以水果（葡萄、柑橘、山楂、苹果等）为原料酿制而成，酒精度数通常在10°～20°，其色多为鲜红、紫红、浅黄、深黄等，口味多样，有甜、半甜、半干、干等之分。葡萄酒中含有32种氨基酸，多种矿物质、甘油、糖类、酯类、丰富的维生素（如维生素 B_1、维生素 B_2、维生素 B_{12}、维生素 C）等，有补血、增食欲、镇静等功效。对老人而言葡萄酒可谓延年益寿的补养剂。最近美国加利福尼亚大学雷顿先生发现，红葡萄酒中含有大量的栎皮黄素，每日喝1～2杯这样的红葡萄酒可起到防癌作用，甚至有人推测，西方人寿命之所以比东方人长，可能与西方人善饮葡萄酒有关。

（4）啤酒。啤酒属于"舶来品"，19世纪末进入中国，它以大麦为原料，经过糖化，加入啤酒花发酵而成，是一种营养丰富、酒精度数低、广泛受人们喜爱的清凉饮料，有"液体面包"之称。啤酒的度数指的是糖度（即麦汁的浓度）。根据其色泽、麦汁浓度以及操作方法，啤酒可分为熟啤、生啤、黄啤、黑啤等。啤酒本身有营养作用，但酒精度数较低（一般在6°以下），不适于浸泡为药酒。

（5）药酒用白酒、米酒或黄酒加入相应的中药材，经过浸泡加工配制而成。药酒按照其作用大体可分为治疗性药酒和滋补性药酒两类。滋补性药酒虽然对某些疾病有一定的防治作用，但其主要是对人体起滋补保健作用，促进身体健康。此类药酒多具有较好的色、香和独特风味，可作为一般饮料酒，可以佐餐或随量饮用。治疗性药酒是以治疗或防治疾病为主要作用的药酒，在配方上都有一定的要求。药酒的酒精度数根据选用的酒种而有高有低。部分外用药酒，还可以用医用酒精来配制。

现代药酒的制作多选用 50 ~ 60 度的白酒。因为乙醇浓度太低不利于中药材中有效成分的析出，而乙醇浓度过高，有时反而使药材中的少量水分被吸收，使得药材质地坚硬，有效成分难以溶出。对于不善于饮酒的人来说或因病情需要，也可以采用低度白酒、黄酒、米酒或果酒等基质酒，但浸出时间要适当延长，或浸出次数适当增加，以保证药物中有效成分的溶出。

如果酒的浓度过低，则药物可能因吸收水分而体积膨胀，同时一些苦味质及杂质等易被溶出，影响药酒的气味。一般来说，配制滋补类药酒时，选用的原料酒乙醇浓度可以低一些；配制祛风湿、活气血、疏经络的药酒，则需原料酒中乙醇浓度高些。

❷ 中药

药酒的制作离不开中药，选用药材一定要品种纯正地道，不能以次充好，以彼代此，并要注意同一药名不同品种的功能差异。如牛膝有怀牛膝、川牛膝之分。怀牛膝产于河南，含多量的钾盐及皂苷，临床以补肝肾、强筋骨见长；川牛膝产于四川，不含皂苷，临床有活血祛瘀功能。再例如，地黄有生、熟之分，生地黄擅长清热凉血养阴，而熟地黄偏于养血滋阴补肾；当归用须活血，用身则补血；小麦分淮小麦和浮小麦，前者安神，后者敛汗；黄芪用于固表、利水、托疮等应生用，用于健脾补中气应炙用。凡此种种，选用时均应加以注意。

选择好药材之后，在制作药酒之前，还应对药材进行适当的加工处理，如洗净泥沙、挑去杂质、切片轧粉、装袋包扎等。此外，有些药材还要进行炮制加工，以减轻毒性，使其适用于制作药酒。早在唐代，孙思邈就在《千金要方》中指出："凡合药酒，皆薄切药。"一般来说，用来浸泡药酒的中药都应切成薄片、碎片或轧成粗末、小块，有的矿石类及介壳类药还需碾成细粉状，这样做的目的是扩大药物与酒液的接触面，有利于中药有效成分的扩散、溶解和析出。但也要注意碾末不宜太细，过细则破坏药物的细胞，可使细胞内一些黏液质或不溶物质进入酒液，不但不利于有效成分的扩散、溶解，还会使药酒混浊。有的药物带有毒性，如附子、半夏等药物，应进行必要的炮制加工后再使用。

🍷 药酒的制作

制作药酒时，通常是将中药材浸泡在酒中，经过一段时间后，中药材中的有效成分溶解在酒中，此时过滤去渣后即可饮用。

根据我国古今医学文献资料和家传经验介绍，配制药酒的方法甚多，概括起来，目前一般常用的有以下几种：

① 冷浸法

冷浸法就是直接用白酒浸渍药材。先取一只能够密闭、洁净的大口玻璃瓶或瓷缸、瓷坛，将药材切片洗净、沥干，或打成粗粉装入容器中，加入白酒，加酒量约为药材量的10倍上下。如果是用食物性药材泡酒，加酒量只需药材量的5倍即可。白酒加入药材后摇匀，密封瓶口或坛口，保存于阴凉避光处。浸泡期间应经常摇动容器或搅动药材，让白酒充分浸润药材，浸泡时间最少要14天以上，有些药材可浸泡数月或1年。如果处方药味较多，一次浸取不完全，可以分两次或多次浸取，但每次加酒量应计算好，不能太多，白酒的总用量应该不变。如果采取多次浸泡的办法，用酒应少量多次，直至浸泡后的药酒颜色变得浅淡，这说明药物成分的萃取比较完全。

② 热浸法

热浸法是一种古老而有效的制作药酒的方法。通常是将中药材与酒同煮一定时间，然后放冷贮存。此法既能加快浸取速度，又能使中药材中的有效成分更容易浸出。但煮酒时一定要注意安全，既要防止乙醇燃烧，又要防止乙醇挥发。因此，也可采用隔水煮炖的间接加热方法。此法适宜于家庭制作药酒，其方法是：将中药材与酒先放在小砂锅内，或搪瓷缸等容器中，然后放在另一更大的盛水锅中炖煮，时间不宜过长，以免乙醇挥发。此时一般可于药面出现泡沫时离火，趁热密封，静置半月后过滤去渣即得。生产时，可将粗碎后的中药材用纱布包好，悬于白酒中，再放入密封的容器内，置水浴上用40~50℃温度浸渍3~7日，也可浸渍2次，合并浸液，

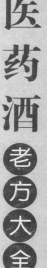

放置数日后过滤即得。此外，还可以在实验室或生产车间中采用回流法提取，即在浸药的容器上方加上回流冷却器，使浸泡的药材和酒的混合物保持微沸，根据不同的中药材和不同的酒度，再确定回流时间。回流结束后即进行冷却，然后过滤即得。

3 酿造法

本法是用米、曲和药物，通过直接发酵的方法酿取成酒。古代常用此法，而近代民间仍有应用。其方法为：根据处方取用适量的粳米（糯米）、酒曲和药材。先将药材拣洗干净，打成粗粉状；米淘洗干净、曲粉碎。以水浸米，令其膨胀，然后蒸煮成干粥状，待冷却至30℃左右加入药粉和酒曲，搅拌均匀，置陶器内发酵。发酵时应保持适当的温度，如温度升得太高，可适当搅拌以降温。经过7～14天，发酵完成，经压榨、澄清，滤取酒液。将滤取的酒液装瓶，再隔水加热至75～80℃，以杀灭酵母菌及其他杂菌，保证药酒质量，同时便于贮存。另一种方法是先煎煮中药，取药汁与米搅拌同蒸煮，然后加入酒曲发酵成酒。用酿造法制作的药酒，酒精度数较低，适宜于不会饮酒者。

4 渗滤法

渗滤法适用于药酒厂生产。先将中药材粉碎成粗末，加入适量的白酒浸润2～4小时，使药材粗粉充分膨胀，分次均匀装入底部垫有脱脂棉的渗滤器中，每次装好后用木棒压紧。装完中药材，上面盖上纱布，并压上一层洗净的小石子，以免加入白酒后使药粉浮起。然后打开渗滤器下口的开关，再慢慢地从渗滤器上部加入白酒，当液体自下口流出时关闭上开关，从而使流出的液体倒入渗滤器内，继续加入白酒至高出药粉面数厘米为止，然后加盖，放置24～48小时后打开下口开关，使渗滤液缓缓流出。按规定量收集滤液，加入调味剂搅匀，溶解后密封，静置数日后滤出药液，再添加白酒至规定量，即得药酒。

在制作药酒时还要注意以下几个方面：

①选用的药材必须洁净，没有霉变。质次、伪劣者均不得使用。

②配制时所用白酒、米酒、黄酒，应选用优质品。劣质的酒用于药酒，

对人体会产生不同程度的损害。

③处方内的药物一般不要任意改动或增减剂量，必要时可在医务人员的指导下处理。

④所配制的药酒与所要治疗的疾病相符，配制补酒也要根据本身气血的盛衰、五脏六腑的偏盛与不足，来选择适宜的药酒方。

⑤凡配制药酒所用的一切用具、容器均要洁净、完好，并作必要的消毒处理。

⑥每次配药酒不宜过多，一次5000克左右。若病未愈，可再配制，这样可避免浪费。

药酒制作的注意事项

一般来说，家庭自制保健药酒应按中医辨证施治的原则，根据病情和自身需要来选择中药，并在医生的指导下服用。主要应注意以下几个方面：

（1）泡药酒的白酒度数不宜过高。因为药材中的有效成分，有的易溶于水，有的易溶于酒，如果酒的度数过高，虽然可以增加溶性成分的析出，但不利于水溶性成分的溶解。一般而言，泡药酒的白酒度数在40°左右为宜。

（2）泡药酒时应将动植物药材分别浸泡，服用时再将泡好的药酒混合均匀。这是因为动物药材中含有丰富的脂肪和蛋白质，其药性需要较长的时间才能泡出来，而植物药材中的有效成分能迅速溶解于水或酒精中，分开浸泡，便于掌握浸泡时间。

（3）泡药酒不宜用塑料制品，因为塑料制品中的有害物质容易溶解于酒里，会对人体造成危害。最好用陶瓷或玻璃瓶子。同时，泡药酒还应尽量避免阳光照射。

（4）药酒由药与酒配制而成，为辛热之品，故要严格掌握其适应证，不能乱服，更不能过量饮用。临床上可以从小量开始，收效即止。正如《养生要集》中所述："酒者，能益人，亦能损人。分剂而饮之，宣和百脉，消邪却冷也。若升量转久，饮之失度，体气使弱，精神侵昏，宜慎无失节度。"药酒饮服同样要有"节度"。

（5）酒的性味大辛大热，服之易留湿生热，故中医辨证属于湿热、阴虚阳亢之病症，高血压、心、肺、肝、肾功能损害者，以及妊娠、小儿等均禁用或慎用内服。

（6）患有湿疹等过敏性疾病患者，慎用内服及外用药酒。

（7）外用药酒不可内服。凡方中有剧毒药配制的，在使用过程中更要注意安全，防止中毒。

（8）在制造药酒过程中要注意卫生，药物及酒要精选，防止不洁及有害物质污染。最好用陶、瓷及玻璃器皿装盛药酒，切忌用铅、铝、塑料等器具。

（9）在用冷浸法浸泡药酒时，要将药物经常搅拌，以使药中有效成分溶解逸出。热浸法浸泡药酒时，火候要恰当，时间不宜过久，以防变质或失效。

🍷 药酒的贮藏保管

药酒的贮藏与保管不妥，不但影响药酒的疗效，而且会使药酒因变质或污染而不能服用。因此，在配制药酒时，掌握药酒的贮藏与保管知识十分重要。

（1）凡用来盛装酒的容器，均应先洗干净，然后用开水烫一烫，或用75％的乙醇消毒。

（2）当药酒配制完后，应及时装入细口、长颈的玻璃瓶内，或其他有盖的坛、罐、缸等容器，并将口密封。

（3）夏季贮藏药酒要避免阳光的直接照射，因强烈的光照，可破坏药酒内有效成分的稳定性及色泽，使药物功效降低。用黄酒或米酒配制时，冬天应贮于温度不低于 –5℃之处，以免受冻变质。

（4）贮存药酒的位置，应选择在温度变化不大的阴凉处，温度以 10～20℃ 为好。放置药酒的地方，不能同时放汽油、煤油以及腥、臭等怪味较大、刺激性强的物品和其他有毒的物品，以免药酒串味，影响服用。并注意防火，不得与蜡烛、油灯等同置一处。

（5）凡配制的药酒，均应贴上标签，并写上所用药酒方名、作用、配制时间、用量等内容，以免天长日久不易辨认，与其他药品发生混淆，影响使用，甚至发生差错，导致危险。

名医药酒老方大全

名医药酒老方大全

第三章
酒与养生——长命百岁喝出来

酒的功效

（1）载情。酒是宴席中不可缺少的饮品，它给席间增添很多话题，人们边饮边侃，融融浓情和酒一起暖遍全身，酒兴所致，心扉敞开，欢声笑语，笼罩席间。酒使喜庆添异彩，酒使亲朋增友情，是人们聚会时、独酌时的感情寄托。

然而，人生并不是时时事事都顺遂。烦恼时，如有朋友解疑释惑使人豁然开朗，是最理想不过的。但人不易遇到"及时雨"，很多人则借酒消愁，所以有"一酌千忧散，三杯万事空"等诗句。人们认为酒是急救良方，可淡漠苦恼，适量饮酒有益于身心健康。当然如沉湎滥饮不仅不解忧，反而影响健康。

（2）入药。我国现存最早的典籍《黄帝内经》中有许多与酒有关的论述。在《黄帝内经·素问》中，不仅从理论上论述了酒与防病健身的关系，而且记载有治疗鼓胀的"鸡矢醴"方，从实践上论证了酒与中医学的特殊关系。

酒是一种很好的溶剂，它可溶解许多难溶甚至不溶于水的物质，用它来泡制药酒，可以达到更好的效果。而且药酒进入体内被吸收后立即进入血液，能更好发挥药性，从而起到治疗滋补作用。在中医方剂中，中医常有处方让患者用酒冲服，或煎药时使用药引。酒不仅可内服，而且能用于外科。最常见的除酒精消毒外，酒可以涂于患处，治疗跌打扭伤、关节炎、神经麻木等，如虎骨酒、史国公酒等。不同的酒有不同医疗作用，如适量饮白酒，可减少冠心病发作概率，从而减少冠心病引起死亡的危险性。适量饮用葡萄酒不仅可防衰老，而且尚可预防因机体老化引发的有关疾病。

（3）健美。酒有健美之功效早在唐代苏敬等人所著的《新修本草》一书中已有记述："暖腰肾、驻颜色、耐寒。"这里是指葡萄酒，在 7 世纪中叶，葡萄酒传入中国并在中国得到发展。还有桃花酒，是将三月新采的桃花阴干后浸泡在上等酒中，贮 15 日便为桃花酒，饮用该酒，有润肤、活血的功效，使人青春美容长驻。白鸽煮酒、龙眼酒和荔枝酒也有美容作用。为使毛发肌肤健美，中国古代就有用酒洗浴的做法以求健美，现在不少休闲观光盛地也已时兴，如龙眼酒浴、荔枝酒浴等。

相传，唐代杨贵妃不但对荔枝情有独钟，而且对荔枝酒也一样独爱。杨贵妃每月必到"华清池"和"海棠汤浴池"去沐浴"荔枝酒"。这一来驱邪除臭，二来抗毒养颜，后来"酒浴"的由来，皆因杨贵妃而出，至今一直还保留有"酒浴"这行服务业。

（4）烹饪。在烹饪时，适量用酒，可以去腥起香，使菜肴香甜可口。因为酒的主要成分是乙醇，沸点较低，一经加热，很易挥发，可以把鱼、肉等动物的腥膻怪味带走。同样，使用动物脂肪烹调菜肴时加点酒，也会取得美味功效。

黄酒是最理想的烹饪用酒，因为它含乙醇量适中，介于啤酒和白酒之间，而且黄酒中富含氨基酸，在烹饪中与盐生成氨基酸钠盐，即味精，能增加菜肴的鲜味。加之黄酒的酒药中配有芳香的中药材，用它作料酒，菜肴会有一种特殊的香味。当然，在无黄酒的情况下，其他酒也可以用。不过中国菜用黄酒为最好，西菜则多用葡萄酒、啤酒。即不同菜肴使用的酒不同，用酒时间也不尽相同。即使是中式菜肴，也有不同技艺。在蒸炸鱼肉鸡鸭之前，用啤酒浸腌 10 分钟，做出的菜肴嫩滑爽口，没有腥膻味。

在烹饪过程中，何时加酒是一门学问，通常以锅内温度最高时加酒为宜，而且酒要先于其他作料下锅。总之，绝大多数菜肴在烹制过程中，当酒一喷入，能立即爆出响声，并有一股水气冒出，便足以证明放酒的时机适宜。当然用酒过多会破坏蛋白质的胶体结构，使它脱水分解。若是鱼虾作馅，酒多则会渗出汤，皮不易包紧。

（5）延寿。许多研究显示，适量饮酒者比滴酒不沾者健康长寿。对老年人而言，更是健身灵丹。美国波士顿的一家老人院每天下午给老人供应啤酒，2个月以后可以自己行动的老年人从21%猛增到74%，服用强效镇静剂的老年人则从75%降到了零。美国的生物统计学者为了证实这一事实，对94对兄弟进行了长期的追踪调查，结果表明适量饮酒者要比不饮酒者长寿。最后由于不饮酒的那组对象都已去世，追踪调查才不得不终止。调查同时表明，长寿的主要原因是心血管疾病的发生概率较低，即使曾经饮酒后来戒酒的人，也要比从不饮酒者患心脏病的概率低。

酒过的毒害

醉酒、嗜酒对身体造成严重损伤。偶然醉酒，可引起人的一时性兴奋，常表现出呕、吐、睡、狂等症状；病理性醉酒，往往会导致心脑血管疾病的发生；喝酒成瘾，天天喝酒天天晕，使机体经常处于酒的慢性麻醉中、酒精的慢性毒害中，无疑是"慢性自杀"。

饮酒过度不仅造成记忆力减退、精神涣散，性格扭曲改变，还会损坏肝脏、肠胃，严重者造成性欲衰退、阳痿早泄等，给生活造成严重影响。

饮酒的注意事项

适当饮酒可刺激胃黏膜促使胃液分泌，增强食欲。

在盛夏季节，没有食欲时，喝一杯凉啤酒会激发食欲。胃肠不好的人，要以增强食欲和解除压力为目的，少量饮用含酒精浓度为10%以下的啤酒和葡萄酒。适量饮酒还有扩张血管，促进血液循环的作用，又能减少或降低精神压力。

（1）饮酒须知酒量深浅，按自己的酒量，在一定的时间内慢慢饮用，这样会使进入体内的酒精顺利分解，受害小而不会宿醉。

（2）饮酒宜边吃边饮，只饮酒不摄取食物，会导致营养失调，损肝伤胃。因此，最好的饮酒方法是同时进食，少量饮酒时吃一些炖菜、牛肉片、烤鱼、豆腐干等蛋白质高的食品，注意进食蔬菜、水果或凉拌菜等含维生素多的蔬菜。边吃边饮可减少酒精对人的刺激，能提高酒精在体内的分解能力。

（3）防止饮食过量，能量过剩经常饮酒的同时吃过多的高营养食物，也有可能诱发脂肪肝和酒精性肝炎。

（4）饮酒要防宿醉饮。饮酒时，酒中的乙醇经胃肠迅速被血液吸收送到肝脏，多数乙醇在肝脏被氧化分解，产生乙醛等。乙醛随呼吸和尿液排出，出现醉酒特有的气味。如果慢慢饮酒，这种乙醛进一步氧化变成醋酸，最后变成二氧化碳和水排出体外。

如果一次大量乙醇在短时间内被吸收，肝脏只能把乙醇氧化到半路，乙醛流入血液中走遍全身，由此引起的症状就是头痛眩晕、恶心呕吐、脱水口渴等异常现象，这种症状一般在睡觉后随体内的乙醛代谢分解完而消失，次日早晨即可恢复。

可是，如果饮酒过多到翌晨还不能恢复，就形成宿醉了。预防宿醉，首先是不要饮酒到深夜，体内乙醇代谢过程是需要一定时间的，如果睡眠时间过短，酒气会残留到第二天；二是当朋友聚会要喝很多酒时，饮酒前要吃点"垫底"的食物与菜蔬，或饮一点汤羹类，胃中有食物"垫底"可以稀释酒精浓度；三是量力而行，莫为赌酒逞英雄。

饮酒的养生禁忌

（1）酒后忌洗澡。醉酒后洗澡很危险。酒后洗热水澡常会发生头晕、惊慌、眼花等不适，甚至发生晕倒现象，在医学上称作"澡堂综合征"。其原因是澡堂内门窗紧闭，新鲜空气少，而人们在热水中浸泡后，全身血管扩张引起大脑缺氧所致。酒醉后引起的血管扩张会使大脑缺氧更加严重，并且酒精的代谢会加速体内葡萄糖的消耗，使血糖含量大幅度下降，因此更容易发生"晕堂"，甚至使高血压、心脏病患者猝死。

（2）酒后忌行房事。中医古代医学典籍《黄帝内经·素问》中指出："醉以入房，以欲竭其精，以耗散其真，不知持满，不时御神，务快其心，逆于生乐，起居无节，故半百而衰也。"说的是酒后纵情于房事，有损人的寿命。

名医药酒老方大全

酒精能使大脑兴奋，脑部血流量增加，心脏跳动加快，负担过重，性交时也会高度兴奋，这给大脑和心脏带来了双重负担，危害很大。

（3）酒后忌抽烟。因为酒精可以溶解烟草中的致毒物。如烟酒同用，烟草中毒物很快溶于酒精进入体内，输送到人体各部位。而且边吸烟边喝酒还使得人体血液对烟草毒物溶量增大，这是因为酒精具有扩张血管和加速血液循环的作用。烟草中有毒物质溶于酒精后会很快进入血液，使人兴奋，所以边吸烟边饮酒，误导人感觉更有味道，殊不知这使肝脏承受双重毒物侵害，实在是应该去掉的不良饮酒习惯。

（4）酒后忌饮浓茶和咖啡。浓茶与乙醇均使大脑兴奋，大脑功能容易失调。但饮淡茶，不仅生津止渴，清心怡神，还可解毒。咖啡的主要成分是咖啡因，适量饮用具有兴奋提神和健胃作用，过量同样可以造成中毒。酒后饮咖啡会使大脑处于极度兴奋状态，由于极度兴奋后可很快转入极度抑制并刺激血管扩张，加快血液循环，极大地增加了心脑血管的负担，同时，也加重了酒精对人体的损害。

（5）酒后忌服西药。在中医的方剂中，有许多药酒方，有的中药还往往用酒作为"药引"或加酒煎煮，然而，在服用许多西药时，医生却要反复提出不能饮酒的忠告。因为酒精（乙醇）可与许多药物发生化学作用而影响药物的吸收和药物代谢酶的活性；某些药物也会干扰乙醇的正常代谢，造成乙醛蓄积中毒。

常见酒的养生功能

1 黄酒养生

黄酒是我国乃至世界上最古老的饮料酒。优质黄酒含有 17 种氨基酸，其中有 7 种是人体不能合成的必需氨基酸。且酒中的营养物质多以低分子的糖类和以肽、氨基酸的浸出物状态存在，极易为人体消化吸收。

①黄酒具有药用价值。我国古代著名医典《黄帝内经·素问》在"汤液醪醴"篇中说，以黍做原料的黄酒"得天地之和，高下之宜，故能至完，伐

取得时，故能至坚也"。因此用这种酒在"邪气来时，服之万全"。古代医圣张仲景在《金匮要略》杂症篇方剂中，用黄酒做药引的约占1/3。李时珍在《本草纲目》中说，黄酒有"行药势，杀百邪毒气，通血脉、厚肠胃……养脾气"等作用。

②冬饮黄酒温阳祛寒。黄酒性温，味辛、甘。温则温中祛寒，助阳通络；辛则发汗解表，行气止痛；甘则温补强壮，缓急调中。中医认为，适量饮用黄酒有通络活血、温脾散寒之功效。如冬天畏寒怕冷、四肢发凉者，小饮一杯，可通血脉、温四肢；肠胃虚寒疼痛者，小饮一杯，可温中散寒止痛；妇女月经不畅、小腹冷痛，小饮一杯，可温通经脉、调经止痛。

饮黄酒最好是烫热喝。黄酒虽然含酒精浓度较低，但其中还是含有极微量的甲醇、醛、醚等有机化合物，对人体有一定的危害。而醛、醚等有机物的沸点较低，在 20～35℃ 即气化；甲醇的沸点也不过 64℃ 左右。所以若将黄酒隔水烫热至 70℃ 左右再喝，上述有害物质就会随温度升高而挥发掉。而且酒中的脂类芳香物质也会随温度升高而蒸腾，使酒味更加芬芳浓郁。

③品赏黄酒最益身心。中国黄酒是历史最悠久的传统美酒，酿出的酒质具有民族气质，饮用习俗具有传统美德，饮用方法纯朴而多样，呈现出许多饮酒经典和饮酒艺术的画面，品评过程中，肯定会感受到黄酒的美妙、深奥与优秀，在漫不经心的饮用中，一定会领略出它的别致、幽雅、浪漫和愉悦，最有益于身心健康。

❷ 葡萄酒养生

①营养滋补功效。葡萄酒中的营养成分比较丰富，适量饮用葡萄酒能直接对人体神经系统产生作用，可以使人减轻疲劳、兴奋神经、防止口角溃疡，还可以维持皮肤和神经健康。葡萄酒中所含的维生素 B_6 对于蛋白质的代谢有重要作用，所含的肌醇能够增强肠的吸附能力，促进人的食欲。因此，用葡萄酒作开胃酒及消化酒是科学的。葡萄酒中所含的钙、钾、锰、锌等元素能够促进骨骼、肌肉的生长和发育，防止血管硬化。葡萄酒含有多种氨基酸、矿物质和多种维生素，对维持和调节人体的机能起到滋补的作用，是不可缺少的营养液。

名医药酒 老方大全

②防治心血管疾病功效。每日适量饮用葡萄酒可在一定程度上降低冠心病、动脉硬化发生率，睡前饮用还可改善睡眠质量。

③预防癌症。适量地饮用葡萄酒同样也能够降低很多种癌症的发病概率，包括：乳腺癌、前列腺癌、喉癌、肺癌等。

每天小酌一杯红葡萄酒可使女性远离乳腺癌威胁。不过，科学家强调，喝白葡萄酒对预防乳腺癌并无帮助，因为他们从红葡萄酒中提取出的抗癌化学成分最初来自于葡萄皮中，而酿造白葡萄酒使用的是葡萄果肉。

④助消化和杀菌功效。葡萄酒由纯葡萄汁发酵而成，葡萄汁本身的天然酸性物质全部溶解于葡萄酒中，它的酸度接近胃酸（pH 值 2.5）。因此，葡萄酒作为佐餐佳品，能帮助蛋白质的消化和吸收。如果饭前适量饮用葡萄酒，还可以促进胰酶的大量分泌，从而增强胃肠道对食物的消化吸收。因此，饭前饮用葡萄酒，特别是中老年人，可以增强消化功能，对身体十分有益。

饮用葡萄酒后，葡萄酒所含有机酸，能调节肠道功能，并对大肠杆菌等具有杀菌和抑制的作用；喝一杯热葡萄酒甚至可防止感冒。

⑤止渴利尿功效。葡萄酒中酒石酸、柠檬酸等含量较高，适当温度下饮用葡萄酒不但可以消除口渴，且又有利尿、防治水肿的功能。所含有聚酚是一种抗氧化（SOD）物质，具有制造蛋白质（HDL），遏止活性氧活力的功能，对因尿酸过多引起的痛风有一定辅助作用。此外，干型葡萄酒基本不含糖，而其有益的各种成分可防治糖尿病。

❸ 啤酒养生

啤酒性温和，有活血、健胃、助消化的医药功能：

①适量饮啤酒有益于心脏。科学研究发现，偶尔喝一杯啤酒有利于你的心脏，而且效果比红葡萄酒还要好，不过研究人员强调，饮用啤酒的好处是在接受实验者"适量饮酒"而不是在过量饮酒之后出现的。

②适量饮啤酒有利于防治骨质疏松症。

③适量饮啤酒降脂抗过敏。

④啤酒的香味有使人精神放松的效果。闻麦芽制成的香味浓郁的黑啤时，舒适放松程度最高。

第二篇

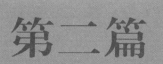

药酒治百病

——自制药酒保健康

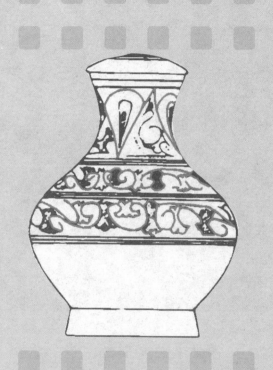

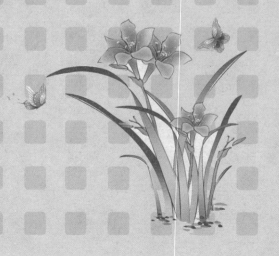

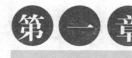

儿科疾病

小儿感冒以发热、鼻塞、流涕、喷嚏、咳嗽、身体不适等为主要特征，多由感受外邪等引起营卫不和、肺气失宣所致，常挟痰、滞、惊，治以发汗解表为主，常用生姜、葱白、香薷、菊花、防风、前胡、薄荷、夏枯草、苍耳子等中药。

小儿感冒

荸荠酒

原料组成 鲜荸荠 10 个，米酒（酒酿）100 毫升。

制用方法 先将荸荠洗净、去皮、切片，与酒酿一同入锅，加水适量，煮熟即可食用。

功效主治 清热解毒。用于小儿风热感冒、水痘、麻疹等。

吴茱萸白矾酒

原料组成 吴茱萸、白矾各 15

克，白酒适量。

制用方法 前 2 味研末，置容器中，添加白酒，调成酒饼 2 个。

功效主治 温经通阳。适用于小儿各型感冒。

附记 引自《药酒汇编》。

辛夷酒

原料组成 辛夷、白芷各 9 克，藁本、甘草、当归各 18 克，羊髓 250 克，好黄酒 3 升。

制用方法 先取前 5 味药，用酒 3

升浸泡；另取羊髓于砂锅内，加少许水，微火煎煮至沸，同倒于贮酒器中，密封。浸泡 3～5 日后开取。饭后温饮 1～2 杯，每日 2 次。

功效主治 散风寒，通肺窍。适用于肺热鼻塞多涕。

附子杜仲酒

原料组成 炒杜仲 50 克，仙灵脾 15 克，独活、牛膝各 25 克，熟附子 30 克，60 度白酒 1 升。

制用方法 将以上 5 味药切成薄片，置于容器中，加入 60 度白酒 1 升，密封。放置 7 日后滤出，即可开取饮用。每日 3 次，每次温服 10～20

毫升。

功效主治 补肝肾，强筋骨，祛风湿。适用于感冒后身体虚弱、腰膝疼痛、行步困难的患者。

生南雄黄酒

原料组成 生南星、雄黄各 15 克，米醋适量。

制用方法 将前 2 味共研细末，入米醋调和均匀，制成 2 个药酒饼，备用。

功效主治 退热解毒。适用于小儿风热感冒及流行性感冒。

附记 引自《百病中医民间疗法》。

饮食养生

1. 可补充一些易于消化、高热能的流质半流质食物，如稀粥、牛奶、豆浆、菜汤、青菜汁、水果汁等。

2. 多服有辅助治疗、抗病作用的食物，如：葱、姜、蒜、辣椒、紫苏叶、芫荽、醋等。这些食物能发散风寒，行气健胃，均为治疗感冒气滞之佳品。

3. 吃杨桃。生杨桃洗净直接吃，对风热感冒兼咳嗽喉痛者有效。

4. 风热感冒者宜吃辛凉疏风清热利咽食物：如鲜梨适量生吃。

5. 忌食油腻、黏滞、燥热之物。

6. 最重要的是不能吃香菜，虽然它温中健胃，易患感冒的这类人常气虚，吃香菜后会更易感冒。

7. 风热感冒发热期，应忌用油腻荤腥及甘甜食品，还忌过咸食物，如咸菜、咸带鱼等。

名医药酒老方大全

起居养生

注意休息，多给小孩喂开水，注意保暖，避免着凉。

预防

1 积极锻炼：利用自然因素锻炼体格十分重要，如经常开窗睡眠，户外活动等，都是积极的方法，只要持之以恒，经常进行，就能增强体质，防止上呼吸道感染。

2 讲卫生，避免发病诱因：衣服穿得过多或过少，室温过高或过低，天气骤变，环境污染和被动吸烟等，都是上呼吸道感染的诱因，应注意防范。

3 避免交叉感染：接触病儿后要洗手，必要时穿隔离衣，隔离不但保护邻近小儿，又可减少病儿发生并发症。在一般托幼机构及医院中可以执行，在家庭中成人患者避免与健康儿接触，病房要实行通风换气，保持适宜的温度。消毒出院病人的床铺及常备清洁空床，以便随时接收新病人，如有条件，可用紫外线照射病室与污染地区进行消毒，以免病原全播散。

百日咳又名顿咳，是小儿常见急性呼吸道传染病，临床以阵发性痉挛性咳嗽、咳后伴有吸气样回声为特征的急性呼吸道传染病。四季皆可发生，但好发于春季。各年龄小儿均可发病，尤以 5 岁以下多见，新生儿亦可患病，且年龄越小，病情越重。本病病程较长，但预后一般较好，而年幼儿或体虚儿易发生兼证或变证，如新生儿和婴幼儿易发生窒息、抽搐，或并发肺炎。

百日咳

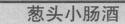

葱头小肠酒

原料组成 洋葱头 50 克，猪小肠 100 克，黄酒 300 毫升。

制用方法 将猪小肠洗净，切细，

与葱头炒香后，加入黄酒 300 毫升、淘米水（米泔）100 毫升，煮熟取汁备用。

功效主治 补虚润燥，化痰祛痰。适用于百日咳日久不愈，遗尿气喘。

鹅不食草酒

原料组成 土牛膝根、鹅不食草、马兰各 50 克，酒酿汁 200 毫升。

制用方法 将上药与酒同煮，加糖适量，取汁备用。

功效主治 清热解毒，利尿。主治百日咳。

附记 引自《药酒汇编》。

饮食养生

1. 宜选择细、软、烂易消化吸收，且宜吞咽的半流质或软食。

2. 因病程较长，注意选择热能高、含优质蛋白质、营养丰富的食物。

起居养生

1. 控制传染源：在流行季节，若有前驱症状应及早抗生素治疗。

2. 切断传播途径：由于百日咳杆菌对外界抵抗力较弱，无须消毒处理，但应保持室内通风，衣物在阳光下曝晒，对痰液及口鼻分泌物则应进行消毒处理。

预 防

保持室内通风，衣物在阳光下曝晒，对痰液及口鼻分泌物则应进行消毒处理。

小儿低热

小儿低热，一般是指体温在 37～38℃，热程持续在 2 周以上。临床实验室检查阳性率低，可伴有手足心热，自汗或盗汗，饮食减少，形体较瘦或虚肿、精神不振或烦躁哭闹不安，面色少华，或便溏、稍咳等症状。

名医药酒 老方大全

药酒

大枣羊脂酒

原料组成 大枣 250 克，羊脂 25 克，黄酒 250 毫升。

制用方法 先将大枣用水煮软后倒去水，再加入羊脂和黄酒，煮 1 ~ 3 沸后，倒入罐内密闭贮存 7 日后即成。

功效主治 补中益气，养血安神，清热解毒。用于小儿低热（气血两虚型）。

吴茱萸葱白酒

原料组成 吴茱萸 15 克，桂枝 10 克，葱白（连须）14 个，白酒适量。

制用方法 将前 2 味共研细末，葱白捣烂，混合，再入白酒调和成泥状，制成药酒饼 2 个，备用。

功效主治 温经、通阳、退热。适用于小儿低热（气虚或阳虚型）。

附记 引自《药酒汇编》。

饮食养生

1. 饮食宜富有营养易于消化，如鲜鱼、瘦肉、牛奶、豆浆、蛋品等。

2. 忌食油腻、油炸、辛辣之食品，气虚血亏者还忌食生冷及寒凉性食物。

起居养生

1. 冷敷法：用冷毛巾敷在前额，毛巾变热后再用冷水浸后重新敷用。用冷水袋或冰袋敷效果较用冷毛巾敷前额要好。

2. 全身温水拭浴或泡澡：将宝宝衣物解开，用温水（37℃左右）毛巾搓揉全身或泡澡，如此可使宝宝皮肤的血管扩张，将体气散出；另外水气由体表蒸发时，也会吸收体热。每次泡澡约 10 ~ 15 分钟，约 4 ~ 6 小时一次。

3. 以凉毛巾擦拭：用稍凉的毛巾（约25度）在额头、脸上擦拭。

4. 多喝水：有助发汗，此外水有调节温度的功能，可使体温下降及补充体内流失的水分。

预　防

注意气候变化，保持居室通风，多喂开水。

名医药酒老方大全

名医药酒 老方大全

小儿惊风

又称"惊厥"，俗称"抽风"，是小儿时期常见急症之一，以抽搐或伴神昏为特征。其来势凶猛，变化迅速，如不及时救治，经常威胁小儿生命。临床主要表现为意识丧失，眼球上翻，凝视或斜视，面肌抽动，四肢抽搐或强直拘挛。抽搐发作时间由数秒至数分钟，常反复发作，甚至呈持续状态。任何季节，小儿的多种疾病中都可以发生惊厥，年龄越小发病率越高，1~5岁多见。

木防己独活酒

原料组成 木防己4.2克，铅丹、防风、肉桂、龙齿各2.4克，朱砂、炙甘草各1.8克，独活0.6克，细辛、当归、干姜各1.5克，莽草0.3克，白酒500毫升。

制用方法 前12味捣碎，置容器中，添加白酒，每日振摇1~2次，密封浸泡5日，去渣留液。

功效主治 祛风凉血，息风通络。适用于小儿风病发动，手足不仁。

附记 引自《普济方》。

朱砂安神酒

原料组成 党参、当归、炒枣仁、茯神、龙齿各10克，白术6克，远志1.5克，五味子3克，朱砂1克，米酒500毫升。

制用方法 将前8味药置于容器中，加入米酒500毫升，煎煮至200毫升时，去渣沥出，候温备用。朱砂研细末，备用。每次取朱砂0.3克，用适量热药酒送服，每日服3次。

功效主治 益气养心，镇惊安神。适用于小儿急惊风。

天竺黄栀子酒

原料组成 天竺黄15克，栀子10克，蝉蜕6克，羚羊角粉1支（约0.9克），米酒150毫升。

制用方法 将前3味加水300毫升煎至100毫升，入米酒，羚羊角粉拌匀即成。

功效主治 清热化痰，熄风止痉。用于急惊风。

中西医疗法

中成药剂：小儿牛黄散，1 岁以内每服 0.3～0.5 克，2～3 岁每服 0.9 克，每日 2 次，乳汁或糖水送服。用于风热惊风。

外治疗法：鲜地龙捣烂为泥，加适量蜂蜜摊于纱布上，盖贴囟门以解痉定惊。用于婴儿急惊风诸症，也可牙关紧闭用生乌梅一个擦牙。

针灸疗法：体针惊厥取穴人中、合谷、内关、太冲、涌泉、百会、印堂。高热取穴曲池、大椎、十宣放血，痰鸣取穴丰隆，牙关紧闭取穴下关、颊车。均采用中强刺激手法。

推拿疗法：高热，推三关、透六腑、清天河水；昏迷，捻耳垂，掐委中穴；抽筋，掐天庭、掐人中、拿曲池、拿肩井。急惊风欲作时，拿大敦穴、拿鞋带穴；惊厥身向前曲，掐委中穴；身向后仰，掐膝眼穴；牙关不利，神昏窍闭，掐合谷穴。

西医处理：退热物理降温可用头枕冰袋，温湿毛巾擦身，40%～50% 酒精擦浴。药物降温可用安乃近滴鼻或肌内注射。

止惊首选安定，0.3～0.5mg/LS，最大量不超过 10mg，稀释后缓慢静脉注射。亦可用苯巴比妥 8～10mg/kS 肌内注射或 5% 水合氯醛 50rog/kS 保留灌肠。

小儿惊风的急救

无论什么原因引起，未到医院前，都应尽快地控制惊厥，因为惊厥会引起脑组织损伤。

1. 使病儿在平板床上侧卧，以免气道阻塞，防止任何刺激。如有窒息，立即口对口人工呼吸。

2. 可用手巾包住筷子或勺柄垫在上下牙齿间以防咬伤舌。可用针刺或手导引人中、内关等穴。

3. 发热时用冰块或冷水毛巾敷头和前额。

4. 抽风时切忌喂食物，以免呛入呼吸道。

5. 缺氧时立即吸氧。控制惊厥首选安定。静脉慢注 0.1～0.3mg/公斤/次，

1~3分钟见效。最好分秒必争送医院查明原因，控制惊厥、抗感染和退热三者同时进行。

预 防

1 平时加强体育锻炼，提高抗病能力。

2 避免时邪感染。注意饮食卫生，不吃腐败及变质食物。

3 按时预防接种，避免跌仆惊骇。

4 有高热惊厥史患儿，在外感发热初起时，要及时降温，服用止痉药物。

小儿呕吐

小儿呕吐是儿科常见疾病，是指乳食经食管从口中吐出为主要症状。呕吐症状可发生在许多种疾病中，如呕吐频繁且为喷射状，伴有高热，甚则惊风，或者呕吐伴有腹痛、矢气不通、腹胀时，多为中枢神经系统疾病。

丁萸理中酒

原料组成 丁香、干姜、炙甘草、砂仁、陈皮、半夏各5克，吴茱萸、党参、白术各10克，50度白酒300毫升。

制用方法 将以上9味药加工成粗末，用纱布包，置于容器中，加入50度白酒300毫升，密封放置7日后，过滤去渣，贮瓶备用。浸泡期间每日摇晃数次。口服。每次温服5毫升，每日服3次。

功效主治 温中散寒，降逆止呕。适用于胃寒呕吐，症见呕吐时发时止，或呕吐清稀淡涎且无臭味、倦怠乏力、四肢欠温、腹痛隐隐、喜按喜暖、大便溏泻。

姜醋止呕酒

原料组成 生姜10克，面粉30

名医药酒 老方大全

克，陈醋30毫升，白酒20毫升。

制用方法 将生姜捣烂后，加入面粉，加入适量酒，并滴几滴醋，调和成稠糊状，做成药饼2个，备用。

功效主治 温中止呕。主治呕吐、腹部喜暖畏寒者。

 二姜止呕酒

原料组成 干姜、生姜各15克，白酒（或黄酒）50毫升。

制用方法 将前2味捣碎，置容器中，加入白酒，密封，浸泡7日后，去渣即成。或加红糖调味。

功效主治 温中止呕。适用于呕吐，无论年龄大小均可用之。

附记 笔者经验方。

饮食养生

伤食吐： 生萝卜捣碎取汁；或萝卜子30克微炒，水煎频服。治豆类或面食所伤；鸡内金、炒麦芽各10克，水煎，频饮。治一切饮食所伤。

胃热吐： 鲜苇根90克，水煎浓汁，代茶饮；荸荠适量，水煎，少量多次服。

胃寒吐： 核桃1个烧成炭，研细末，用姜汤送服；大蒜1头煮熟，用开水冲蜂蜜，送服大蒜。

起居养生

1. 新生儿、婴儿哺乳不宜过急，哺乳后竖抱小儿身体，让其趴在母亲的肩上，轻拍背部至小儿打嗝。

2. 注意饮食宜定时定量，避免暴饮暴食，不要过食煎炸肥腻食品及冷饮。

3. 注意饮食卫生，不吃脏的、腐败的食物。

4. 加强体育锻炼，增强身体抵抗力，防止病毒及细菌的感染。

预　防

注意正确的喂养方法，养成良好的饮食习惯，积极防治胃肠道疾病和各种感染性疾病，在良好的氛围中进食等。

名医药酒

老方大全

小儿疳积

疳积是小儿时期，尤其是 1～5 岁儿童的一种常见病证。是指由于喂养不当，或由多种疾病的影响，使脾胃受损而导致全身虚弱、消瘦面黄、发枯等慢性病证。疳积与麻疹、惊风、天花并称为儿科四大证。

参芪五味酒

原料组成 人参、黄芪、白术、茯苓、当归、山药、白芍、熟地各 15 克，川芎、木香、陈皮各 10 克，炒麦芽、炒谷芽各 9 克，肉桂 3 克，五味子 6 克，50 度白酒 500 毫升。

制用方法 将前 15 味药加工成粗末，以纱布包，置容器中，加入 50 度白酒 500 毫升，密封放置 21 日后，过滤去渣，贮瓶备用。浸泡期间每日振摇数次。

功效主治 益气养血，健脾助运。适用于小儿疳积。

双仁栀硝酒

原料组成 杏仁、桃仁、栀子、皮硝各 10 克，白胡椒 7 粒，葱白（每根寸许）7 根，鸭蛋清 1 个，白酒 5 毫升。

制用方法 前 5 味药共研细末，加葱白捣烂，再加入鸭蛋清、白酒调拌均匀，然后用纱布包扎成 2 饼，外敷神阙（肚脐）、命门（腰部第 2 腰椎棘突下的凹陷中，与前脐神阙穴相对）二穴，24 小时后取下。

功效主治 治疗小儿疳积。

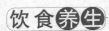

饮食养生

提倡母乳喂养，乳食定时定量，按时按序添加辅食，供给多种营养物质，以满足小儿生长发育的需要。

起居养生

合理安排小儿生活起居，保证充足的睡眠时间，经常户外活动，呼吸新鲜空气，多晒太阳，增强体质。

预　防

1 注意调养：在喂养方面，应注意遵循先稀后干，先素后荤，先少后多，先软后硬的原则。

2 注意营养搭配。

小儿泄泻指小儿排便 4 次/日或更多，粪质清稀或如水样，多因清浊相干引起，易见气阴两伤、阴竭阳脱，治以分清别浊为主，辨证给予消食化积、疏风散寒；清热利湿、温肾健脾、益气养阴、回阳固脱等，常用香附、吴茱萸、肉桂、小茴香等中药。

小儿泄泻

名医药酒 老方大全

香附酒

原料组成 香附 50 克，米酒适量。

制用方法 前 1 味研末，置容器中，加入米酒，调成干糊状，做成小饼。

功效主治 温中和胃，理气疏肝。适用于小儿泄泻。

附记 民间验方。

云南白药酒

原料组成 云南白药粉末、高度白酒各适量。

制用方法 用云南白药粉末与高度白酒调成糊状，直接涂于脐窝内，外用伤湿止痛膏覆盖，48 小时换药 1 次。

功效主治 渗透、化瘀、定痛、消肿，收敛止泻，治疗小儿秋冬季腹泻。

名医药酒老方大全

饮食养生

1. 炒山药、薏苡仁、芡实，可单用一种，也可与大米同煮成粥。每日食用，用于脾虚泻。

2. 适当控制饮食，减轻脾胃负担。忌食油腻、生冷、污染及不易消化的食物。

起居养生

注意婴幼儿腹泻腹部保暖，以免腹部受凉，肠蠕动加快，腹泻加重。患儿每次大便后，要用温水洗净臀部，涂些甘油、护肤脂或爽身粉，并及时更换尿布，以免皮肤受粪便侵蚀和潮湿尿布摩擦而破溃成"红臀"，也可以预防泌尿道感染。脏衣裤及尿布、便盆、餐具、玩具及护理者的手都要予以消毒。

预 防

1 注意饮食卫生，食品应新鲜、清洁，不吃变质食品，不要暴饮暴食。饭前、便后要洗手，餐具要卫生。

2 提倡母乳喂养，不宜在夏季及小儿有病时断奶，遵守添加辅食的原则，注意科学喂养。

3 加强户外活动，注意气候变化，及时增减衣服，防止腹部受凉。

小儿麻疹

小儿麻疹是由麻疹病毒所引起的一种经呼吸道传染的急性发斑性疾病。临床以发热、咳嗽、鼻塞流涕，泪水汪汪，周身布发红色丘疹为特征。一年四季均可发生，多发于冬春两季。其传染性大，易感性强，尤以6个月以上，5岁以下的婴幼稚儿为多见。患过本病1次后，一般可终生不再发病。

芫荽酒

原料组成 芫荽 120 克，50 度白酒 250 毫升。

制用方法 将芫荽置一容器中，加入 50 度白酒 250 毫升，煎煮五六沸后，倒入盆内，备用。

功效主治 透发麻疹。适用于麻疹见形后收没太快。

牛蒡根蝉蜕酒

原料组成 牛蒡根 500 克，蝉蜕 30 克，黄酒 1.5 升。

制用方法 将牛蒡根切片，与蝉蜕同置容器中，加入黄酒 1.5 升，密封，隔水蒸煮 2 小时。取出放置 3 日后，过滤去渣，贮瓶备用。

功效主治 散风宣肺，清热解毒，利咽散结，透麻疹。适用于麻疹、咽喉肿痛、咳嗽、喉痒、吐痰不利、疮疖肿痛等。

柑树叶酒

原料组成 柑树叶 30 克，米酒适量。

制用方法 将柑树叶炒焦，研末，用米酒调和如泥状，备用。取药酒泥敷患儿肚脐上，外用纱布胶布固定。每日换药 1 次。

功效主治 平喘。适用于麻疹后气喘。

地龙乌芋酒

原料组成 地龙（去泥洗净）5 条，乌芋（即荸荠）20 克，米酒适量。

制用方法 将前 2 味拌和，绞取汁，入米酒适量混合煎数沸，去渣候温，备用。

功效主治 凉血解毒，透疹。用于出疹后血热毒盛，黑陷不起。

饮食养生

1. 宜食清淡食物，富含纤维素的蔬菜，宜吃大豆食品。

2. 要少吃高脂肪食物，忌食辛辣刺激性调味品或食物，少吃油炸食品。

起居养生

给患儿勤翻身和擦洗皮肤，注意清洁口鼻，如果眼眵过多者，可用生理盐水或温开水轻轻擦洗。供给患儿足够饮水，在出疹期给予清淡易消化食物，进入恢复期应及时适量添加营养丰富的食物。

预 防

　　1室内温度要适宜，不可忽冷忽热。保持空气新鲜。灯光要柔和，避免强光刺激眼睛。

　　2对小儿麻疹患儿应及早发现、及时隔离、及早治疗。隔离患儿不要出门，易感小儿不串门。

第二章

五官科疾病

眼 科

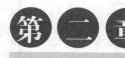

明目杞菊酒

原料组成 枸杞 60 克，菊花 15 克，谷精子 30 克，白酒 500 毫升。

制用方法 将谷精子用干净纱布袋包，枸杞、菊花去除杂质，同放入白酒中，搅拌均匀，密封浸泡 7 天，取上清酒液饮服。每次服 15～20 毫升，每日服 2 次。

功效主治 明目，适用于眼目昏花、多泪、目眩等。

益精明目酒

原料组成 枸杞 30 克，当归、补骨脂、金蝉花、蕤仁各 15 克，米酒 2000 克。

制用方法 将当归切片，与其他中药分别拣洗干净，风干水分；再用米酒将各药润透，隔水蒸 30 分钟，取出摊凉；放入酒器中，倒入米酒，密封浸泡 2 周，滤取酒液，贮瓶备用。每日服 3 次，每次服 15～30 毫升。

功效主治 养肝肾，益精血，祛风养眼。适用于身体虚弱、视力早衰、精血不足、迎风流泪，以及腰酸痛、头晕眩、精神不振等。

疏风明目酒

原料组成 枸杞 250 克，黄酒 2 升。

制用方法 将枸杞浸入黄酒中，密

名医药酒老方大全

封贮存，4个月即可。每次服30~50毫升，每日服2次，饭后服用。

功效主治 清热疏风，养肝明目。适用于肝虚所致的白内障、迎风流泪等。

枸杞酒

原料组成 枸杞100克，醇米酒500毫升。

制用方法 将枸杞用干净纱布袋装好，稍加拍打，令破碎，投入装酒的容器中，密封浸泡10天后，取上清酒液饮用。每日服2次，每次服30毫升，温服。亦可用煮熟的猪肝蘸花椒盐送酒饮服，治迎风流泪、目糊视物不清。

功效主治 补肝肾，养血和阴。适用于治疗肝肾阴虚、头晕目眩、视物模糊、腰膝酸软、阳痿等。

附记 本酒除治疗眼疾外，还有补精气、益筋骨、耐老养颜等功效。

桑葚酒

原料组成 桑葚500克，糯米5000克，甜酒曲200克。

制用方法 将桑葚拣去杂质，去柄，洗净，稍沥干，绞榨（或捣）取汁；将桑葚汁煮沸后待用。将糯米洗净后蒸熟，摊开晾干，然后放入干净陶器中，与甜酒曲和桑葚汁混合搅拌均匀，密封，置于温暖处，经5~10天，药酒制成，过滤去渣，将酒液灌贮瓶，密封备用。不拘时，随量徐徐饮服。冬天宜温服。

功效主治 滋阴补血，益肾明目。适用于神经衰弱、头发早白，以及肝肾阴虚所致眩晕、耳鸣、视物模糊等，还用于便秘、消渴等。

枸杞生地酒

原料组成 枸杞250克，生地300克，陈年黄酒1.5升。

制用方法 将枸杞、生地共捣碎，置于干净瓶中，用黄酒密封浸泡15天，过滤去渣即可。每日早、晚各服1次，每次空腹饮10~20毫升。

功效主治 补益肝肾，明目。适用于视力减退、视物模糊。

驻景酒

原料组成 熟地、菟丝子各60克，枸杞30克，车前子45克，黄酒或白酒1500毫升。

制用方法 将上述药物碾粗末，用纱布袋包，扎紧袋口，放入酒中，密封浸泡，经常摇动，半个月后开封，去药袋，过滤，备用。每日服2次，每次服15～20毫升。

功效主治补肝肾，明目。适用于肝肾阴虚所致的眼目昏花、视物不清，或眼有飞蝇感，或迎风流泪，或生障翳。

黄精枸杞酒

原料组成黄精、枸杞各20克，炙首乌15克，白酒500毫升。

制用方法将上述药洗净晾干，再将黄精、首乌制为粗末，与枸杞一同用纱布袋包好，浸入白酒中，密封，每日摇动1次，30日后滤取酒液即可。每次于晚饭前饮服25～30毫升。

功效主治补肾填精，养血生发。适用于头昏眼花、顶秃发白、失眠健忘。

五味子酒

原料组成五味子60克，低度白酒500毫升。

制用方法将五味子洗净晾干，用酒浸14天，即可。每晚睡前饮1小盅。

功效主治滋肾敛肺。适用于老年人白内障。

六参酒

原料组成苦参、沙参、党参、玄参、丹参、紫参、枳壳、沙苑蒺藜各30克，黄酒适量。

制用方法将上述各药研成细末；每次取药粉18克，用热黄酒150毫升调匀，分成3份。每日服3次，每次1份，空腹温服。

功效主治祛风，解毒，清热，明目。适用于风毒赤眼、眼红、眼屎、眼疼。

菊花煮酒

原料组成菊花9克，糯米酒适量。

制用方法将菊花洗净，撕碎，与糯米酒同放入砂锅中，边加热边搅拌至煮沸，滤去菊花，取酒汁饮服。每次煮酒为1次量，顿服，每日服2次。

功效主治清肝明目。适用于治疗肝火上炎所致青光眼，亦可用于其他风热目疾。

鸡肝酒

原料组成生雄鸡肝60克，50度白酒500毫升。

制用方法 将鸡肝洗净、切碎，用纱布包，置于容器中，加入 50 度白酒 500 毫升，密封，每日摇晃 1 次。放置 7 ~ 10 日后，过滤去渣、取滤汁、贮瓶备用。每次服 10 ~ 15 毫升，每日服 2 ~ 3 次。

功效主治 补肝明目。适用于目暗不明、产后血晕、贫血、体倦无力等。

注意事项 忌食辛辣之物。

杞菊地冬酒

原料组成 枸杞、甘菊花各 20 克，生地、天冬各 15 克，冰糖 30 克，50 度白酒 1 升。

制用方法 将以上 4 味药加工成粗末，用纱布包，置于容器中，加入 50 度白酒 1 升、冰糖 30 克，密封，每日摇晃数次。放置 14 ~ 21 日后，密封，再放置 24 小时后，过滤去渣，取滤汁，贮瓶备用。每次空腹温服 10 ~ 20 毫升，每日早、晚各服 1 次。

功效主治 滋补肝肾，明目止泪。适用于肝肾阴虚、腰膝酸软、视物不清、头晕、耳鸣、迎风流泪等。

注意事项 忌食辛辣之物。

平补酒

原料组成 肉苁蓉 125 克，枸杞、巴戟天、菊花各 65 克，糯米 1250 克，酒曲 70 克。

制用方法 将以上 4 味药加工成粗末，用纱布包，置一大容器中，加入水 6 升，煎煮至减半时，离火，待温，备用。糯米 1250 克，水浸 24 小时后，沥干，用蒸锅蒸熟后，待温，备用。酒曲 70 克，研成细末，备用。然后把酒曲细末、熟糯米，一并加入盛有前面煎煮药液（包括药渣）的大容器中，搅拌均匀，密封，置于保温处（温度保持 30℃ 左右），放置 10 ~ 15 日后酒熟后去糟沥出，取沥出药酒液，贮瓶备用。每次服 20 ~ 40 毫升，每日服 2 ~ 3 次。

功效主治 补肝养肾，益精明目，养身益寿。适用于肝肾亏损之视物模糊、腰背酸痛、足膝无力、头晕目眩等。

注意事项 忌食辛辣之物。

杞菊归地酒

原料组成 枸杞、甘菊花各 20 克，当归、熟地各 30 克，50 度白酒 1 升。

制用方法将以上4味药洗净，晾干，切碎，用纱布包，置于容器中，加入50度白酒1升，密封，每日摇晃数次。放置10～14日后，过滤去渣，取滤汁，贮瓶备用。每次空腹温服10～15毫升，每日服2次。

功效主治滋阴活血，清肝明目。适用于阴血不中，肝脉失养所致的头晕目眩、视力减退、身倦力疲、多梦等。

注意事项忌食辛辣之物。

枸杞地黄酒

原料组成枸杞250克，生地黄300克，白酒1.5升。

制用方法将上述药共浸入酒中，密封贮存，每日摇动1次，15日后去渣，即可。每次服20毫升，每日服2次，空腹温服。

功效主治补精益肾，养肝明目。适用于视物模糊、腰膝酸软等。

注意事项忌食香菜、葱、蒜等。

杞菊明目酒

原料组成枸杞60克，菊花12克，50度白酒1.2升。

制用方法将以上2味药去杂质后，置于容器中，加入50度白酒1.2升，密封，每日摇晃数次。放置7～10日后，过滤，去渣，取滤汁，贮瓶备用。每次空腹温服15～20毫升，每日服2次。

功效主治滋补肝肾，清热明目。适用于目眩、目昏多泪、视力障碍等。

注意事项忌食辛辣之物。

枸杞决明酒

原料组成枸杞根白皮、石决明各150克，米酒2.5升。

制用方法将枸杞根白皮洗净，切碎；石决明捣碎，两味一同装入纱布袋中，扎口，放进酒坛内，密封浸泡15天，即可。每日服2次，每次服20～30毫升。随量饮服，不可饮醉。

功效主治滋阴平肝，清热明目。适用于目赤肿痛、流泪、视物昏花不清。

枸杞地骨皮蜜酒

原料组成枸杞、蜂蜜各150克，地骨皮30克，白酒1.5升。

制用方法将枸杞、地骨皮和蜂蜜同放入60度白酒中，密封浸泡，每 5 天搅拌摇动 1 次，30 天后，滤去药渣，取酒服用。每日服 2 次，每次服 20~30 毫升。

功效主治 滋补肝肾，清热明目。适用于阴虚内热、便秘，以及中老年人视力模糊、腰膝酸软等。

地骨皮酒

原料组成 地骨皮、生地、甘菊花各 50 克，糯米 1500 克，酒曲 90 克。

制用方法 将以上 3 味药加工成粗末，用纱布包，置一大容器中，加水 10 升，以小火煎煮至减半时，离火，待温备用。糯米 1500 克用水浸渍 24 小时后，沥干，用蒸锅蒸熟，待温备用。酒曲 90 克研成细末，备用。然后把酒曲、熟糯米一并加入前方晾好的煎煮液（包括药渣）中，搅拌均匀，密封，置于保温处（温度约 30℃），放置 10~15 日，酒熟后，去糟沥出，取沥出液，贮瓶备用。每次空腹温服 10~30 毫升，每日服 3 次。

功效主治 滋阴养血，补身延年。适用于中老年人身体虚弱、目暗多泪、视物不明，或伴有高血压、眩晕、夏季耳热不适、消渴等。

注意事项 忌食辛辣之物。

还睛神明酒

原料组成 黄连 18 克，石决明、草决明、生姜、生石膏、黄硝石、薏苡仁、秦皮、山萸肉、当归、黄芩、沙参、朴硝、炙甘草、车前子、淡竹叶、柏子仁、防风、制乌头、辛夷、人参、川芎、白芷、瞿麦穗、桃仁、细辛、地肤子、白芍、泽泻、肉桂、白芥子各 10 克，龙脑 15 克，丁香 6 克，珍珠（无孔者）3 颗，50 度白酒 2.5 升。

制用方法 将以上 34 味药加工成粗末，用纱布包，置于容器中，加入 50 度白酒 2.5 升，密封，每日摇晃数次。放置 14~21 日后，过滤，去渣，取滤汁，贮瓶备用。每次饭后温服 10~20 毫升，亦可渐渐增加服量，勿使醉吐，每日服 1~2 次。

功效主治 补肝肾，泻火毒，活血通络，祛风明目。适用于眼睛视物昏暗、经年不愈、内外障失明等。

注意事项 忌食辛辣之物。

鼻　科

莱菔酒

原料组成 莱菔（即萝卜，干品研末）10克（或莱菔汁100毫升），40度白酒100毫升。

制用方法 莱菔末，每10克用40度白酒50毫升；莱菔汁100毫升，加入40度白酒50毫升。先煎白酒数沸后，加入莱菔末或莱菔汁，再煎1~2沸即可，离火，候温备用。1次（或去渣）顿服，未效再服。

功效主治 止衄。适用于单纯鼻衄，或口、鼻、耳皆出血不止等。

滴鼻酒

原料组成 黄芩、紫花地丁、生甘草各7.5克，麻黄素15克，尼泊金1.5克，95%乙醇2升，碳酸氢钠6克。

制用方法 将以上3味药加水（每次3升）煮沸1小时后过滤，再加水煮沸半小时后滤出，2次取滤液合并混合约4升，放置24小时后，将沉淀物除掉，加入碳酸氢钠约6克，再次煮沸浓缩至1升左右。待冷后，加入95%乙醇2升，再放置24小时后，取上层澄清液，置另一容器中，添加水至3升，加入尼泊金及麻黄素，如有浑浊现象，可用滤纸再过滤，得红棕色的澄清透明液后，分装小瓶（每瓶装约10毫升）备用。外用滴鼻。每次滴1~2滴，每日滴3次。

功效主治 通气消肿。适用于鼻炎见有鼻塞、头闷、涕多不利等。

芫花酊

原料组成 芫花根（干品）30克，75%乙醇100毫升。

制用方法 将上药研为粗末，置于容器中，加入75%乙醇，密封，浸泡2周后，去渣即可。用黄豆大小之干棉球，蘸芫花酊，拧干，外裹薄层消毒干棉花，成一棉卷，塞入鼻腔内。棉卷之位置，以深塞为宜，过浅达不到治疗目的。对慢性鼻炎患者，可塞中隔与下甲之间，对鼻窦患者，则塞中鼻道较好。若觉有刺激黏膜有灼热感后，5～10分钟取出，用温热生理盐水冲洗鼻腔。每日塞1次，每次持续1～2小时后取出或自行脱出。一般5次为1个疗程。

功效主治消肿解毒，活血止痛。适用于鼻炎。

葫芦酒

原料组成苦葫芦子50克，白酒100毫升。

制用方法将上药研末，置于容器中，加入白酒，密封，浸泡3～7日后，过滤去渣即可。外用：取少量滴患鼻中，每日滴2次。

功效主治祛邪通窍。适用于鼻塞、眼花疼痛、胸闷。

辛夷鼻炎酒

原料组成辛夷、细辛各10克，藁本12克，僵蚕、蝉衣、菊花、黄芩、连翘、防风各15克，川芎、生地各30克，50度白酒2.5升。

制用方法将上述药11味药加工成粗末，用纱布包，置于容器中，加入50度白酒2.5升，密封，每日摇晃1次。放置14～21日后，过滤去渣，贮瓶备用。每次温服15～20毫升，每日服2～3次。

功效主治辛温通络，解痉消肿。适用于慢性鼻炎、过敏性鼻炎等。

黑山栀酒

原料组成黑山栀50克，三七末3克，百草霜15克，黄酒300毫升。

制用方法将以上3味药入容器中，加入黄酒300毫升，煎煮至150毫升时，离火，去渣取汁，候温备用。每日1剂（重病2剂），分2～3次服完。

功效主治消炎，活血，止血。适用于鼻衄。

注意事项忌食辛辣油炸食物。

口 腔、咽喉科

青果利咽酒

原料组成　青果250克，青黛2.5克，黄酒4升。

制用方法　将青果洗净晾干，拍破后放入酒坛，加入黄酒，再放入青黛，搅拌均匀，加盖封口。每隔5天搅拌一次，浸泡15天后，过滤去渣，即可饮用。每日服1～2次，每次服20～30毫升。

功效主治　清热解毒，清咽利喉。适用于咽喉炎、咽喉干痛、烦渴等。

附记　青果即橄榄，有清热利咽、生津止渴、开胃消痰的作用。

山蜂窝酒

原料组成　山蜂窝（大者）1枚，川芎、白芷各15克，50度白酒200毫升。

制用方法　将山蜂窝烧灰存性，与川芎、白芷共加工成细末，用50度白酒适量调和成稀糊状，密封7日后，即可取用。取适量药酒稀糊含漱片刻，即吐，不可咽下。每日含漱3～4次。

功效主治　解毒、活血、止痛。适用于牙痛。

襄荷酒

原料组成　鲜襄荷100克，米酒1大盏。

制用方法　将鲜襄荷绞汁，与酒混合，煮1～2沸，即可。不计时候，温服半盏。

功效主治　清热解毒，利咽消肿。适用于急性咽喉炎、扁桃体炎、急性喉风症等。

附记　襄荷为姜科植物襄荷的根茎，又名山姜、苴蓴、观音花，有清热解毒、活血、凉血、通经的作用。

栀子黄连酒

原料组成　黄柏90克，黄连15克，栀子、金银花各30克，米酒1升。

制用方法　将以上4味药加工成粗末，用纱布包，置于容器中，加入米酒 1 升，用小火煎煮至 500 毫升时，离火去渣，取滤汁，候温，贮瓶备用。不拘时，每次空腹服 20 ~ 40 毫升，以愈为度。

功效主治 泻火燥湿，解毒杀虫。适用于口舌生疮、牙龈出血等。

花椒酒

原料组成 花椒 30 克，白酒 100 毫升。

制用方法 将花椒洗净晾干，浸入白酒内，密封，每日摇动 1 次，10 ~ 15 日后，去渣即可。如系虫蛀牙痛，可用药棉蘸酒塞入蛀孔内；一般性牙痛用药酒于口内含漱即可。

功效主治 消炎止痛。适用于虫蛀牙痛、一般性牙痛等。

注意事项 不宜内服。

牙痛酒

原料组成 生草乌 15 克，冰片 10 克，木通 50 克，细辛 30 克，50 度白酒 500 毫升。

制用方法 将以上 4 味药加工成粗末，用纱布包，置于容器中，加入 50 度白酒 500 毫升，密封。放置 14 日后，即可取用。浸泡期间每日摇动数次。用医用干棉球蘸药酒塞入患牙处（咬住），或外擦红肿疼痛处，痛止即停。

功效主治 祛风散寒，除湿止痛。适用于牙痛。

复方白茄根酒

原料组成 白茄根 30 克，川乌、草乌、天南星、半夏（四味均生用）、白胡椒各 15 克，95% 乙醇 250 毫升。

制用方法 将以上 6 味药洗净，晾干，切碎，置于容器中，加入 95% 乙醇，密封，每日摇动 1 次，浸泡 2 周后，过滤去渣，取汁，贮瓶备用。用棉签蘸药液涂搽患牙之齿龈处，即分离牙周，再涂此药液，即刻拔牙。

功效主治 局麻止痛。适用于拔牙。

半夏酒

原料组成 半夏 20 枚，白酒 1 升。

制用方法 将上药捣碎，加水 200 毫升煎煮，再在水中浸泡片刻，趁热加入白酒，密封，浸泡 30 日后，过滤去渣即可。取药液趁热含漱，冷时再吐，再含热酒，至愈为止。本品亦可内服，每次服 10 ~ 15 毫升，每日服 2 次。

功效主治 燥湿，消肿，止痛。适用于舌下黏膜炎症（口腔炎）、舌下腺囊肿（舌肿）及重舌等症。

川芎散酒

原料组成 甘草 35 克，白芷 20 克，川芎 30 克，黄酒适量。

制用方法 将上述 3 味药，加工成细末，混合均匀，贮瓶备用。用时，取药粉 2 克，加黄酒适量，调匀即可。每日 3 次，顿服，连服 30 天为 1 个疗程。

功效主治 除邪热，避秽气。适用于去除口臭。

黑豆煮酒

原料组成 黑豆 60 克，黄酒 200 毫升。

制用方法 将黑豆洗净晾干，浸入黄酒内，12 小时后一同置于砂锅内，文火煮至豆烂，取汁频漱口。

功效主治 消肿止痛。适用于火热内盛所致的牙痛、牙龈肿痛等。

苦酒汤方

原料组成 半夏（汤洗 7 遍、切）14 枚，鸡蛋（去黄留白）1 枚，苦酒 100 毫升。

制用方法 将内半夏、鸡蛋于苦酒内，以鸡蛋壳置剪刀杯中，安火上，煮 2 沸，去渣备用。少含咽，病愈为度。

功效主治 祛痰散结，消肿利窍。适用于伤寒少阴病、咽中生疮、语声不出。

乳汁酒

原料组成 羊乳 250 毫升，米酒 250 毫升。

制用方法 将羊乳与米酒混合，分 2 份。每日 2 次，每次 1 份，慢慢咽服。

功效主治 开喉润咽。适用于喉风症、喉嗓干燥、骤然声哑。

附记 本方载于《肘后备急方》，原方用人乳汁，今改为羊乳汁。

独活细辛酒

原料组成 独活、细辛、莽草、附子、防风各 18 克，米酒 800 毫升。

制用方法 将上述药物轧粗末，置锅中与酒同煎至 500 毫升左右，过滤去渣，贮瓶备用。每日 2 次，或不拘时，以药酒漱口，热漱冷吐。

功效主治 祛风，通络，止痛。

名医药酒老方大全

适用于牙痛。

竹叶酒

原料组成 淡竹叶 250 克，糯米 2.5 千克，酒曲 100 克。

制用方法 将淡竹叶 250 克，置一容器中，加水 3 升，煎煮取 1.5 升；再加水 3 升，煎煮取 1.5 升，2 次煎煮液混匀，待温备用。糯米 2.5 千克，水浸 24 小时后沥干，用蒸锅蒸熟后，待温备用。酒曲 100 克，研成细末，置一较大容器中，加入备好的熟糯米 2.5 千克、淡竹叶煎汁 3000 毫升，搅拌均匀后，密封，置于保温处（温度约 30℃）放置 10～15 日酒熟后，去糟，沥出药酒，贮瓶备用。每次服 30～50 毫升，每日服 2～3 次。或不拘时候随量饮服，治愈为度。

功效主治 清心利尿。适用于口舌生疮、心烦口渴等。

注意事项 忌食辛辣炙烤食物。

滋阴药酒

原料组成 生地、熟地、枸杞各 30 克，山萸肉、淮山药、丹皮、茯苓、泽泻、天门冬、麦门冬各 15 克，地骨皮 12 克，黄芩、黄柏、赤芍各 10 克，50 度白酒 800 毫升。

制用方法 将以上 14 味药，加工成粗末，用纱布包，置于容器中，加入 50 度白酒 800 毫升，密封，每日摇晃 1 次。放置 14～21 日后，过滤去渣，取滤汁，贮瓶备用。每次服 10～20 毫升，每日服 2～3 次。

功效主治 滋阴降火，凉血理疮。适用于口疮反复发作。

蜂房酒

原料组成 露蜂房 1 只，50 度白酒 500 毫升。

制用方法 将露蜂房煅烧存性，研细末备用。漱口时，每次取上药细末 0.5～1 克，以 50 度白酒适量调和含漱。痛未止再含漱。

功效主治 祛风攻毒。适用于风热牙龈红肿痛连及头面、喉痹肿痛等。

鸡蛋酒

原料组成 鸡蛋 1 枚，白酒 30 毫升。

制用方法 先将白酒放入碗内，再将鸡蛋打破入碗内，然后将碗内白酒点燃，白酒燃烧后鸡蛋即熟。将熟鸡蛋 1 次吃下，一般 1 小时后即可止痛。

功效主治 益气活血，止痛。适用于牙痛。

蘘荷根酒

原料组成 蘘荷根（研绞取汁）100克。

制用方法 酒一大盏，相和合匀。温服半盏。

功效主治 中风及大声咽喉不利。

槐肉泡酒

原料组成 槐肉20～30克。

制用方法 上药用白酒浸泡7天即可饮用。每天服3次，每次10～15毫升，通常连服7日即愈。

功效主治 治疗慢性咽炎，中医称梅核气。

蜜膏酒

原料组成 蜂蜜、饴糖各250克，生姜汁、生百部汁各125毫升，枣泥、杏仁泥各75克，橘皮末60克。

制用方法 先将杏仁泥、生百部汁加水1升，文火煎至500毫升，去渣，再加入余药，以文火煎至1升即可。每次服蜜膏2汤匙，以温酒10～15毫升调服，每日服3次。

功效主治 疏风散寒，止咳平喘。适用于肺气虚弱、风寒所伤所致的声音嘶哑、咳唾上气、喘嗽及寒邪郁内等。

生地独活酒

原料组成 生地黄、独活各80克，细辛30克，白酒500毫升。

制用方法 将上述药共制粗末，浸入白酒内，密封，每日摇动1次，7天后，去渣即可。每次取适量药酒含漱后服下，痛止即可。

功效主治 通络止痛。适用于齿根松动疼痛。

槐白皮酒

原料组成 槐白皮30克，白酒500毫升。

制用方法 将上药切碎，置于容器中，加入白酒和清水500毫升，以文火煎至减半，去渣备用。每次温服20毫升，每日服3次。

功效主治 祛风利湿，消肿止痛。适用于风邪外中、身体强直、肌肤不仁、热病口疮、牙痛、喉痹、肠风下血、阴痒等症。

郁李酒

原料组成 郁李根、细辛、川椒

各 15 克，槐白皮、柳白皮各 30 克，白酒适量。

制用方法 将以上 5 味药共研细末，备用。每次取药末 30 克，白酒 250 毫升，煎至一半，去渣即可。热漱（取酒含漱）冷吐。

功效主治 消肿止痛。适用于牙宣（齿龈肿痛，呼吸风冷，其痛愈甚，断嘈肿赤）等症。

麻醉酊

原料组成 细辛 3 克，荜拨 9 克，白芷 6 克，75% 乙醇 100 毫升。

制用方法 将以上 3 味药共研成粗末，置于容器中，加入 75% 乙醇，充分摇晃后密封，浸泡 24 小时后，吸取上清液，备用。用棉签蘸药液少许，涂抹于要拔除牙齿的周围，稍等片刻，即拔牙。

功效主治 麻醉止痛。适用于拔除松动牙齿的表面麻醉。

四辛茶叶酊

原料组成 生石膏 45 克，细辛、川芎各 3 克，川椒、茶叶各 5 克，75% 乙醇 300 毫升。

制用方法 将以上 5 味药共研粗末，置于容器中，加入 75% 乙醇，密封，浸泡 7 天后，再置锅中隔水煮沸 30 分钟，过滤去渣，取汁待冷，贮瓶备用。取医用棉球多个，放入药酊中浸过。用时用钳子夹起一个棉球迅速放入牙痛处，令上下牙咬紧，再取 1 个棉球塞入患牙对侧之鼻孔内，双侧牙痛，任塞鼻孔。痛止后 5～10 分钟去掉药球即可。

功效主治 消炎止痛。适用于各类型牙痛。

附记 引自《新中医》。

复方细辛酊

原料组成 细辛、入地金牛、花椒、九里香各等份，75% 乙醇适量。

制用方法 将以上 4 味药捣碎，置于容器中，加入乙醇隔水加热至沸，密封，浸泡 5～7 天后，过滤去渣，再加入蟾酥酊 35%，搅拌均匀，即可，贮瓶备用。用棉球蘸药液少许，放置病痛位。2～3 日上药 1 次，直到症状消除为止。

功效主治 散风止痛。适用于牙本质过敏症。

附记 蟾酥酊：蟾酥 10 克浸入 75% 乙醇 100 毫升，7～10 日后即可用。

松香酒

原料组成 松香50克，白酒250毫升。

制用方法 将松香研成粉，入白酒调匀，稍候即可。用棉球蘸药酒咬在痛牙处。

功效主治 芳香止痛。适用于牙痛不止。

耳　科

茴香菖蒲酒

原料组成 小茴香10克，鲜石菖蒲、九月菊、鲜木瓜各20克，桑寄生30克，白酒1.5升。

制用方法 将上述药用纱布袋包好，浸入白酒内，密封，每日摇动1次，7~10日即可。每日清晨温饮10~15毫升。

功效主治 补肾，柔肝，清心。适用于肝肾虚损所致的眩晕耳鸣、消化不良、双足萎软无力等。

加味茱萸酒

原料组成 山茱萸、覆盆子各30克，肉苁蓉、巴戟天、远志、川牛膝、五味子、续断各10克，白酒1.5升。

制用方法 将上述药共制粗末，用纱布袋包好，浸入白酒内，密封，每日摇动1次，7日后去渣即可。每次服10~20毫升，每日服3次。

功效主治 滋补肝肾。适用于肾亏虚、头昏耳聋、腰膝酸软、神疲乏力、性欲低下等。

聪耳酒

原料组成 核桃仁60克，五味子40克，蜂蜜30克，50度白酒1升。

制用方法 将以上2味药捣碎，用纱布包，置于容器中，加入50度白酒1升，密封，每日摇晃数次。放置10~15日后，过滤去渣，取滤汁，加入蜂蜜30克，搅拌均匀，另贮瓶备用。每次空腹温服20毫升，每日服2~3次。

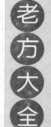

名医药酒老方大全

功效主治 补肾聪耳。适用于耳鸣、遗精等。

耳聋铁酒

原料组成 铁块500克，黄酒1升。

制用方法 将铁块冲洗干净，以炭火烧红，趁热投入酒中，待温，取出铁块，滤取药酒即可。每次服30~50毫升，每日服3次。

功效主治 镇肝充耳。适用于耳聋。

菖蒲酒

原料组成 菖蒲、白术各250克，50度白酒1.25升。

制用方法 将以上2味药加工成粗末，用纱布包，置于容器中，加入50度白酒1.25升，密封，每日摇晃数次。放置14~21日后，过滤去渣，取滤汁，贮瓶备用。每次温服15~20毫升，每日服3次。

功效主治 化湿开窍，健脾养胃。适用于耳鸣、耳聋、视力减退、早衰健忘、便溏腹胀、食欲不振、心悸等。

注意事项 阴虚火旺者忌服。

枸杞红参酒

原料组成 枸杞80克，熟地60克，红参15克，何首乌50克，茯苓20克，50度白酒1升。

制用方法 将以上5味药共加工成粗末，用纱布包，置于容器中，加放50度白酒1升，密封，每日摇晃数次。放置14~21日后，过滤取汁，即可取用，酒尽后再添酒补足，味薄后即止。每次温服15~20毫升，每日服2~3次。

功效主治 补肝肾，益精血，补五脏，益寿延年。适用于身体虚弱、阳痿、耳鸣、目花等。

菖蒲桂心酒

原料组成 石菖蒲（米泔浸1夜、捣焙）2克，木通1克，桂心、磁石各15克，防风、羌活各30克，白酒500毫升。

制用方法 将以上6味药捣碎，装入布袋，置于容器中，加入白酒，密封，浸泡7日后，去渣备用。每次空腹温服10毫升，每日服2次。

功效主治 开窍祛风，纳气潜阳，安神。适用于耳聋耳鸣。

益智聪耳酒

原料组成 人参9克，猪板油90克，白酒1升。

名医药酒老方大全

制用方法 将人参制为细末；猪板油入锅熬油，候温，共浸入白酒内，密封，21日后，去渣即可。每次服15毫升，每日服2次。

功效主治 开心益智，聪耳明目，润泽肌肤。适用于耳聋眼花、面色无华、记忆力衰退等。

注意事项 忌食萝卜、葱、蒜等。

蔓荆酒

原料组成 蔓荆子（微炒）100克，白酒200毫升。

制用方法 将上药捣碎，置于容器中，加入白酒，密封，浸泡7日后，过滤去渣即可。每次服10～20毫升，每日服2次，或随量饮用。

功效主治 疏散风热，开窍通闭。适用于耳聋，虽久聋亦可愈。

核桃益肾酒

原料组成 核桃肉、胡桃夹、磁石、菖蒲各30克，黄酒1.5升。

制用方法 将上述药共制粗末，用纱布袋包好，浸入黄酒内，每日摇动1次，15日后即可。每次服15～20毫升，每日服2次。

功效主治 益肾补脑，通窍。适

用于肾虚所致的耳聋耳鸣等。

鹿龄集酒

原料组成 肉苁蓉20克，人参、熟地黄各15克，海马、鹿茸各10克，白酒1升。

制用方法 将人参，鹿茸制为粗末，与另3味药一同浸入白酒内，密封，每日摇动1次，30日后去渣即可。每次服10～15毫升，每日服2次。

功效主治 补肾壮阳，益气补血。适用于肾阳虚所致的阳痿、不育、耳鸣等。

注意事项 感冒发热者忌服。

龟地酒

原料组成 龟板胶、枸杞、生地各60克，石决明、甘菊花各30克，50度白酒2升。

制用方法 将以上5味药除龟板胶外皆加工成粗末，用纱布包，置于容器中，加入50度白酒2升及溶化好的龟板胶，密封，每日摇晃数次。放置14～21日后，过滤去渣，取汁，贮瓶备用。每次温服10～20毫升，每日服2～3次。

功效主治 滋肾阴，平肝阳，清热明目。适用于头晕、目眩、耳鸣、失眠、多梦、视物模糊、腰膝酸软、咽干、面热等。

核桃滋肾酒

原料组成 核桃仁、胡桃仁各25克，磁石、菖蒲各20克，黄酒1.5升。

制用方法 将以上4味药捣碎，置于容器中，加入黄酒，密封，浸泡15日后，或隔水加热至沸，浸1夜。去渣，备用。每次服20毫升，每日服2次。

功效主治 益肾补脑。适用于耳鸣、耳聋等症。

地黄香杞酒

原料组成 熟地125克，沉香2.5克（研细末，用纱布包），枸杞60克，50度白酒1.75毫升。

制用方法 将以上3味药一并置于容器中，加入50度白酒1.75毫升，密封，每日摇晃数次。放置10~15日后，过滤取汁，即可取用。每晚临睡前温服15~30毫升。

功效主治 补肝肾，益精血。适用于肾阴亏或精血不足所引起的头昏目眩、目暗、多泪、面色无华、腰膝酸软、耳鸣、耳聋、失眠多梦等。

半夏消炎酒

原料组成 生半夏50克，白酒150毫升。

制用方法 将上药晒干、研成细粉，置于容器中，加入白酒，密封，浸泡24小时，取上清液使用。先将患耳用生理盐水洗净，拭干，再滴入药酒数滴，每日滴1~2次。

功效主治 燥湿，消肿。适用于急、慢性中耳炎等。

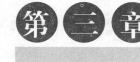

妇科疾病

闭经中医习惯上称"经闭"，古医书上也有"不月"的叫法。一般在少女18岁仍未来月经者，称为原发性闭经；在月经初潮至正常绝经之前的任何时间段中（妊娠及哺乳期除外），月经停止达3个月以上者，称为继发性闭经。有的妇女，身体并无其他疾病，但月经每2个月或3个月，甚至1年才来潮1次，而行经周期较准，这属于正常生理现象。每2月行经1次，称"并月"；每3月行经1次，称"季经"，而每一年才行经1次，称"避年"。以上情况不属于闭经范畴。引起闭经的主要原因有瘀血阻滞、气血亏虚和精血不足等。应用药酒治疗时，须分清虚实，加以选用。

茜草根酒

原料组成 茜草根30克，黄酒300毫升。

制用方法 将茜草根切碎，放砂锅内，倒入黄酒，用文火煮沸2~3分钟，过滤去渣，备用。

功效主治 行血通经。适用于妇女血滞所致的闭经。

白鸽血竭酒

原料组成 白鸽（去毛，洗净，

去肠）1 只，血竭 30 克。

制用方法 将血竭纳入白鸽肚中，用针线缝住，用好酒几煮百沸令熟。取下待温备用。

功效主治 干血痨。适用于妇女干血痨、闭经，调精益气、活血通瘀。

附记 引自《串雅内编》。

参芎酒

原料组成 丹参 30 克，川芎、何首乌、甘草、茯神各 12 克，枸杞、白豆蔻、五味子各 9 克，鹿茸 6 克，白术（焦）、莲子肉、远志、当归、生地黄、石菖蒲各 15 克，白糖 250 克，白酒 2.5 升。

制用方法 将前 15 味捣碎，装入布袋，置容器中，加入白酒和白糖，密封，隔水蒸煮 3 小时，离火待冷，埋土中 3 日出火毒，浸泡 5 日后，过滤去渣即成。

功效主治 补血益精，活血通络。适用于肾阳虚，精血不足，瘀血停滞所致的经闭，崩漏，月经不调，赤白带下，腰腿酸痛，干血痨症等；阳虚精血不足的不孕，不育症。

附记 引自《全国中成药处方集》。

益母草当归酒

原料组成 益母草 200 克，当归 100 克，白酒 1 升。

制用方法 将前 2 味切碎，置容器中，加入白酒，密封，浸泡 7 天后，过滤去渣即成。

功效主治 养血调经。主治血虚闭经。

大黄三七酒

原料组成 大黄 9 克，三七 3 克，黄酒适量。

制用方法 前 2 味粗碎，研末。

功效主治 行瘀、破积、通经，适用于瘀血阻滞，闭经，月经量少，午后发热，食欲不振。

附记 《常见病验方研究参考资料》。

月季花当归酒

原料组成 月季花 30 克，当归、丹参各 20 克，米酒 1.5 升。

制用方法 将前 3 味加工成粗末，以纱布包，置容器中，加入米酒 1.5 升，密封隔水煮 1 小时，又浸泡 10 日后，过滤去渣，贮瓶备用。

功效主治 理气活血，调经止痛。

适用于月经稀少或经闭，经来小腹痛，心烦易怒，大便干燥。

归仁酒

原料组成 当归、桃仁各 100 克，黄酒 1 升。

制用方法 将前 2 味加工成粗末，以纱布包，置容器中，加黄酒 1 升，密封隔水蒸煮 1 个小时后，取出放置 5 日，再过滤去渣，贮瓶备用。

功效主治 破血行瘀，润燥滑肠。适用于经闭、症瘕、瘀血作痛、血燥便秘、跌打损伤等。

常春果枸杞酒

原料组成 常春果、枸杞各 200 克。

制用方法 上 2 味，捣碎裂，盛于瓶中，用好酒 1.5 升，浸泡 7 日开取。

功效主治 羸瘦虚弱，腹中冷痛，妇女经闭。

附记 引自《药酒验方选》。

牛膝党参酒

原料组成 牛膝 30 克，党参、当归、香附各 15 克，红花、肉桂各

9 克，白酒 500 毫升。

制用方法 先将前 6 味药切碎，浸入酒中，容器密封 7 天即成。

功效主治 疏肝理气，温经活血。适用于妇女闭经，小腹胀痛或冷痛，面色晦暗，腰膝酸痛等。

川牛膝红花酒

原料组成 川牛膝 50 克，红花 20 克，米酒 1 升。

制用方法 将前 2 味切碎，置容器中，加入米酒，密封，浸泡 7 日后，过滤去渣即成。

功效主治 活血化瘀。适用于血瘀之闭经，痛经，胞衣不下，兼治腰膝关节疼痛等症。

附记 引自《药酒汇编》。

紫河车酒

原料组成 紫河车 1 个，黄酒适量。

制用方法 前 1 味以炭火烘干，研末。每日 2 次，每次用黄酒冲服药末 3～6 克。

功效主治 益气养血，补肾调经。适用于精血亏损，闭经。

附注 引自《常见病验方研究参考资料》。

桃仁麻子仁酒

原料组成 桃仁 60 克，麻子仁 150 克，黄酒 1.5 升。

制用方法 将桃仁去皮、尖，与麻子仁一同捣烂和匀，用纱布袋盛，扎紧袋口，放入酒坛中浸泡；将酒坛加盖，置于锅中蒸煮 1～2 小时，取出待冷，密封置阴凉处，经常摇晃，5 天后开封，过滤去渣，装瓶备用。

功效主治 活血化瘀，通经。适用于女子闭经。

二藤月季酒

原料组成 大血藤 12 克，小血藤 9 克，水伤药 15 克，月季花根 6 克，白酒 600 毫升。

制用方法 将前 4 味洗净，切碎，入布袋，置容器中，加入白酒，密封，浸泡 7～10 天后，过滤去渣，即成。

功效主治 行气破血、消肿解毒，主治闭经。

饮食养生

适当控制饮食，多吃蔬菜、水果和含动物蛋白、钙、铁的食物，对含有较多胆固醇类动物内脏要少吃。

起居养生

1. 注意保持外阴部清洁，防止泌尿生殖道发生炎性感染。
2. 定期进行妇科检查
3. 要注意控制自己的情绪，生活要有规律。
4. 要注意有适当的运动。

预　防

做好病因预防，做到早发现，早治疗。

月经不调

凡是月经的周期或经量出现异常者，称为"月经不调"。《妇科玉尺》云："经贵乎如期，若来时或前或后，或多或少，或月二三至，或数月一至，皆为不调。"所以月经不调有以月经周期改变为主的月经先期，月经后期，月经先后无定期，经期延长，和以经量改变为主的月经过多，月经过少等。月经不调是常见的妇科疾病，除量、期的异常外，常伴有经色、经质的变异，药酒有较好的治疗效果，可选用下列中成药药酒治疗方。

麻子法曲酒

原料组成 麻子一石，法曲一斗。

制用方法 上药先捣麻子为末，用水二石放入釜中，蒸麻子极熟，炊一石米倒出去滓，随汁多少如常酿法，候熟取清。或麻子浸酒一宿，去滓饮酒。

功效主治 服之令人肥健。治伤寒风湿，手足疼痹，妇人带下，经来不调，产后恶露不净。

附记 引自《千金要方》。

大驳骨酒

原料组成 大驳骨 30 克，白酒 500 毫升。

制用方法 将上药洗净，切碎，入布袋，置容器中，加入白酒，密封，浸泡 15 日后，过滤去渣即成。

功效主治 通经活血，祛瘀生新。用于月经不调，风湿痹痛，跌打损伤，血瘀肿痛等症。

黄屈花酒

原料组成 黄屈花 3~6 克，白酒 500 毫升。

制用方法 将上药置容器中，加入白酒，密封，浸泡 10 日后，过滤去渣即成。

功效主治 活血调经。适用于月经不调。

名医药酒 老方大全

当归茱萸酒

原料组成 当归、吴茱萸、川芎各 24 克，炒白芍、白茯苓、陈皮、延胡索、丹皮各 18 克，香附（醋炒）、熟地各 36 克，小茴香、砂仁各 12 克，50 度白酒 2.5 升。

制用方法 将前 12 味加工成粗末，以纱布包，置容器中，加入 50 度白酒 2.5 升，密封，隔水煮 1 小时后，放置 5 日，过滤去渣，贮瓶备用。亦可不用煮，直接用酒浸泡 21 日后，过滤去渣，贮瓶备用。

功效主治 活血调经，开郁行气。适用于月经不调、腹内疼痛或小腹内有结块，伴有胀、满、痛等。

杞仲调经酒

原料组成 枸杞、杜仲各 60 克，白酒 500 毫升。

制用方法 将前 2 味捣碎或切薄片，置容器中，加入白酒，密封，浸泡 5 日后，过滤去渣即成。

功效主治 补肾调经。用于月经前后不定期，量少色淡，清稀，面色晦暗，头晕目眩，耳鸣，腰膝酸软，小腹空痛，夜尿多，大便不实，舌淡，脉沉而迟。

茴香桂枝酒

原料组成 小茴香 30 克，桂枝 15 克，白酒 250 毫升。

制用方法 将前 2 味捣碎，置容器中，加入白酒，密封，浸泡 5 ~ 7 日后，过滤去渣即成。

功效主治 温经散寒。适用于经期延后、色暗红、量少、小腹冷痛、得热稍减、恶寒、面色青白、苔薄白、脉沉迟而紧等。

附记 引自《百病饮食自疗》。

红花血藤酒

原料组成 桑葚 50 克，红花 10 克，鸡血藤 24 克，白酒 250 毫升，黄酒 400 毫升。

制用方法 将鸡血藤研成粗末后，与其他药材一同置纱布袋内扎口，先以白酒浸泡，7 日后加黄酒，再密闭浸泡 7 日。取出药袋后，压榨取液与药酒合并，过滤后装瓶备用。

功效主治 养血活血，调经通络，祛风除痹。用于妇女月经不调，痛经，闭经；老人血不养筋，风湿痹痛，手足萎弱。

红花山楂酒

原料组成 红花 15 克，山楂 30 克，50 度白酒 250 毫升。

制用方法 将前 2 味加工成粗末，以纱布包，置容器中，加入 50 度白酒 250 毫升，密封。放置 7 日后，过滤去渣，即可取用。

功效主治 活血散瘀，消胀止痛。适用于经来量少，紫黑有块，小腹胀痛，拒按，血块排除后疼痛减轻。

白芍地黄酒

原料组成 白芍、黄芪、生地黄各 100 克，艾叶 30 克，白酒 1 升。

制用方法 将艾叶炒后，上药捣碎如麻豆大，装入白夏布袋中，置净器中，以白酒浸泡，密封，经一宿后便可取用。

功效主治 养血益气，调经止带。适用于妇女月经过多，兼赤白带下。

饮食养生

补充足够的铁质，以免发生缺铁性贫血。多吃乌骨鸡、羊肉、鱼子、青虾、对虾、猪羊肾脏、淡菜、黑豆、海参、胡桃仁等滋补性的食物。

起居养生

1. 熬夜、过度劳累、生活不规律都会导致月经不调。让你的生活有规律，你的月经可能就会恢复正常。

2. 一定要注意经期勿冒雨涉水，无论何时都要避免使小腹受寒。

预防

自月经初潮起，就应学习，了解一些卫生常识。对月经来潮这一生理现象有一个正确的认识，消除恐惧及紧张心理，可预防原发性痛经产生或提高痛阈减轻疼痛程度，注意经期及性生活卫生，防止经、产期间上行感染，积极预防和治疗可能引起经血潴留的疾病。

名医药酒 老方大全

痛经

妇女正值经期或行经前后，出现周期性小腹疼痛，或痛引腰骶，甚则剧痛昏厥者，称为"痛经"，亦称"经行腹痛"。痛经是妇科常见病之一，尤以青年妇女为多见。如行经仅感小腹或腰部轻微胀痛，这是常有的现象，不作痛经论。本病的主要特征是，伴随月经周期出现小腹疼痛，一般多发生在行经第一日，或经前几日，经行后逐渐减轻以至消失，偶见有延续至经净后始发生疼痛者。

归芪酒

原料组成 当归、黄芪各150克，白酒500毫升。

制用方法 将前2味切碎，置容器中，加入白酒，密封，浸泡7天后即可取用。

功效主治 补中益气、补血和血、调经止痛。适用于痛经、月经不调、崩漏。验之临床，每收良效。阴虚火旺者忌服。

延胡当归酒

原料组成 延胡索30克，当归90克，熟地黄、白芍、川芎、益母草、香附各60克，桂皮、三棱、橙皮各15克，45%乙醇适量。

制用方法 将以上10味，粉碎成粗粉，用45%乙醇作溶剂，浸渍48小时后，渗漉，收集初漉液，继续渗漉至漉液接近无色，浓缩至稠膏状，加适量初漉液混匀，加适量防腐剂、柠檬香精及蔗糖搅匀，慢慢加入初漉液，随加随搅拌，加水混匀，过滤即得。口服，每次5毫升，每日3次。

功效主治 补气养血，调经止痛。适用于妇女血虚气滞，月经不调，经前、经后腹痛腰痛，妇女更年期综合征等。

山楂活血酒

原料组成 山楂（切片晒干去核）100克，60度白酒300毫升。

制用方法 将山楂片置容器中，加入60度白酒300毫升，密封。放置

7 日后，即可取用。

功效主治 健脾，活血，消除疲劳。适用于妇人痛经、身体疼痛等。

当归元胡酒

原料组成 当归、元胡、制没药、红花各 15 克，白酒 1 升。

制用方法 将前 4 味捣碎，入布袋，置容器中，加入白酒，密封，浸泡 7 日后，过滤去渣即成。

功效主治 活血行瘀，调经止痛。适用于痛经（经前型）。

附记 引自《儒门事亲》。

桃仁活血酒

原料组成 桃仁 9 克，红曲 12 克，黄酒 60 毫升，菜油少许。

制用方法 将桃仁用开水泡，剥去皮备用；将油锅烧热，倒入红曲快速翻炒几下，再加桃仁、黄酒，煮 20～40 分钟。

功效主治 活血通经。适用于肝气郁滞引起的闭经、痛经。

归附温经酒

原料组成 当归、制附子各 60 克，白酒 500 毫升。

制用方法 将上述 2 味药物轧碎，盛纱布中，入白酒密封浸泡，经常摇动，2 周后取去药袋，即可服用。

功效主治 温经散寒，活血止痛。适用于妇女经期腹痛冷痛、月经不畅等症。

红花苏木酒

原料组成 红花 5～10 克，苏木、桂枝各 10 克，川芎 5 克，当归 8 克，黄酒 150 毫升。

制用方法 前 5 味粗碎，置容器中，添加黄酒及 150 毫升清水，文火煎 20～30 分钟，去渣留液。

功效主治 活血通经止痛。适用于月经困难，痛经。

附记 民间验方。

川红花酒

原料组成 川红花 120 克，60 度白酒 400 毫升。

制用方法 将上药洗净，置容器中，加入白酒，密封，每日振摇1次，浸泡 7 日后，过滤去渣即成。

功效主治 活血化瘀。用于妇女冲任经虚寒，血瘀性痛经，兼治跌打

名医药酒老方大全

损伤，风湿性关节炎。

益母草酒

原料组成 益母草 100 克，丹参 30 克，延胡索、小茴香各 50 克，白酒 700 毫升。

制用方法 将前 4 味研为粗末，置容器中，加入白酒，密封，浸泡 7～14 天后，过滤去渣即成。寒凝痛经小茴香用量加倍；气血虚损增加丹参量，加黄芪 30～50 克。于月经来潮前 5 天开始服用。每次服 15～30 毫升，或兑白开水等量服，或加红糖适量矫味服之，日服 2 次。

功效主治 活血化瘀，行气止痛。可用于各型痛经。笔者临床验证有良效。

三草月季酒

原料组成 金钱草、益母草、月季花、红花、紫苏梗、水菖蒲各 24 克，茜草 12 克，白酒 2 升。

制用方法 前 7 味粗碎，置容器中，添加白酒，每日振摇 1 次，密封浸泡 30 日，去渣留液。

功效主治 活血调经，止痛。适用于气血淤滞型痛经，月经先后无定期。

附记 民间验方。

丹参红花酒

原料组成 丹参、红花各 50 克，白酒 500 毫升。

制用方法 将丹参切片，与红花同置容器中，加入白酒，密封，浸泡 7 日后，过滤去渣即成。

功效主治 活血通经。适用于痛经（经前或经期型痛经）。

附记 系作者家传秘方。

白胡椒酒

原料组成 白胡椒 1 克，40 度白酒 30 毫升。

制用方法 将白胡椒研为细末备用。

功效主治 温中止痛。适用于痛经、脾胃虚寒所致的腹痛、吐清水等。

刘寄奴甘草酒

原料组成 刘寄奴、甘草各等份。

制用方法 上 2 味药，共碎细，每次用 10 毫升，先以水 2 小杯，入药煎至 1 小杯，再入酒 1 小杯，再煎至 1 小杯，去渣。

功效主治 破血通经，散瘀止痛，适用于痛经。

附记 引自《药酒验方选》。

菖麻根酒

原料组成　石菖蒲根、八爪龙各30克，活麻根、金鸡尾（凤毛苹）各60克，黄酒2升。

制用方法　将上药共研细末，备用。

功效主治　活血，调经，止痛。用于痛经。

延胡索酒

原料组成　延胡索50克，黄酒500毫升。

制用方法　将延胡索以文火炒香，趁热倒入酒中，密封浸5天，取酒服用。

功效主治　疏肝理气，活血止痛。适用于肝气郁结之痛经，亦用于妇女气血攻窜、胸腹疼痛连及胁肋等病症。

草红花酒

原料组成　草红花1000克，黄酒15～20升。

制用方法　取草红花1000克，加黄酒10升，回流提取3小时，滤出提取液；药渣再加黄酒5升，回流提取2小时，滤出提取液，将两次提取液合并，浓缩至8升，低温放置48小时，过滤，用黄酒调至10升，加1%的苯甲酸钠及少量甜菊苷，分装于250毫升的瓶中即得。

功效主治　活血化瘀，通经止痛。主治痛经。

饮食养生

1. 合理营养，补充维生素E类食品。合理营养的要求，主要是指食物中应该含有机体所需要的一切营养素，它包括蛋白质、脂肪、糖类、维生素、无机盐、水和纤维素等七大营养素。

2. 根据痛经不同表现的辨证需要，分别给予温通、顺气、化瘀、补虚的食品。

3. 可适当喝酒。酒类温阳通脉、行气散寒、适当喝些米酒、曲酒或酒酿等，可起散瘀缓痛的作用，对防治痛经有利。

名医药酒
老方大全

1. 重视心理治疗，消除紧张和顾虑。

2. 足够的休息和睡眠，规律而适度的锻炼，戒烟。

预　防

学习一定的生理卫生知识，养成健康的生活方式，作息规律。

崩漏

崩漏系指经血非时而下，暴下如注或漏下淋漓，前者称崩中或经崩，后者称漏下或经漏。崩与漏常交替出现，发病机制亦同，故常统称崩漏。此外，尚有血崩、暴崩、漏下不止、月水不断等名称。症状表现以月经不循正常周期、血量多、流势猛或淋漓日久不止为主要表现。

丹参艾叶酒

原料组成 丹参、生地、忍冬藤、生地榆、艾叶各100克，糯米7500克，酒曲250克。

制用方法 将前5味加工成粗末，以纱布包，水渍3日，煎2次，共取汁3升备用。糯米水渍24小时，沥干蒸熟后待冷，置一大容器中，加入药汁3升、酒曲（压细末）250克，拌匀，密封置于温暖处（温度为25℃左右）10日后酒熟，沥出即成。

功效主治 活血凉血，清热止血。适用于妇人崩中下血及产后余病。

生地炭丹参酒

原料组成 生地炭、丹参、忍冬炭、艾叶、地榆炭各200克，黍米2500克，酒曲180克。

制用方法 先将生地炭等5味药轧碎，置锅中，加水煎煮，取药汁2.5升左右；将黍米洗净，蒸煮至半熟，沥干；将药汁与黍米、酒曲混合搅拌均匀，放置温暖处发酵，经 14 天后开封，压去渣滓，取酒汁贮瓶备用。

功效主治 活血止血。适用于妇女崩中漏下、月经过多，以及产后余疾。

黄芪党参酒

原料组成 炙黄芪、党参各 15 克，人参 1 克，三七（熟）0.5 克，熟地黄 150 克，白术 100 克，茯苓、鹿茸、当归、白芍各 10 克，炙甘草、川芎、肉桂各 5 克。

制用方法 将以上 13 味，取人参、鹿茸、三七另用适量白酒浸渍，其余药材粉碎成粗粉，用白酒浸渍。上述二种浸渍液合并，混匀，滤过，静置沉淀，取上清液，加白酒至规定量即得。口服，每次 10 毫升，每日 2 次。

功效主治 壮肾阳，益气血，强筋骨。适用于气血两虚所致的腰膝酸软，神疲乏力，头晕耳鸣，崩漏带下，盗汗遗精等。

川芎红花酒

原料组成 川芎 24 克，红花 6 克，白酒 150 毫升。

制用方法 将前 2 味切碎，置容器中，加入白酒，密封，浸泡 7 日后，或煎至 100 毫升，过滤去渣即成。

功效主治 活血化瘀，止崩。用于妇女血崩（血瘀型）。

蓟根止血酒

原料组成 大蓟根、小蓟根各 200 克，白酒 600 毫升。

制用方法 将前 2 味切碎，置容器中，加入白酒，密封，浸泡 7 日后，过滤去渣即成。

功效主治 凉血止血。适用于妇人崩中下血不止（血热型）。

附记 引自《千金翼方》。

饮食养生

1. 宜食营养而易于消化的食物，多食含铁丰富的食物：如肝等动物内脏、乌骨鸡、黑木耳、桂圆肉、菠菜等新鲜菜、水果等。

名医药酒 老方大全

2. 属虚而偏寒，选食应注意在补益之品中，用其偏温者即可，不宜大温大热，如椒、芥、姜、桂之属，实证、热证，温热之品更禁忌。

起居养生

崩漏调摄，首重个人卫生，防止感染，其次调节饮食增强营养，最后保持心情舒畅，劳逸结合。

预防

崩漏是可以预防的，重视经期卫生，尽量避免或减少宫腔手术，及早治疗月经过多、经期延长、月经先期等出血倾向的月经病，以防发展成崩漏。崩漏一旦发生，必须遵照"塞流、澄源、复旧"的治崩三法及早治疗，并加强锻炼，以防复发。

难产

难产指妊娠足月后胎儿及其附属物仍不能顺利娩出，多因气虚、血虚、气滞等导致，治以益气活血为主，辨证给予大补元气、养血补气、理气行滞等，常用川芎、龟甲、鸡蛋黄、蟹爪等中药。

龟甲川芎酒

原料组成 龟甲18克，川芎、当归、血余炭各9克，米酒200毫升。

制用方法 前4味研末，置容器中，添加米酒混匀。

功效主治 活血化瘀。

附记 民间验方。

好胶鸡蛋酒

原料组成 好胶（炙令提所）二两，酒一升半，白盐一钱匕，鸡蛋一个。

制用方法 上以微研，同酒炼胶

化，打鸡蛋一个相和。

功效主治 治难产，经六七日，母困甚。

附记 引自《医方类聚》。

马齿苋酒

原料组成 马齿苋（鲜）1000克，38度白酒30毫升。

制用方法 将鲜马齿苋绞取自然汁约30毫升，对入38度白酒30毫升，加热至约40℃备用。

功效主治 催生。适用于难产。

归芍酒

原料组成 当归、赤芍、生地各60克，40度白酒600毫升。

制用方法 上药加工成粗末，以纱布包，用40度白酒600毫升煎煮至300毫升时，离火去渣，候温备用。口服。每次温服100毫升，以恶血下为度，不效再服。

功效主治 催生，活血祛瘀。适用于妊娠堕胎后血不出、难产等。

饮食养生

饮食要以量少、丰富、多样为主，一般采取少吃多餐的方式进餐，要适当控制进食的数量，特别是高蛋白、高脂肪食物，如果此时不加限制，过多食用这类食品，会使胎儿生长过大，给分娩带来一定困难。

起居养生

适当规律运动降低难产风险：怀孕后需要多一份小心，但不等于从此成为能不走动就不走动的"大懒猫"。准妈妈们还是该坚持每天正常的散步与行走，尤其在中后期，也不要懈怠，这对自身身体的协调与生产时的产力都是大有裨益的。

预防

孕妈妈要以一个健康及平和的心态来面对怀孕，生产是自然且宝贵的人生经验，如此一想，怀孕与生产将不再会是一件害怕的事了。

名医药酒 老方大全

带下

身体健康的女性阴道内有少量白色无臭味的分泌物，以滑润阴道壁黏膜，月经前后、排卵期及妊娠期量较多，而并无其他不适症状者，为生理性白带。但如果分泌物异常增多，或杂有其他色泽者，或黏稠如胶液，或稀薄如水状、秽臭，并伴有瘙痒、灼热痛等局部刺激症状，以及腰酸腿软、小腹胀痛时，即可确诊为带下病。白带异常是生殖器官疾病的一种信号，如患有滴虫性阴道炎、真菌性阴道炎、子宫颈的炎症、息肉或癌变、子宫内膜炎、淋病等疾病时，白带可出现异常现象。

中医学认为，导致本病的发生，多与脾虚、肾虚、肝郁及湿毒等因素相关。

四叶细辛酒

原料组成 四叶细辛 60 克，白酒 500 毫升。

制用方法 将四叶细辛洗净，切碎，置容器中。加入白酒，密封，浸泡 7 天后，过滤去渣即成。

功效主治 理气活血、祛湿散寒、祛瘀解毒。适用于带下、劳伤、腰腿痛等。

冬瓜子酒

原料组成 冬瓜子 200 克，黄酒 500 毫升。

制用方法 将冬瓜子炒黄，压碎，以纱布包，置容器中，加入黄酒 500 毫升密封，隔水加热至小沸，持续 20 分钟。取出放置 5 日后，过滤去渣，贮瓶备用。

功效主治 祛湿利尿、解毒消炎、滋阴补肾。适用于带下、肾虚尿浊等。

苁蓉枸杞酒

原料组成 肉苁蓉、枸杞、地黄各 80 克，山茱萸、菟丝子、女贞子、山药、续断各 40 克，狗肾 10 克，白芍 20 克。

制用方法 将以上 10 味，粉碎成粗粉；另取蔗糖加入含乙醇量为 30%

的白酒中，浸渍 5～7 天，缓缓渗漉，收集漉液，静置，过滤即得。

功效主治 养阴助阳，益肾填精。适用于肾精不足，女子带下，月经不调，男子遗精，阳痿，早泄等。

蜈蚣七酒

原料组成 蜈蚣七 15 克，白酒 500 毫升。

制用方法 将上药洗净，切碎，置容器中，加入白酒，密封，浸泡 7 日后，过滤去渣即成。

功效主治 祛风除湿，活血祛瘀，利尿消肿。适用于妇女带下，淋症，风湿疼痛，跌打损伤等。

附记 引自《中国民间百病良方》。

白芍生地酒

原料组成 白芍、黄芪、生地各 30 克，艾叶 10 克，米酒 1.5 升。

制用方法 将白芍等 4 味药加工成豆大，以绢布袋盛，密封浸泡酒中，7 天后开启封盖，去药袋即可。

功效主治 补气固经止带。适用于妇女气血伤，兼赤白带下。

芹菜籽酒

原料组成 芹菜籽 50 克，黄酒

500 毫升。

制用方法 将上药捣碎，置容器中，加入黄酒，密封，浸泡 5～7 日后，过滤去渣即成。

功效主治 健脾暖胃，固肾止带。适用于带下，产后脘腹冷痛等。

附记 引自《民间百病良方》。

龟胶酒

原料组成 龟板胶 10 克，黄酒 50 毫升。

制用方法 用黄酒将龟板胶煮化即成。

功效主治 滋阴补血，止血止带。适用于妇女赤白带下，淋漓不止。凡脾胃虚寒，腹胀便溏者忌服。

厚朴肉桂酒

原料组成 厚朴 20 克，肉桂 10 克，40 度白酒 500 毫升。

制用方法 以 40 度白酒 500 毫升，煮厚朴 2 沸，去药渣，并将肉桂 10 克研细末，调入酒中浸渍 24～48 小时，过滤去渣，贮瓶备用。

功效主治 温肾除湿。适用于妇人下焦虚冷，膀胱、肾气损伤虚弱，白带过多。

饮食养生

患有此病的女性，除应针对病因进行治疗外，饮食疗法也值得一试。白果豆腐煎：白果 10 个（去心），豆腐 100 克，炖熟服食。三仁汤：白果仁 10 个，薏苡仁 50 克，冬瓜仁 50 克，水煎，取汤半碗，每天 1 料。藕汁鸡冠花汤：藕汁半碗，鸡冠花 30 克，水煎，调红糖服，每日服 2 次。

起居养生

增强机体的抵抗力：加强营养，锻炼身体，提高机体的免疫力，减少条件致病菌的发病机会。

预 防

注意个人卫生和性卫生：保持外阴清洁、干燥，勤换内裤，外阴用品专人专用，用过的内裤、毛巾、盆均应用开水烫洗，去公共场所如公共厕所、游泳池、浴室要注意预防交叉感染。性生活注意安全和清洁，性伴侣尽量单一，性生活尽量用避孕套，预防感染。

产后缺乳

一般情况下，分娩后 2～3 天产妇即有乳汁分泌，此时量少为正常现象。但如果 2～3 天后乳房虽胀，而乳汁却很少或乳房不胀，而乳汁点滴皆无，出现这种症状即为产后缺乳。产后缺乳可因精神抑郁、睡眠不足、营养不良、哺乳方法不当等所致。

中医学认为，产后缺乳可分为虚实两种，虚者气血虚弱，或脾胃虚弱，或分娩时失血过多，致使气血不足，影响乳汁分泌；实者肝郁气滞，气机不畅，脉道阻滞，致使乳汁运行受阻。

甘草天花粉酒

原料组成 甘草、王不留行各10克，天花粉9克，当归7克，穿山甲（炙黄）5克，黄酒适量。

制用方法 上药共研细末，备用。

功效主治 活血通经。适用于产后乳汁不通。

附记 引自《药酒汇编》。

川椒酒

原料组成 川椒50克，白酒2.5升。

制用方法 川椒研细末，和白酒一起装入酒壶内，用时先将酒壶以文火煮沸，然后壶中热气熏蒸患部。

功效主治 温经散寒，活血通乳。用于治疗产后初起乳汁不通。

奶浆参酒

原料组成 奶浆参100克，白酒1升。

制用方法 将上药洗净，切片，置容器中。加入白酒，密封，每天振摇3次，浸泡15天后，过滤去渣即成。

功效主治 增乳、补肝益肾。此药酒用于产后缺乳及跌打损伤等。

大枣糯米酒

原料组成 大枣500克，糯米甜酒800毫升。

制用方法 前1味切碎，置容器中，添加糯米甜酒，每日振摇1～2次，密封浸泡1日，去渣留液。

功效主治 益气养血，通经增乳。适用于气血虚弱型产后缺乳。

附记 民间验方。

海虾米菟丝子酒

原料组成 海虾米、菟丝子各6克，核桃仁、棉籽、杜仲、巴戟天、朱砂、骨碎补、枸杞、川续断、牛膝各3克，白酒500毫升。

制用方法 将前11味，朱砂研细末，余为粗末，入布袋，置容器中，加入白酒，密封，浸泡15日后，过滤去渣即成。

功效主治 补肾壮阳。适用于产后缺乳及阳痿，腰酸等。

附记 引自《药酒汇编》。

猪前蹄通草酒

原料组成 猪前蹄2个，通草30克，米酒250毫升。

制用方法 先将猪前蹄洗净，置

名医药酒 老方大全

名医药酒 老方大全

高压锅中，加入水至锅容积的 3/5 即可，用高压锅蒸煮 30 分钟离火，候冷，开启锅盖，除去浮油，取白色猪蹄汁约 250 毫升置砂锅中，放入通草 30 克、米酒 250 毫升，煎煮（小沸后）15~20 分钟，去渣，取汁 500~600 毫升，候温备用。

功效主治 催乳。适用于乳汁全无。

丝瓜络天花粉酒

原料组成 丝瓜络、天花粉各 100 克，马悬蹄 120 克，穿山甲 60 克，北沙参、鹿角各 20 克。

制用方法 将以上 6 味，丝瓜络、穿山甲、北沙参加水煎煮 2 次，煎液合并。鹿角加水浸渍 7 天（注意换水），装袋与马悬蹄加水煎煮 3 次，煎液合并；鹿角加水煎煮，每 6 小时取煎液一次，直至煮酥为止，煎液与上述煎液合并，滤过，滤液浓缩。天花粉粉碎成粗粉，用 25% 乙醇作溶剂，浸渍 24 小时后进行渗漉，收集漉液与上述浓缩液合并，混匀，静置 3 天，吸取上清液，余液滤过，滤液与上清液合并，混匀，静置 5 天，吸取上清液，加入单糖浆和苯甲酸钠混匀，调整总量，灌装即得。口服，每次 40 毫升，每日 3 次。

功效主治 通经活络下乳。适用于气血不足，经络不通，奶汁灰白稀薄。

饮食养生

增加妈妈的营养，这对营养不良的母亲来说是最重要的物质基础。应多吃富含蛋白质，碳水化合物，维生素和矿物质的食物，如牛奶、鸡蛋、鱼肉、蔬菜、水果，多喝汤水如酒酿蛋，火腿鲫鱼汤，黄豆猪蹄汤等。

起居养生

母乳喂养需要得到家庭尤其是丈夫的支持，帮助母亲树立母乳喂养成功的信心和母乳喂养的热情，使母亲感到能用自己的乳汁喂养孩子是最伟大的工作，应感到自豪和快乐。少数母亲感到喂奶太麻烦，太累，心里不情愿则乳汁会减少。同时要消除母亲焦虑的情绪，多休息，生活有规律，保持愉快心情。

预 防

"三分治疗，七分调理"，正确、合理地注意生活、饮食、精神等方面的调理对缺乳的防治非常重要。

产后恶露不净

胎儿娩出后，胞宫内仍遗留少许余血浊液，叫恶露。正常恶露，一般在产后3周左右干净，超过此段时间仍淋漓不止者，称恶露不净，又称恶露不尽，恶露不止。中医认为，本病多为冲任为病，气血运行失常所致，当以调补冲任，养血化瘀为治，可选用下列中药药酒治疗方。

益母草当归酒

原料组成 益母草 440 克，熟地黄 55 克，当归 165 克。

制用方法 将以上 3 味，益母草、熟地黄分别加水煎煮 2 次，每次 2 小时，滤过，合并滤液，浓缩至适量，加 70% 乙醇 5 倍量，搅匀，静置，滤过，回收乙醇，浓缩成稠膏状；当归用 70% 乙醇作溶剂进行渗漉，收集初漉液另器保存，继续渗漉，漉液回收乙醇，浓缩成浸膏，加于初漉液中混匀，加乙醇和水稀释使含乙醇量为 70%。合并益母草、熟地黄浓缩膏，混匀，加乙醇使含乙醇量为 70%，静置，取上清液加入当归流浸膏中，搅匀，静置，滤过即得。口服，每次 10～15 毫升，每日 2 次。

功效主治 调经活血，祛瘀生新。适用于月经不调，产后子宫复归不全，恶露不行或过多。

山楂桂圆酒

原料组成 山楂、桂圆肉各 250 克，红糖、大枣各 30 克，米酒 1 升。

制用方法 将前 2 味捣碎，与红糖、大枣一同置容器中，加入米酒，密封，浸泡 10～15 日后，过滤去渣即成。

名医药酒老方大全

功效主治 健脾消食，活血散瘀。适用于肉食积滞、脘腹痞胀、产后恶露不尽、小腹疼痛等症。

附记 引自《药酒汇编》。

丹参元胡酒

原料组成 丹参、益母草各30克，元胡60克，白酒400毫升。

制用方法 将前3味捣碎或切薄片，置容器中，加入白酒，密封，浸泡7日后，过滤去渣即成。

功效主治 活血散瘀，理气止痛。用于产后恶露不尽，腹痛。

二汁活血酒

原料组成 生地黄汁100克，生姜汁10克，白酒200毫升。

制用方法 上药先煎地黄汁三五沸，再加入生姜汁，并加入白酒再煎一二沸。

功效主治 活血调中，适用于产后恶露不净。

附记 引自《普济方》。

黑豆羌活酒

原料组成 黑豆500克，羌活50克，白酒5升。

制用方法 净黑豆炒至熟，以白酒淋之，加羌活同浸即得。

功效主治 祛风邪，养阴血，去恶露，通乳脉。用于治疗产后恶露不净，乳少。

饮食养生

加强营养，饮食总宜清淡，忌生冷、辛辣、油腻、不易消化食物。为免温热食物助邪，可多吃新鲜蔬菜。若气虚者，可予鸡汤、桂圆汤等。若血热者可食梨、橘子、西瓜等水果但宜温服。

起居养生

1. 分娩后绝对卧床休息，恶露多者要注意阴道卫生，每天用温开水或1:5000高锰酸钾液清洗外阴部。选用柔软消毒卫生纸，经常换月经垫和内裤，减少邪毒侵入机会。

2. 卧床休息静养，避免情绪激动，保持心情舒畅，安慰病人，消除思想顾虑，特别要注意意外的精神刺激。

3. 保持室内空气流通，祛除秽浊之气，但要注意保暖，避免受寒。若血热证者，衣服不宜过暖。

预 防

1 分娩前积极治疗各种妊娠病，如妊娠高血压综合征、贫血、阴道炎等。

2 对胎膜早破、产程长者或剖宫产后，给予抗生素预防感染。

3 分娩后仔细检查胎盘、胎膜是否完全，如有残留者及时处理。

4 坚持哺乳，有利于子宫收缩和恶露的排出。

产后腹痛

产后腹痛又叫"儿枕痛"，是指产后 3～5 天小腹疼痛不已，以哺乳时疼痛明显为特征。现代医学称之为宫缩痛，系产后子宫收缩呈阵发性痉挛状态，使子宫肌及子宫壁血管缺血，组织缺氧，神经细胞受到刺激所致。

中医学认为"不通则痛"，故产生本病的原因是由于气血运行不畅所致。因为产后多虚多瘀，以致气血运行不畅，迟滞而痛。导致不畅的原因，则有血虚、血瘀、寒凝三种，因此，以下药酒方应根据不同病因辨证选用。

当归芍药酒

原料组成 当归 90 克，白芍药 120 克，白茯苓、泽兰各 30 克，川芎、炙甘草各 60 克，50 度白酒 1 升。

制用方法 将前 6 味加工成粗末，以纱布包，置容器中，加入 50 度白酒 1 升，密封放置 7～10 日后，过滤去渣，贮瓶备用。

功效主治 和血止痛。适用于产后腹痛及孕妇腹中绞痛、心下急痛等。

当归肉桂酒

原料组成 当归、肉桂、川续断、

干姜、川芎、黄芪、麦冬各 40 克，吴茱萸、干地黄各 100 克，芍药 60 克，白芷、甘草各 30 克，大枣 20 克，白酒 2 升。

制用方法 将前 13 味捣碎，入布袋，置容器中，密封，浸泡 24 小时后加水 1 升，煎取 1.5 升，过滤去渣即成。

功效主治 补虚损，止腹痛。主治产后虚损，小腹疼痛。

附记 引自《药酒汇编》。

翅卫茅酒

原料组成 翅卫茅 30 克，白酒 500 毫升。

制用方法 将上药切碎，置容器中，加入白酒，密封，浸泡 7 日后，过滤去渣即成。

功效主治 活血散瘀，调经镇痛。用于产后腹痛，崩中下血，风湿疼痛等。

饮食养生

1. 生姜 30 克，当归 60 克，肥羊肉 120 克，先将前两味药水煎过滤取汁，再用其药汁炖羊肉，每早空腹食之（用量酌定）。产妇分娩以后，若腹痛过期仍不消失，则称之为产后腹痛。

2. 干姜粉 1.5 克，红糖 25 克，开水冲服，连服数次。本方主治产后腹痛，即儿枕痛。具有温中散寒，活血化瘀之功效。

起居养生

临产时注意保暖，防止因受寒而致腹痛。

预 防

1 产后腹痛多见于经产妇，故应做好计划生育工作。

2 产妇在产后应消除恐惧与精神紧张，注意保暖，切忌饮冷受寒。

3 密切观察子宫缩复情况，注意子宫底高度及恶露变化。如疑有胎盘、胎衣残留，应及时检查处理。

名医药酒老方大全

产后便秘

产后饮食如常，大便艰涩，或数日不解，或排便时干燥疼痛，难以解出者，称为产后大便难。中医认为，产后便秘的发生，是由于产时失血，营血聚虚，津液亏损，不能濡润肠道，以致肠燥而便难。如《景岳全书·妇人规》说："产后大便秘涩，以其失血亡阴当液不足而然。"或阴虚火盛，内灼津液，津少液枯，不能滋润肠道，传导不利，而致大便难。故治疗产后便秘，总以养血润燥通便为基本大法。下列药酒方可资选用。

桃仁米酒

原料组成 核桃仁 600 克，米酒 1 升。

制用方法 将上药捣烂，置容器中，加入米酒，密封、浸泡 10 日后，过滤去渣即成。

功效主治 活血，润肠，通便。适用于产后血虚，肠燥便秘。

附记 引自《民间百病良方》。

鲜胡桃酒

原料组成 鲜胡桃（带青壳）5 枚，黄酒 1 升，红糖 500 克。

制用方法 将上药捣碎，置容器中，加入黄酒，密封，浸泡 30 日后，

去渣，再加入红糖煮沸，过滤去渣，候温凉即成。

功效主治 补益肝肾，润肠通便。用于产后虚喘、便干及妇人崩中、带下。

双仁米酒

原料组成 火麻仁、郁李仁各 250 克，米酒 1 升。

制用方法 前 2 味捣碎，置容器中，添加米酒，每日振摇 1 ~ 2 次，密封浸泡 7 日，去渣留液。

功效主治 润肠通便。适用于产后津伤、血虚，大便干结，老年性便秘。

附记 引自《药酒汇编》。

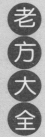

名医药酒老方大全

饮食养生

1. 多吃纤维多的食品，如山芋、粗粮及芹菜等各种绿叶蔬菜。多吃水分多的食品，如雪梨等富含水分的水果。

2. 多吃能够促进肠蠕动的食品，如蜂蜜、香蕉、芋头、苹果。

3. 多吃富含有机酸的食品，如酸奶，增加消化与通便功能，可常饮用。

4. 多吃含脂肪酸的食品，如花生米、松子仁、黑芝麻、瓜子仁。

起居养生

可通过身体运动，促进肠蠕动，帮助恢复肌肉紧张度。健康、顺产的产妇，产后第二天即可开始下床活动，逐日增加起床时间和活动范围。也可以在床上做产后体操，做缩肛运动，锻炼骨盆底部肌肉，促使肛门部血液回流。方法是做忍大便的动作，将肛门向上提，然后放松。早晚各一次，每次 10～30 回。

预 防

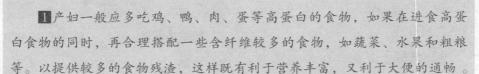

1 产妇一般应多吃鸡、鸭、肉、蛋等高蛋白的食物，如果在进食高蛋白食物的同时，再合理搭配一些含纤维较多的食物，如蔬菜、水果和粗粮等。以提供较多的食物残渣，这样既有利于营养丰富，又利于大便的通畅。

2 产妇宜多饮水。产妇失血多，不时还有恶露排出，因此要补充水分。如补充白开水、淡盐水、菜汤、豆浆、另汁等。

3 要多吃植物油。如芝麻油、花生油、豆，油等。植物油能直接润肠，且在肠道中分解的脂肪酸尚有刺激肠蠕动的作用。

4 要适当选择食用"产气"食物，如豆类、红薯、土豆等。

产后血晕

产妇分娩后，突然出现头晕眼花、不能起坐，或泛恶欲吐，甚至晕厥不省人事者，称为产后血晕。主要表现为产后阴道出血量多、突然晕厥、面色苍白、心悸、愦闷不适、渐至不省人事，甚则四肢逆冷、冷汗淋漓、舌淡无苔、脉微欲绝或浮大而虚，当以益气固脱为治，紧急救治时除选用参麦注射液、生脉注射液、参附注射液、鹿茸精注射液外，可配合选用下列中成药药酒治疗方。

名医药酒老方大全

党参红花酒

原料组成 干毛鸡、党参、猪脚筋、红花、羌活、炮姜、厚朴、白芷、半枫荷、黄芪、川芎、白芍、当归、枸杞、山药、大枣、鸡脚等各适量。

制用方法 将以上17味，除猪脚筋外，其余干毛鸡等16味混匀，蒸2小时，放冷，与猪脚筋混匀，加入白酒密闭浸泡30~55天，滤过即得。口服，每次30~50毫升，每日1~2次。

功效主治 祛风活血，补气养血。适用于产后血晕。

毛鸡地黄酒

原料组成 红毛鸡、熟地黄、当归、白芍、何首乌、黑豆、党参、甘草、白术、黄芪、续断、菟丝子、红花、川草乌、益母草、丹参各适量，45度白酒适量。

制用方法 以上各味，加入白酒密闭浸泡，搅拌，40~50天后放出浸泡液，加入适量甜味剂，搅匀，静置，滤过即得。

功效主治 补血去瘀。适用于产后血晕。

当归红花酒

原料组成 干毛鸡、当归、红花、白芷、川芎、千年健各160克，桃仁、赤药各15克，茯苓20克，白酒17升。

制用方法 以上9味药，干毛鸡用蒸汽蒸15分钟，放凉，用白酒适量浸泡25日后，与当归等8味置容器内，加白酒密闭泡45~55天，滤过即得。

功效主治 活血通经，祛风除湿。适用于产后血晕。

灵芝桂圆补血酒

原料组成 灵芝、制何首乌、黄精各100克，桂圆肉、党参、枸杞、黄芪、当归、熟地黄各50克，茯苓、陈皮、大枣、山药各25克。

制用方法 以上13味，粉碎成细粉，用白酒作溶剂，进行渗漉，收集漉液，加冰糖溶解，静置，滤过即得。

功效主治 滋补强壮，温补气血。适用于产后血晕。

地黄姜汁酒

原料组成 生地黄100克，生姜汁10毫升，白酒200毫升。

制用方法 生地取汁煎三五沸，再加入生姜汁并白酒煎一二沸，备用。

功效主治 清热凉血，逐瘀调中。适用于产后血晕。

没药活血酒

原料组成 制没药15克，白酒30毫升。

制用方法 上药与白酒同置瓷钵中，研磨至尽，备用。

功效主治 活血化瘀。适用于产后血晕。

附记 引自《圣济总录》。

辨证论治

产后血晕的治疗，首当辨其虚实，分清脱证与闭证。本病属产后"三冲"范围，无论虚实都属危急重症，均须及时救治，必要时，中西医结合抢救。

预防

1 注意做好孕期保健。对双胎、多胎、羊水过多、妊娠高血压综合征等有可能发生产后出血的孕妇，或有产后出血史、剖宫史者，应严格把好产前检查关，择期住院待产；对胎盘早剥者，应及早处理，避免发生凝血功能障碍。

2 提高助产技术，正确处理分娩三个产程。认真检查胎盘、胎膜是否完整，有无残留。

不孕症

不孕症，是指生育年龄的妇女，婚后同居3年以上不能受孕者。不孕的原因很多，女性不孕多数是由于卵巢排卵功能不正常，如脑垂体功能失调，卵巢疾患及精神因素或全身健康状况不佳等。精子和卵子的运送受阻或受精卵不能顺利进入子宫着床，精液不能正常进入阴道，宫颈或宫腔（女性阴道畸形或宫颈慢性炎症等），子宫内膜病变，黄体功能不全等，均可影响受精卵着床，导致不孕。

除去先天缺陷外，中医认为，妇女后天病理性不孕多为肾虚血瘀，肝郁痰湿，宫寒湿热等因素所致。"求之于道，首先调经"，故不孕症的治疗以调经为主，临床可配合月经周期进行治疗。观察发现常用的温补肾阳的药物及食物，可促进排卵，提高受孕率。可选用下列中药药酒治疗方。

当归远志酒

原料组成 当归、远志各150克，甜酒1.5升。

制用方法 当归切碎，同远志和匀，入布袋，置容器中，加入甜酒，密封，浸泡7日后，过滤去渣即成。

功效主治 活血通经，调和气血。适用于不孕症。

附记 引自《民间百病良方》。

生地枸杞酒

原料组成 淫羊藿250克，怀生

地、胡桃肉各120克，枸杞、五加皮各60克，白酒2升。

制用方法 前5味药分别捣碎或切片，以白酒浸泡，容器封固后，隔水加热，至药片蒸透，取出放凉，再浸数日，即可启用。

功效主治 振奋肾阳，补益精血。适用于不孕症。

附记 引自《冯氏锦囊秘录》。

二芍四子酒

原料组成 柴胡6克，赤芍、白

名医药酒 老方大全

芍、鸡血藤、坤草、泽兰、苏木、刘寄奴、怀牛膝、生蒲黄、女贞子、覆盆子、菟丝子、枸杞各10克，黄酒1升。

制用方法 前14味捣碎，入布袋，置容器中，加入黄酒，密封，经常摇动，浸泡14日后，过滤去渣即成。

功效主治 补益肝肾，活血促强。适用于不孕症。

附记 引自《药酒汇编》。

白芍桃仁养血酒

原料组成 白芍、核桃仁各60克，熟地黄、全当归、山萸肉、远志肉、紫河车各50克，枸杞、菟丝子各30克，五味子、香附各20克，丹参15克，酸石榴子、炙甘草、炒枣仁、炒麦芽、炒谷芽各10克，白酒500毫升，蜂蜜300克。

制用方法 前17味共研为细末，置容器中，加入白酒和蜂蜜，密封，浸泡15日后，过滤去渣即成。

功效主治 养血滋阴，调补肝胃。适用于不孕症。

附记 引自《药酒汇编》。

饮食养生

多吃各种鱼类、鱼子、鳗鱼、猪、牛骨汤、人参类以及其他荤、腥食物，最好不要吃高蛋白食物，想要生育的女性不宜多吃胡萝卜，容易引发不孕不育，避免吃得过少，导致难以受精，戒酒、咖啡。

起居养生

保持适度的锻炼，增强机体活力，保持愉悦的心情，积极补充身体所需的各种营养素。

预防

做好婚前检查，进行性生活和受孕知识教育，消除精神因素。戒除嗜酒及吸烟的习惯，矫正营养不良状况，检查及治疗其他内分泌性疾病等均有利于提高受孕机会。

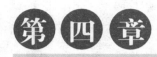第四章

男科疾病

名医药酒老方大全

早泄

　　早泄是指性生活时射精过早，甚或在阴茎尚未进入阴道之前或一经接触立即射精的现象。早泄是男科常见病，在性功能障碍中高居第二位，不仅影响夫妻性生活的乐趣，还影响夫妻感情。

　　目前认为，早泄的发病原因与精神因素、情绪、心理等极为密切，如过分激动、紧张、兴奋、焦虑、忧郁、恐惧等，均可导致早泄。中医认为，本病的病位在心、肝、脾、肾，主要病理机制为肾气亏虚、阴虚火旺、心脾两虚、肝经湿热，当以补肾益气，清热利湿，养心健脾为治，中成药对本病有明显疗效，可选用下列中成药治疗。

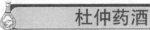

杜仲药酒

原料组成杜仲25克，白芍、狗脊、桂枝、骨碎补、金樱子、菟丝子、鸡血藤、川牛膝各5克，熟地黄12克，五加皮15克，党参、白术、女贞子、淫羊藿、茯苓各10克，当归2克。

制用方法将以上17味，粉碎成粗粉，用白酒浸渍10～15天后，加蔗糖搅匀，静置，滤过即得。口服。每次15～30毫升，每日2次，或遵医嘱。

功效主治温补肝肾，补益气血，强壮筋骨，祛风除湿。适用于肝肾不足、阳痿早泄、筋骨痿弱、风寒湿痹等。

蛤蚧菟丝酒

原料组成 蛤蚧1对、菟丝子、仙灵脾各30克，龙骨、金樱子各20克，沉香3克，白酒2升。

制用方法 先将蛤蚧去掉头足，粗碎；其余5味加工粉碎，与蛤蚧一同入布袋，置容器中，加入白酒，密封，每日振摇数下，浸泡约1个月后，过滤去渣，即可取用。口服。每次服15～30毫升，日服2～3次。

功效主治 补肾，壮阳，固精。主治阳痿、遗精、早泄、腰膝酸痛、精神萎靡等。

巴戟熟地酒

原料组成 巴戟天（去心）、甘菊花各60克，熟地黄45克，枸杞、川椒各30克，制附子20克，白酒1.5升。

制用方法 将以上诸药捣碎，置容器中，加入白酒，密封，泡约1周后，过滤去渣，即可取用。口服。每次空腹温服15～30毫升，每日早、晚各服1次。

功效主治 补肾壮阳，悦色明目。主治肾阳久虚、早泄、阳痿、腰膝酸软等症。

鹿鞭补酒

原料组成 鹿鞭75克，淫羊藿3750克，狗肾150克，驴肾100克，刺五加2550克，沙苑子、覆盆子、补骨脂各500克，何首乌800克，五味子625克，黄芪2500克，菟丝子2750克，车前子、地黄各750克，枸杞1875克，红花250克，海龙、海马各62.5克。

制用方法 将鹿鞭、狗肾、驴肾洗净，用70%乙醇泡软切片，海龙、海马碎断，以上五味加10倍量70%乙醇，密闭冷浸15天。滤过，药渣与碎断的淫羊藿等13味药材，加7倍量的40%乙醇连续回流提取3次，每次4小时。合并提取液，回收乙醇，加蛋清，充分搅拌，煮沸30分钟，静置，滤过。滤液加乙醇，使含乙醇量达70%，搅匀，静置24小时。滤过，回收乙醇，与上述浸出液合并，混匀，加适量甜叶菊苷，用白酒及水调至全量，密闭静置7日，取上清液，滤过，分装即得。口服。每次25～50毫升，每日2次。

功效主治 补肾壮阳，益气补虚，填精益髓，健步轻身。适用于肾阳虚衰、阳痿早泄、腰膝冷痛、梦遗滑精、神疲气怯、四肢无力等。

锁阳苁蓉酒

原料组成 锁阳、肉苁蓉各60克，龙骨30克，桑螵蛸40克，茯苓20克，白酒2.5升。

制用方法 前5味粗碎，置容器中，添加白酒，每日振摇1～2次，密封浸泡14日，去渣留液。口服。每日2次，每次10～20毫升。

功效主治 补肾壮阳，固精。主治肾阳虚损、阳痿、早泄、便溏、腰酸。

沙苑莲须酒

原料组成 沙苑子90克，莲子须、龙骨各30克，芡实20克，白酒500毫升。

制用方法 将前4味捣碎，入布袋，置容器中，加入白酒，密封，每日振摇数下，浸泡14天后，过滤去渣即成。口服。每次服10～20毫升，日服1次。

功效主治 补肾养肝，固精。用于早泄、遗精、腰膝酸痛。

三鞭双地酒

原料组成 狗鞭、海狗鞭、黄牛鞭各60克，生地黄、熟地黄各30克，白酒1.5升。

制用方法 前5味粗碎，置容器中，添加白酒，每日振摇1～2次，密封浸泡30日，去渣留液。睡前口服，每日1次，每次10～30毫升。

功效主治 补肾壮阳。主治肾阳虚损、阳痿、早泄、遗精、畏寒肢冷。

韭子酒

原料组成 韭子60克，益智仁15克，白酒500毫升。

制用方法 将前2味捣碎，置容器中，加入白酒，密封，每日摇动数下，浸泡7天，过滤去渣即成。口服。每次服10～15毫升，日服2次。

功效主治 补肾助阳，收敛固涩。用于阳痿、早泄、腰膝冷痛等症。

名医药酒老方大全

饮食养生

1. 多吃养肾的黑色食物，如黑米、黑枣、黑豆、黑荞麦、黑芝麻等。

2. 多吃山药、莲子、枸杞等健脾益肺、强精固肾的食物。

3. 牛肉、狗肉、鹿肉等动物性食品都是补肾壮阳佳品，肾虚者可以多吃。

4. 忌食辛辣、刺激性食物，少喝碳酸饮料。

名医药酒老方大全

起居养生

1. 夫妻之间加强情感上的交流，克服不良心理，慢慢找出原因，妻子要多体贴丈夫，给予谅解，并积极配合治疗。

2. 注意婚前性指导和性教育，避免手淫。注意房事频率，避免放纵情欲。注意锻炼身体，增强体质，有利于防治早泄。

预 防

平时多健身，注重生活方式的调整，保持健康的生活心态，营造和谐的夫妻关系。

遗精

所谓遗精，是指在无性交活动状况下发生射精的现象。遗精是进入青春期发育后的男性常见的正常生理现象。一般而言，性功能正常的成年男子每月有1～2次或2～3次遗精属正常范围，大约80%的男性都有遗精现象。但是如果1周数次或1夜数次遗精，或一性冲动精液就流出来，或已婚男子在正常性生活的情况下，仍然出现遗精，而且伴有头昏眼花、精神萎靡不振、失眠健忘、腰痛腿软等症状，则为病理状态，属于性功能障碍的一种表现。因为频繁遗精，常常使大脑皮层处于兴奋性增强状态，常会引起早泄，进而由于过分的兴奋而转变为抑制，又会产生阳痿。

中医学认为，人体之精藏之于肾，益封固而不易外泄，因此失精之病主要责之肾失固秘，精关不固，又与心、肝、脾诸脏关系密切。其证有虚实之别，实证多为湿热下注、肝郁化火、相火妄动，以致精室受扰；虚证多为心脾损伤、肾气不固、封藏失职。初期的遗精以实证居多，久病则以虚证常见，或虚实夹杂。

健阳酒

原料组成　当归、枸杞、补骨脂各9克，50度白酒1升。

制用方法　将前3味加工成粗末，用医用纱布包好，置容器中，加入50度白酒1升，密封，隔水加热30分钟，取出，放置24小时，次日即可开封取用。口服。不拘时，随量饮用，勿醉为度。

功效主治　补血养肝，壮阳明日。适用于肾阳虚、精血不足、腰痛、遗精、头晕、视力下降等。

六神酒

原料组成　人参、白茯苓、麦冬各120克，生地、枸杞各300克，杏仁160克，白酒3升。

制用方法　将人参、白茯苓粉为细面；麦冬、杏仁、生地、枸杞粗碎，置砂锅中，加水5升，煎至1升；加入白酒煮至2升，倒入瓶中，再将上述人参、白茯苓倒入瓶中，密封，浸泡1周后，即可取用。口服。每次空腹服15～25毫升，每日早、晚各1次。

功效主治　补精髓，益气血，悦颜色，健脾胃，延年益寿。主治遗精、腰膝软弱、头昏神倦、大便秘结、肌肤不泽、面容憔悴。

熙春酒

原料组成　枸杞、龙眼肉、女贞子、仙灵脾各150克，生地、绿豆各120克，猪油400克，50度白酒5升。

制用方法　将前6味加工成粗末，用医用纱布包好，置容器中，加入50度白酒5升。再将猪油在铁锅中炼过，乘热倒入酒中，搅匀，密封置于阴凉干燥处。放置20日后，过滤去渣，贮瓶备用。口服。每次饭前服10～20毫升，每日早、中、晚各服1次。

功效主治　益气血，强筋骨，泽肌肤，美毛发，润肺止咳，滋补肝肾。适用于肌肤粗糙、毛发枯萎、腰膝酸软、遗精、头晕目眩、老年咳嗽、小便不利、肚腰疼痛等。

巴戟二子酒

原料组成　巴戟天、菟丝子、覆盆子各30克，米酒1升。

制用方法　将巴戟天、菟丝子、覆盆子捣碎，置容器中，加入米酒，密封，浸泡约1周后，过滤去渣即可

名医药酒老方大全

取用。口服。每次服 10～15 毫升，日服 2～3 次。

功效主治 补肾涩精。主治精液异常、滑精、小便频数、腰膝冷痛等。

注意事项 凡阴虚火旺者忌服。

附记 验之临床，常服效佳。

钟乳酒

原料组成 胡麻仁 100 克，熟地 120 克，淮牛膝、五加皮各 60 克，仙灵脾 45 克，肉桂、防风各 30 克，钟乳 75 克，60 度白酒 7.5 升。

制用方法 先将胡麻仁置容器中，加水适量，煮至水将尽时取出捣烂，备用；再将钟乳用甘草汤浸泡 3 日，取出后浸入牛奶中 2 小时，再蒸约 2 小时后取出，用温水淘洗干净，研碎备用。其余 6 味加工成粗末，与胡麻仁、钟乳同入布袋，置容器中，加入 60 度白酒 7.5 升，密封。放置 14 日后，过滤去渣，贮瓶备用。口服。每次空腹温服 10～15 毫升，每日服 2 次。

功效主治 补肝肾，添骨髓，益气力，逐寒湿。适用于头昏遗精、关节疼痛、畏寒肢冷等。

金樱子酒

原料组成 金樱子 500 克，党参、淫羊藿、续断各 50 克，白酒 2.5 升。

制用方法 前 4 味切碎，置容器中，添加白酒，每日振摇 1～2 次，密封浸泡 15 日，去渣留液。口服。每日 2 次，每次 10～20 毫升。

功效主治 补肾壮阳，收涩止遗。主治遗精、早泄、小便频数。

一醉不老丹

原料组成 莲心、生地、熟地、槐角、五加皮各 90 克，没食子 6 枚，白酒 5 升。

制用方法 将前 6 味用石臼杵碎，入布袋，置容器中，加入白酒，密封，浸泡 10～30 天后，取出药袋，滤过，即成。药渣晒干研细末（忌铁器研）。用大麦 60 克炒和，炼蜜为丸，每丸重 9 克，制成饼状，瓷坛贮存。每放一层药饼，即撒入一层薄荷细末，备用。口服。可视习惯，适量饮服。药饼可每次饭后嚼化数个，亦可用药酒送服。

功效主治 滋肾阴，益精血，祛风湿，涩肾精，乌须发。用于精血不足、肾精不固、滑泄遗精、须发早白、腰膝无力等。

注意事项 凡外感未愈或痰湿内盛者忌服。

补肾填精酒

原料组成 菟丝子 90 克，茯苓、莲子各 50 克，熟地黄 45 克，白酒 500 毫升。

制用方法 前 4 味粗碎，置容器中，添加白酒，每日振摇 1～2 次，密封浸泡 30 日，去渣留液。晨起口服，每日 1 次，每次 5～10 毫升。

功效主治 补肾壮阳，养阴固精。主治肾阳虚损、遗精早泄、神疲乏力、腰酸耳鸣、肢软乏力。

百补酒

原料组成 鹿角（蹄）120 克，知母 40 克，党参 30 克，怀山药（炒）、茯苓、炙黄芪、枳实、枸杞、菟丝子、金樱子、熟地黄、天门冬、楮实子各 24 克，牛膝 18 克，麦门冬、黄柏各 12 克，山萸肉、五味子、桂圆肉各 6 克，蔗糖 630 克，白酒 6 升。

制用方法 将前 19 味切碎或切成薄片，置容器中，用白酒分 2 次密封浸泡，第一次 30 天，第二次 15 天，取上清液，滤过；另将蔗糖制成单糖浆，待温，缓缓兑入上述滤液中，搅匀，静置，滤过，贮存待用。口服。每次服 30～60 毫升，日服 2 次。

功效主治 补气血，益肝肾，填精髓。用于身体虚弱、遗精、多汗、腰膝无力、头晕目眩等。

滋阴止遗酒

原料组成 刺猬皮 60 克，石莲子 40 克，墨旱莲、女贞子、金樱子各 20 克，韭菜子 30 克，山茱萸 24 克，白酒 1 升。

制用方法 前 7 味粗碎，置容器中，添加白酒，每日振摇 1～2 次，密封浸泡 30 日，去渣留液。口服。每日 2 次，每次 5～10 毫升。

功效主治 滋阴补肾，固精止遗。主治肾阴亏虚、腰膝酸软、眩晕耳鸣、遗精日久、健忘失眠、记忆力减退、神疲乏力、口燥咽干。

内金酒

原料组成 生鸡内金 350 克，白酒 1.5 升。

制用方法 将鸡内金洗刷干净，置洁净的瓦片上，用文火焙约 30 分钟。候成焦黄色取出，研细备用。口服。每次服本散 3.5 克，用热蒸白酒 15 毫升调和均匀后，用温开水送服。每日

名医药酒 老方大全

清晨及睡前各服1次，服至痊愈为止。

功效主治 消食健脾、除烦涩精。用于结核病患者遗精。

聚宝酒

原料组成 熟地黄、五加皮、赤首乌、白何首乌各120克，生地黄240克，白茯苓、甘菊花、麦门冬、石菖蒲、枸杞、白术、当归、杜仲各60克，莲心、槐角子、天门冬、苍耳子、肉苁蓉、人参、天麻、牛膝、沙苑、蒺藜各30克，茅山苍术45克，沉香、防风各15克，白酒904毫升。

制用方法 将前25味洗净、切片，入布袋，置瓷坛中，入酒密封，浸泡7~14日后，取出药袋，过滤去渣即成。同时将药残渣取出，曝干研细末，制成蜜丸如梧桐子大备用。口服。每次服15~30毫升，每日早、中、晚饭前各服1次。早上宜在五更时服后当再卧片刻。

功效主治 补肝肾、健脾胃、祛风湿、壮筋骨、固精气、乌须发。主治肝肾精血不足、气虚脾弱、筋骨不健出现的腰酸疼痛遗精、早泄、头晕耳鸣、须发早白、四肢无力、骨节疼痛、饮食乏味、面色无华等。

注意事项 服酒后忌食生冷、葱、蒜、萝卜和鱼。

附记 引自《济世良方》。平素体质偏于气阴不足者亦可服之，用之得宜，有利于延年益寿。

 饮食养生

1. 宜多吃田螺、海带、紫菜、玳瑁、甲鱼、乌龟、海蜇、水蛇、薏苡仁、菱、核桃、羊肾、猪腰、刀豆、沙虫、鲈鱼、鲐鱼等。

2. 宜吃海带、裙带菜、紫菜、青蟹。

3. 宜吃黄鱼鳔、水蛇、鸽子、海蜇、藕粉、荞麦、马兰头、地耳、大头菜、橄榄、茄子、无花果、绿豆芽、豆浆、苋菜、紫菜、泥鳅等。

4. 宜吃芹菜、金针菜、韭菜、冬瓜、乌梅、柿饼、芝麻、莲子、海参等。

起居养生

注意生活起居，节制性欲，戒除手淫，丰富文体活动，适当参加体力劳动或运动。

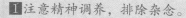

预防

1. 注意精神调养，排除杂念。
2. 晚餐不宜过饱，被褥不宜过厚，内裤不宜过紧。
3. 少食辛辣刺激性食物，如烟、酒、咖啡等。

阳痿

　　阳痿，是指男子阴茎痿软、不能勃起，或勉强勃起，但举而不坚，从而影响正常性生活的一种病症。临床观察，精神性阳痿占大多数，如有的夫妻感情淡漠、性生活环境不好，配偶怕怀孕配合不好。有的因过去曾过度手淫而担心有后遗症，或因过去偶有性生活失败而担心自己性功能有毛病，对性生活存在恐惧和忧虑的心理等，这些都是造成阳痿的精神因素。如果阳痿的病人在睡眠或膀胱充盈等非性交情况下阴茎能勃起，可基本确定属于精神性阳痿。

　　阳痿有虚实之分，虚有阴虚、阳虚、心脾两虚、心肾不足之别；实有肝郁、湿热、血瘀之异，临床用药必须强调辨证施治。古人认为阳痿"火衰者十居七八，火盛者仅有之耳"。故在本病的治疗中，寒凉方药要谨慎使用。下列药酒方宜辨证选用。

牛膝人参酒

原料组成 牛膝、山萸肉、川芎、制附子、巴戟天、五味子、黄芪、人参、磁石（醋煅碎）各20克，五加皮、肉苁蓉、生姜、防风各25克，肉桂、生地、蜀椒各15克，海风藤10克，60度白酒1.5升。

制用方法 将前17味加工成粗末，以纱布包，置容器中，加入60度白酒1.5升，密封。放置7日后，

名医药酒老方大全

过滤去渣，贮瓶备用。每次服 5 ~ 10 毫升，不拘时，频频温服之，常令有酒气相续，勿醉为度。

功效主治 补肝肾，壮元气，祛风湿，通经络。适用于腰脚疼痛、下元虚冷、阳痿滑泄、便溏腹痛、气虚乏力等。

仙灵脾酒

原料组成 仙灵脾 60 克，白酒 500 毫升。

制用方法 将仙灵脾洗净，沥干，装入干净纱布袋中，扎紧袋口，投进盛酒的瓶中，加盖密封，浸泡 10 天，取酒饮服。每晚睡前饮 30 毫升。

功效主治 补肝肾，强筋骨。可治疗肾虚、命门火衰引起的腰脊疼痛无力、男子阳痿、女子不孕、四肢麻木不仁等。

补益精志酒

原料组成 熟地 120 克，全当归 150 克，川芎、杜仲、白茯苓各 45 克，甘草、金樱子、淫羊藿各 30 克，金石斛 90 克，60 度白酒 1.25 升。

制用方法 将前 9 味加工成粗末，以纱布包，置容器中，加入 60 度白酒 1.25 升，密封。放置 15 日后，过

滤去渣，贮瓶备用。口服。每次空腹服 15 ~ 20 毫升，每日早、晚各服 1 次。

功效主治 滋阴壮阳，活血通络。适用于肾虚阳痿、腰膝酸软、形体消瘦、饮食欠佳等。

青松龄药酒

原料组成 红参须 60 克，红花 125 克，枸杞、淫羊藿各 250 克，熟地黄 500 克，鞭胶 50 克，芦丁粗品 10 克，鹿茸粉 17 克，睾丸粗粉 225 克（牛羊睾丸），蔗糖 1 千克，白酒 15 升。

制用方法 将前 9 味切成薄片，置容器中，加入白酒和蔗糖，密封，浸泡 7 天后，过滤去渣，备用。口服。饭前服 20 毫升，每日早、晚各服 1 次。

功效主治 益气养血，生精壮阳。用于阳痿不育、阴虚盗汗。

注意事项 妇女忌服。

附记 验之临床，连取效佳。

羊肾酒

原料组成 生羊肾 1 对，沙苑子（隔纸微炒）、龙眼肉、淫羊藿、仙茅、薏苡仁各 60 克，60 度白酒 5 升。

制用方法 将羊肾洗净切碎，后5味药加工成粗末以纱布包，同置容器中，加入60度白酒5升，密封。放置10日后，过滤去渣，贮瓶备用。每次服10~15毫升，每日服2次，或随时随量饮之，勿醉为度。

功效主治 补肾壮阳。适用于阳虚体弱、筋骨不健、阳痿、腰膝酸冷、婚后无嗣等。

刺猬皮酒

原料组成 刺猬皮40克，白酒500毫升，白砂糖30克。

制用方法 前1味焙干研末，置容器中，添加白酒和白砂糖，混匀，密封浸泡5日，去渣留液口服。每日3次，每次20~30毫升。

功效主治 固本壮阳，主治阳痿。

万灵至宝仙酒

原料组成 淫羊藿150克，当归120克，列当（亦可以肉苁蓉代之）、仙茅各60克，雄黄、黄柏、知母各30克，白酒3.5升。

制用方法 将上药切碎，同白酒装入瓶内封固，桑柴文武火悬瓶煮6小时，再埋地内3昼夜（去火毒），取出。待7天后将药捞出，晒干为

末，稻米面打为糊丸如梧桐子大，待用。酒药同服，每日早晚服药丸30粒，药酒30毫升。

功效主治 生精血，益肾水，进饮食，助阳补阴，健身强体。适用于男子阳痿、遗精、滑精、白浊、小便淋漓不尽，以及诸虚、百损、五劳七伤，诸风杂症等。还治妇女赤白带下、月经不调、腹冷脐痛，不孕症等。

注意事项 忌食牛肉，勿入铁器。

附记 引自《三补简便验方》。

冬地酒

原料组成 天门冬、生地、熟地、怀山药、牛膝、杜仲（姜汁炒）、巴戟天、枸杞、山萸肉、人参、白茯苓、五味子、木香、柏子仁各60克，地骨皮、覆盆子、车前子各45克，石菖蒲、川椒、远志、泽泻各30克，菟丝子、肉苁蓉各120克，白酒3升。

制用方法 将前23味捣碎或切成薄片，入布袋，置容器中，加入白酒，密封，浸泡7~12天后，过滤去渣即成。口服。每次空腹服15~30毫升，日服2次。

功效主治 补肾填精，安神定志。

用于肾虚精亏、中年阳痿。

附记 验之临床，确有良效。《百病中医药酒疗法》二冬二地酒，即本方加麦门冬60克，余同上。主治肾虚精亏、中年阳痿、老人视物昏花、神志恍惚、腰膝酸软等症。

百花如意酣春酒

原料组成 沉香、玫瑰花、蔷薇花、梅花、桃花、韭菜花各30克，胡桃肉240克，米酒、白酒各2.5升。

制用方法 将以上7味装入绢袋内，扎紧袋口，悬于瓷坛中，再注入米酒和白酒，密封坛口，浸泡1个月以上。适量饮用。

功效主治 益肾助阳，固精起痿。适用于肾阳虚弱、阳痿不举、久不生育、小便淋漓。

附记 引自《摄生秘剖》。

西汉古酒

原料组成 鹿茸2克，续断（酒炙）19.5克，狗鞭（酒炙）96克，黄精200克，枸杞100克，松子仁50克，柏子仁（去油）65克，蜂蜜250克，白酒3升。

制用方法 将前7味药粉碎或切成薄片，以白酒适量浸泡7天，然后用渗液法收集流液；另取蜂蜜，炼至嫩蜜，待温，兑入渗液中，搅匀，静置，添加白酒至2.5升，贮存备用。口服。每次服25～50毫升，日服2次。

功效主治 补益肾阳，强壮筋骨，养心安神，益气定喘。用于面色㿠白、腰酸肢冷、阳痿、遗精、心悸不宁、健忘不寐以及咳喘日久，气短无力、动则喘甚、汗出肢冷等症。

注意事项 凡邪热内伏及阴虚火旺者忌服。孕妇慎用，感冒时停服。

附记 此药酒，用治早泄、效果亦佳。

海马酒

原料组成 海马2只，白酒500毫升。

制用方法 将海马拍碎，放入净瓶中，倒入白酒，加盖密封。14天后开启，过滤去渣，即可饮用。每日1次，每次10毫升，临睡前空心饮用。

功效主治 补肾壮阳，调气治血。主治阳痿、遗精、遗尿、虚喘、难产、症瘕、疔疮、肿毒等症。

三石酒

原料组成 白石英150克，阳起

石 90 克，磁石 120 克，白酒 1.5 升。

制用方法 前 3 味捣碎，置容器中，添加白酒，每日振摇 1～2 次，密封浸泡 7 日，去渣留液。空腹温饮。每日 3 次，每次 10～20 毫升。

功效主治 补肾气，疗虚损。主治肾气虚损、精神萎靡、少气乏力、动则气喘、小便频数、余沥不尽、阳痿早泄、肢体怕冷、神经性耳鸣耳聋、心神不安、惊悸失眠、头晕。

注意事项 本酒不宜多服、久服，孕妇忌服。

虫草雪莲酒

原料组成 冬虫夏草 50 克，雪莲花 30 克，白酒 1 升。

制用方法 将冬虫夏草、雪莲花与白酒共同浸泡 15 天即成。每天 2 次，每次 5～10 毫升。虫草与雪莲花待酒尽后可服食。

功效主治 补肾益精。用于治疗阳痿、遗精。

羊肉木香酒

原料组成 羊肉 500 克，木香 50 克，杏仁 250 克，糯米 1000 克，酒曲 250 克。

制用方法 羊肉、酒曲、杏仁同煮至烂，连汁拌糯米，入木香同酿 21 日，去渣留液。口服。不拘时候，随量饮用。

功效主治 补肾壮阳，健脾养胃。主治性功能减退、阳痿。

狗肾枸杞酒

原料组成 黄狗肾 1 具，枸杞 30 克，蛇床子 20 克，蜈蚣 3 条，白酒（或黄酒）1 升。

制用方法 前 4 味粗碎，置容器中，添加白酒（黄酒），每日振摇 1～2 次，密封浸泡 10 日，去渣留液。温饮。每日 1 次，每次 30～40 毫升。

功效主治 补肾壮阳。主治肾阳虚损型阳痿。

注意事项 蜈蚣有毒。本酒不宜多服、久服，孕妇忌服。

脾肾两助酒

原料组成 白术、青皮、生地黄、厚朴、杜仲、补骨脂、广陈皮、川椒、巴戟肉、白茯苓、小茴香、肉苁蓉各 30 克，青盐 15 克，黑豆 60 克，白酒 1.5 升。

制用方法 将白术土炒，厚朴、

名医药酒老方大全

杜仲分别以姜汁炒，补骨脂、黑豆分别微炒，广陈皮去净白。上14味药共捣为粗末，白夏布或绢袋贮，置净器中，倒入白酒浸泡，封口，春夏7天，秋冬10天后开取。每日早、晚空腹温服1~2杯。

功效主治添精补髓，健脾养胃，久服身体健康。适用于脾胃两衰，男子阳痿，又可用于女子经血不调、赤白带下。

附记方引《中国医学大辞典》。

龙蛾酒

原料组成雄蚕蛾、刺五加、菟丝子、淫羊藿、熟地黄、补骨脂各适量。

制用方法将以上6味，取雄蚕蛾，加白酒适量浸泡30天，浸液减压回收，制成流浸膏。其余5味，加70%乙醇提取2次，滤过，二者合并，加蔗糖溶解，与雄蚕蛾流浸膏混合，加白酒及适量水混匀即得。口服。每次30~40毫升，每日2次。

功效主治壮阳补肾，补益精髓。适用于肾虚阳痿、梦遗滑泄、小便频数、腰酸背痛、足膝无力等症。

二仙酒

原料组成仙茅、仙灵脾、五加皮各120克，桂圆肉100枚，白酒4升。

制用方法先将仙茅用米泔水浸1宿，晾干；将上述4味药切片，装入绢布袋中，扎紧口，密封浸泡于白酒中，3周后即可饮用。每天早、晚各1次，每次10~15毫升。

功效主治补肾、温阳、除湿。用于肾阳虚衰而有虚寒表现的阳痿症，也适用于腰膝酸软、精液清冷、小便清长、手足不温等命门火衰的表现。

五子酒

原料组成覆盆子、菟丝子、金樱子、楮实子、枸杞、桑螵蛸各12克，60度白酒500毫升。

制用方法将前6味加工成粗末，用医用纱布包好，置容器中，加入60度白酒500毫升，密封。放置14日后，过滤去渣，贮瓶备用。在浸泡期间，每日振摇1次，以加速药性释出。每次服15~20毫升，每日服2次。

功效主治补肝肾、益精髓、固

精缩尿、明目。适用于腰膝冷痛、阳痿、滑精、小便频数、视物模糊、白带过多等。

三肾温阳酒

原料组成　貂肾 0.066 克，驴鞭（烫）0.36 克，鹿茸 0.5 克，大海米、杜仲炭、红参（去芦）各 1 克，海马 0.15 克，菟丝子、熟地黄、肉苁蓉、肉桂、淫羊藿、黄芪、锁阳、牡蛎、补骨脂、枸杞、狗脊、韭菜子各 3 克，狗鞭 0.132 克，蔗糖 80 克。

制用方法　将以上 20 味药材，碎断，装入布袋，置容器内，加白酒密闭浸渍，每天搅拌 1 次，夏季浸渍 30 天，其他季节 40 天（室温保持 15℃以上），取出浸渍液，药渣压榨，榨出液澄清后与浸液合并，加入蔗糖，加白酒至规定量，搅匀，静置 15 天，取上清液，滤过，灌装即得。口服。每次 20 毫升，每日 2～3 次。

功效主治　温肾壮阳。主要用于肾阳不足，证见腰膝冷痛、阳事不举、阴囊湿冷等。

羊藿金樱酒

原料组成　淫羊藿 120 克，金樱子 500 克，当归、菟丝子、补骨脂各 60 克，巴戟天、小茴香、川芎、牛膝、肉桂、杜仲各 30 克，沉香 15 克，白酒 10 升。

制用方法　前 12 味使碎，置容器中，添加白酒，密封，隔水加热约 1 小时，候冷，密封浸泡 7 日，去渣留液。口服。每日 2 次，每次 15～20 毫升。

功效主治　补肾壮阳，固精养血，强筋壮骨。主治腰膝乏力、下元虚冷、行走乏力、阳痿、遗精。

注意事项　阴虚火旺者忌服。

一柱天酒

原料组成　蚕蛾、淫羊藿、巴戟天、熟地黄、山药、山茱萸、枸杞、菟丝子、鹿茸、杜仲、当归、肉桂、附子、蜈蚣、天麻、人参、鹿鞭各适量。

制用方法　将以上 17 味，粉碎成粗粉，加水煎煮 3 次，合并煎液，滤过，滤液浓缩至适量，加入蔗糖、白酒至规定量，滤过，分装即得。口服。每次 20～40 毫升，早、晚各 1 次。

功效主治　温补肾阳，填精补血。适用于久病气祛神疲、畏寒肢冷、阳痿遗精、阳衰无子、小便自遗、腰膝酸软、下肢水肿、饮食少进、大便不实。

琼浆药酒

原料组成 鹿茸、桂圆肉各3克，陈皮9克，狗脊（去毛）、枸杞、补骨脂（盐水制）、金樱肉、淫羊藿（羊油制）、怀牛膝、灵芝各12克，黄精（酒灸）、人参、川附片、冬虫夏草、当归、佛手、驴肾各6克，麻雀头5个（约3克），红糖300克，红曲24克，白蜜500克，45度白酒5升。

制用方法 将以上诸药称取加工洗净；炮制合格的药材。放置洁净容器内，装上回流罐，另取白酒，分别放入白酒2.5升、1.5升、1升。加入红曲，每次均加热至酒沸半小时后，放去药液、将残渣压榨，榨出液与3次浸出液合并，置罐内，储存1个月，静置，滤过，分装即得。不拘量，随意服用，以勿醉为佳。

功效主治 滋补气血，助阳益肾。主治肾阳虚损、精血耗伤、气血虚弱、体质虚弱、神情倦怠、腰酸腿软、四肢无力、手足不温、精神不振、阳痿不举、肾衰寒气、遗精早泄、阴囊湿冷、妇女白带清稀等症。

注意事项 阴虚阳亢者忌服。

附记 验之临床，用治上述各症，坚持服用，每收良效。

黄芪杜仲酒

原料组成 黄芪、桂心、制附子、山萸肉、石楠、白茯苓各30克，萆薢、防风、杜仲各45克，牛膝、石斛、肉苁蓉（灸）各60克，白酒2升。

制用方法 将前12味研为粗末或切成薄片，入布袋，置容器中，加入白酒，密封，浸泡3～5天后，过滤去渣即成。口服。每于食前温服1～2杯（约15～30毫升）。

功效主治 温阳补肾。用于肾阳虚损、气怯神疲、腰膝冷痛、阳痿、滑精。

附记 验之临床，常服效佳。

助阳延寿酒

原料组成 白术、青皮、生地、厚朴（姜汁炒）、杜仲（姜汁炒）、破故纸（微炒）、广陈皮、巴戟肉、白茯苓、小茴香、肉苁蓉、川椒各30克，青椒15克，黑豆（微炒）60克，高粱酒1.5升。

制用方法 将以上诸药粉成粗粉，入布袋，置容器中，加入白酒，密封，浸泡约半月后，过滤去渣即可取用。口服。每次空腹温服 10 ~ 20 毫升，每日早、晚各服 1 次。

功效主治 益肾健脾，助阳逐寒，理气化痰。主治脾肾两衰、阳痿及女子经血不调、赤白带下。

注意事项 忌食牛、马肉。孕妇忌服。

附记 验之临床，确有良效

饮食养生

1. 多食营养丰富、易消化的食物，能够缓解人体消化系统的压力，从而使身体各个部位的功能得到快速恢复。

2. 多吃山药、白果、狗肉、牛肉、羊肉等食物。

3. 少吃酸菜、咸肉、啤酒、松花蛋等生冷、高盐食物，不利于人体气血的恢复。

起居养生

夫妻之间多进行思想、情感上的交流，克服紧张情绪，妻子更不要指责、埋怨丈夫。长期房事过度，沉浸于色情，是导致阳痿的原因之一。实践证明，夫妻分床，停止性生活一段时间，避免各种类型的性刺激，让中枢神经和性器官得到充分休息，是防治阳痿的有效措施。

预　防

身体虚弱，过度疲劳，睡眠不足，紧张持久的脑力劳动，都是发病因素，应当积极从事体育锻炼，增强体质，并且注意休息，防止过劳，调整中枢神经系统的功能失衡。

不育

人们常常将"不育症"和"不孕症"混为一谈，其实两者在医学上的定义是有区别的。根据调查，新婚夫妇婚后一年内怀孕者约占85%。

育龄夫妇婚后同居，未避孕，性生活正常，两年以上女方未受过孕者称之为"不孕症"。而"不育症"则是指育龄夫妇结婚同居后女方曾妊娠，但均因自然流产、早产或死产而未能获得活婴者。由男方原因造成的不育症或不孕症称为"男性不育症"，老百姓一般将其统称为不育症。

枸杞肉酒

原料组成 枸杞、桂圆肉、核桃肉、白米糖各250克，烧酒7升，糯米酒500毫升。

制用方法 将前3味捣碎，入布袋，置容器中，加入烧酒、糯米酒和米糖（击碎），密封，浸泡21日后，过滤去渣即成。口服。每次服30~50毫升，日服2次。

功效主治 补肾健脾，养血脉，抗衰老。主治脾肾两虚、面色萎黄、精神萎靡、腰膝酸软、阳痿早泄、精少不育等症。

附记 引自《药酒汇编》。验之临床多效。

刘麟酒

原料组成 肉苁蓉、覆盆子、炒补骨脂各60克，桑葚、枸杞、菟丝子、韭菜子、楮实子、巴戟天各46克，山茱肉、牛膝各44克，莲须30克，蛇床子、炒山药、木香各15克，白酒6升。

制用方法 将上述15味中药研为粗末，装入布袋，放置适当的容器中，加入白酒，密封，隔水蒸煮4小时，置阴凉干燥处浸泡2天左右，过滤去渣，即可取用。口服。每次服15~20毫升，日服2~3次。

功效主治 补肝益肾，助阳固精。主治不育症、阳痿、早泄等症。

鸡睾酒

原料组成 鲜鸡睾丸 40 克，淫羊藿、夜交藤、仙茅、路路通、桂圆肉各 20 克，白酒 500 毫升。

制用方法 将前 6 味切碎，置容器中，加入白酒。密封，浸泡 30 日后，过滤去渣即成。口服。每次空腹服 40 毫升，日服 3 次。

功效主治 补肾强精。主治不育症等。

附记 引自《药酒汇编》。验之临床，屡收良效。

补肾生精酒

原料组成 淫羊藿 250 克，锁阳、巴戟天、黄芪、熟地黄各 124 克，枣皮、制附子、肉桂、当归各 44 克，肉苁蓉 100 克，枸杞、桑葚、菟丝子各 68 克，韭菜子、前胡各 32 克，甘草 50 克，白酒 5 升。

制用方法 将上述 16 味中药研为粗末，装入布袋，放置适当的容器中，加入白酒，密封，浸泡约半个月，过滤去渣，即可取用。口服。每次服 15～25 毫升，日服 2～3 次。

功效主治 补肾益精，滋阴壮阳。主治肾虚阳痿、不育症、腰膝酸软、

四肢乏力、耳鸣眼花等症。

续嗣降生酒

原料组成 制附子、肉桂、杜仲各 35 克，龙齿 30 克，茯苓、川牛膝各 25 克，益智仁 20 克，制雄黄 2 克，白酒 1.5 升。

制用方法 前 8 味粗碎，置容器中，添加白酒，每日振摇 1～2 次，密封浸泡 15 日，去渣留液。温饮。每日 3 次，每次 10～15 毫升。

功效主治 温肾益精。主治肾虚不育。

注意事项 附子、雄黄有毒，均须炮制。本酒不宜多服、久服，孕妇忌服。

仙传种子药酒

原料组成 茯苓 200 克，大枣肉 100 克，核桃仁 80 克，黄芪（蜜炙）、人参、当归、川芎、炒白芍、生地黄、熟地黄、小茴香、枸杞、覆盆子、陈皮、沉香、官桂、砂仁、甘草各 10 克，五味子、乳香各 6 克，蜂蜜 1.2 千克，糯米酒 2 升，白酒 4 升。

制用方法 先将蜂蜜入锅内熬滚，入乳香、没药搅匀，微火熬滚后倒入容器中，再将上述 19 味中药共研为

名医药酒老方大全

粗末，与糯米酒、白酒一同加入容器中，密封，隔水蒸煮 40 分钟，置阴凉干燥处 3 日去火毒，取出过滤去渣，即可取用。口服。每次服 30 毫升，日服 2~3 次。

功效主治 补元调经，填髓补精，壮筋骨，明耳目，悦颜色。主治气血不足、头晕耳鸣、视物昏花、腰膝酸软、面色无华、精少不育、妇女月经不调、不孕等症。

九子生精酒

原料组成 枸杞、菟丝子、覆盆子、车前子、五味子、韭菜子、女贞子、桑葚、黑芝麻各 50 克，九香虫 30 克，白酒 1 升。

制用方法 前 10 味捣碎，置容器中，添加白酒，每日振摇 1~2 次，密封浸泡 5~7 日，去渣留液。口服。每日 2~3 次，每次 15~20 毫升。

功效主治 阴阳并补，生化肾精。主治特发性少精症、精神疲乏、头晕耳鸣、健忘腰酸、胸腹闷胀。

注意事项 阴虚火旺、脾虚便溏者忌服。

还春口服液

原料组成 红参、淫羊藿、汉三

七、枸杞各 15 克，鹿茸 5 克，白酒 500 毫升。

制用方法 将前 5 味捣（切）碎，置玻璃器皿内，用白酒浸泡 2 周，过滤去渣，取上清液，备用。口服。每次服 10 毫升，日服 2 次。

功效主治 益气生津，壮阳，活血。主治肾虚型男性不育症，性功能减退。

附记 引自《中国当代中医名人志》。验之临床，多效。

山萸菟丝酒

原料组成 山茱萸、菟丝子、肉苁蓉各 12 克，巴戟天、淫羊藿各 15 克，海狗肾 2 对，白酒 800 毫升。

制用方法 前 6 味粗碎，置容器中，添加白酒，每日振摇 1~2 次，密封浸泡 15 日，去渣留液。口服。每日 2 次，每次 10~15 毫升。

功效主治 滋阴壮阳。主治精液异常、不育。

多子酒

原料组成 枸杞、龙眼肉、胡桃仁、白糖各 250 克，烧酒 7 升，糯米甜酒 500 毫升。

制用方法 前3味粗碎，置于容器中，添加烧酒，每日振摇1~2次，密封浸泡21日，去渣留液，入白糖与糯米甜酒溶解。口服。每日2次，每次30~40毫升。

功效主治 补肾健脾，养血脉，抗衰老。主治脾肾两虚、面色萎黄、精神萎靡、腰膝酸软、阳痿早泄、精少不育。

注意事项 痰火积热及阴虚火旺者忌服。

雄蚕蛾酒

原料组成 活雄蚕蛾20只，白酒适量。

制用方法 取雄蚕蛾，在热锅上焙干，研细末，备用。每服药末3克，空腹时用白酒20毫升冲服，日服2次。连服半月以上。

功效主治 益阳助性，益精液，活精虫。适用于早泄、肾虚阳痿、滑精、不育症、精液量少、精虫活者少。

附记 引自《民间百病良方》。

饮食养生

1. 黄芪猪肉汤：瘦猪肉一斤，黄芪三钱，大枣25枚，当归、枸杞若干，味精、盐适量。将猪肉洗干净，切成小块，黄芪、当归，枸杞、大枣洗净，与猪肉同入砂锅，加水适量，先以武火烧沸，后用文火慢炖，至肉熟烂时，加入味精、盐调味即成。

2. 补锌治疗，锌对人体的生理作用是相当重要的。锌是精子代谢必需的物质，并能增强精子的活力，多食富含锌的食物，如牡蛎、虾、蛤、贝类、动物肝、胡桃仁、牛乳、豆类、麸皮及莲子等是必要的。但是，每天锌的用量绝不能超过15微克，因为过量服用锌会影响人体内其他矿物质的作用。120克瘦肉中含锌7.5微克。但是食补的效果因人而异，并不一定很好。因此选择高效易吸收又安全没有毒副作用的补锌制剂进行补充。

起居养生

不要长期穿紧身裤，避免嗜烟、酗酒。

预防

积极预防各种危害男性生育力的传染病，做好性教育和卫生教育工作，了解相关男性生殖器官的生理特征和保健措施，如发现部位异常应及时就诊。同时，保持良好的生活习惯。

前列腺炎

前列腺炎是中青年男性的常见病、多发病，常由尿道炎、精囊炎或附睾炎而引起，临床上有急性和慢性、细菌感染性和非感染性、特异性和非特异性之分。中医虽无前列腺炎这一病名，但从本病所出现的临床症状看，属于中医的"悬痈""白浊""白淫""劳淋""膏淋""精浊""肾虚腰痛"范畴。

荠菜酒

原料组成 荠菜 500 克，川草薢 100 克，黄酒 1 升。

制用方法 将荠菜、川草薢切碎，置容器中，加入黄酒，隔水煮沸后，离火，密封，浸泡 1 夜，过滤去渣，即可服用。口服。每次服 30 ～ 50 毫升，日服 2 ～ 3 次。

功效主治 清利湿热，分清泌浊。主治白浊、膏淋。

草薢酒

原料组成 川草薢 500 克，龙胆草、车前子各 250 克，芡实 180 克，黄酒 2.5 升。

制用方法 将以上诸药捣碎，放置容器中，加入黄酒，隔水煮沸，停火，浸泡 1 夜，过滤去渣，即可服用。口服。每次服 40 ～ 50 毫升，日服 2 ～ 3 次。

功效主治 清利湿热，益肾固涩。主治急性前列腺炎。

两山芡实酒

原料组成 山萸肉、淮山药、熟地、生芡实各 30 克，菟丝子 40 克，莲子肉 20 克，50 度白酒 600 毫升。

制用方法 将前 6 味加工成粗末，以纱布包，置容器中，加入 50 度白酒 600 毫升，密封。放置 7 日后，过滤去渣，贮瓶备用。口服。每次服 20～30 毫升，每日服 2～3 次。

功效主治 补肾固摄。适用于慢性前列腺炎。

小茴香酒

原料组成 小茴香（炒黄）30 克，黄酒 250 毫升。

制用方法 将小茴香研为粗末，以纱布包，用黄酒煎沸，小火再煮约 10 分钟，过滤去渣，即可服用。每次服 30～50 毫升，每日服 2～3 次。

功效主治 温中理气，逐寒。适用于前列腺炎。

饮食养生

1. 多吃黄鱼、鲤鱼、猪肉、鸡肉等具有利尿作用的肉类食品。

2. 多吃具有清热解毒、散血消肿作用的蔬菜，如黄瓜、冬瓜、南瓜、苋菜、西葫芦等。

3. 少吃辣椒、洋葱、油饼、虾等辛辣刺激及油腻的食物。

起居养生

避免久坐、憋尿。坐垫要软，以减轻局部压迫。平时注意保暖，加强体育锻炼。

预防

注意饮食规律的同时，保持规律的性生活。注重心理疏导，保持积极开朗的生活态度。

名医药酒 老方大全

前列腺增生

前列腺肥大，又称前列腺增生，是老年男性常见多发病，严重危害老年人的身心健康。前列腺是男性生殖器官附件之一，位于膀胱颈部的前下方及后部，包围尿道后部，它的功能是分泌前列腺液，参与精液的构成和运送。前列腺肥大则是由于围绕后尿道的前列腺腺体增生，压迫后尿道而引起的症状，如尿频、尿急、夜尿次数增多，排尿无力和排尿困难。本病是逐渐发生的，常不引起老年人的重视，开始时仅是轻度肥大，对膀胱、尿道的压迫并不严重，每天仅排尿的次数增多（尤其是夜间），以后随着肥大加重，尿流逐渐变细，排尿时有不适感，当肥大严重压迫尿道时，可有长期排尿困难，膀胱内潴留大量尿液而形成尿潴留，严重时可引起肾积水，肾功能衰竭甚至尿毒症，其最常见的并发症是泌尿系感染、血尿和尿路结石。

胡桃五味酒

原料组成 胡桃仁 150 克，五味子 45 克，山药 40 克，熟地黄、山茱萸各 50 克，肉桂 30 克，白酒 1 升。

制用方法 前 6 味研末，置容器中，添加白酒，每日振摇 1～2 次，密封浸泡 30 日，去渣留液。口服。不拘时候，随量饮用。

功效主治 温肾纳气。主治老年人肾元已虚、下亏上盛、动则气喘、脚冷面赤、腰酸腿痛、小便不利或反多、前列腺增生、肺气肿、糖尿病。

注意事项 痰火积热、阴虚火旺及大便溏泄者忌服。

黄芪白芍酒

原料组成 黄芪、白芍、人参、炙甘草、当归各 30 克，桂枝 60 克，白酒 1.5 升。

制用方法 前 6 味粗碎，置容器中，添加白酒，每日振摇 1～2 次，密封浸泡 60 日，去渣留液。空腹口服，每日 2 次，每次 20～30 毫升。

功效主治 益气养血，调和营卫。主治气血不足，营卫不和，虚弱乏力，精神不振，睡眠欠佳，胸中烦热，尿余淋漓，或尿中白浊，少腹拘急不舒；老年人前列腺增生或肥大。

仙蛾酒

原料组成 雄蚕蛾、淫羊藿、红参、黄芪、鹿茸、肉苁蓉、杜仲、菟丝子、蛇床子、沙苑子、葫芦巴、枸杞、黄精、山药、白芍、泽泻、茯苓、牡蛎、覆盆子、牛膝各适量。

制用方法 将以上中药粉碎成粗粉，用白酒浸渍，收集滤液，加白砂糖适量搅匀，静置，滤过即得。口服每次 20 毫升，每日 1~2 次。

功效主治 温补肾阳。适用于肾阳亏虚所致腰膝酸软、畏寒肢冷、神疲乏力、夜尿频多。

注意事项 忌食萝卜、莱菔子、生葱、大蒜、藜芦等。

阴囊湿疹

阴囊湿疹，是会阴部阴囊炎性过敏性皮肤病，是皮肤科常见的病，其发于阴囊及会阴四周，患部皮肤潮红，增生肥厚，浸润及苔藓样变，间有糜烂、渗液与裂隙，瘙痒无度或发生皲裂而疼痛。

本病属中医"肾囊风"范畴，多为脾胃积热，湿热下注所为，当以清热泻肝、燥湿祛风止痒为治，可选用下列中成药药酒内外调治方。

丝瓜子酒

原料组成 丝瓜子 50 克，白酒 200 毫升。

制用方法 将丝瓜子捣碎，置容器中，加入白酒，密封，浸泡 10 天后即可。此方为内服方，浸剂口服，以饮之微醉为度；也可将此剂煎成 100 毫升，1 次顿服。

功效主治 清肝经湿热。用于阴囊湿疹、瘙痒难忍、破溃浸淫脂水者。

涂抹患处。

功效主治 祛风活络，活血止痛。主治阴囊湿疹、神经性皮炎。

五子黄柏酒

原料组成 黄柏30克，地肤子、蛇床子、苍耳子、五倍子、黄药子各20克，白酒1.5升。

制用方法 将前6味药共研细末，置容器中，加入白酒，密封，每日振摇1次，浸泡7天后，即可取用。每取药酒适量，涂搽患处，每日3次。

功效主治 此方能清热，燥湿，止痒。可用于阴囊湿疹及各类湿疹。

藿香水

原料组成 广藿香375克，陈皮、半夏、桔梗、白术、乌药、甘草各250克，茯苓、茵陈、白芷、紫苏叶各125克。

制用方法 将以上11味，广藿香、陈皮、白芷、紫苏叶、茵陈用50%乙醇作溶剂，浸渍24小时后进行渗漉，收集漉液；其余桔梗等6味，加水煎煮2次，合并煎液，滤过，滤液浓缩适量，与上述漉液合并，加入姜酊、薄荷脑适量，混匀，静置，滤过即得。用棉签蘸药液外搽患处，每日数次。

功效主治 解表化湿，理气和中。适用于阴囊湿疹。

茼蒿酒

原料组成 茼蒿100克，白酒500毫升。

制用方法 前1味粗碎，置容器中，添加白酒，每日振摇1~2次，密封浸泡7日，去渣留液。外用。每日1~2次，每次用消毒棉球蘸本酒

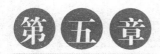

第五章

骨科疾病

跌打损伤指由于外力直接打击或碰撞，导致局部气机不畅，血行阻滞，留而成瘀，甚至化热腐肉成脓化水，常见局部红肿、疼痛甚至发热。治以化瘀利水为主，辨证给予行气活血、化瘀止痛、清热解毒、利水消肿等，常用苏木、红花、桃仁、薏苡仁、牛膝、三七、凤仙花等中药。

三七红花酒

原料组成 参三七、红花、川芎、乌药、乳香、防风、干姜、肉桂、姜黄、生地黄、当归身、落得打、五加皮、川牛膝、牡丹皮、延胡索、海桐皮各15克，好白酒2.5升。

制用方法 将上药制为粗末，用纱布袋包好，放入酒坛内，加入白酒，隔水煮沸1小时，候冷，密封贮存，5日后即可饮用。每服20～30毫升，每日2次。

功效主治 行气活血，消肿止痛。适用于跌打损伤、气滞血瘀、筋骨疼痛等。

紫金标酒

原料组成 紫金标50克，白酒500毫升。

制用方法 将紫金标制为粗末，

浸入白酒内，密封，5~7日即成。每服10毫升，每日2次。

功效主治 通经活络，祛风湿，止痛。主治跌打损伤、慢性腰腿痛、风湿性关节炎、月经不调等。

消肿止血酒

原料组成 延胡索、刘寄奴、骨碎补各80克，白酒1.35升。

制用方法 将上药共制粗末，浸入白酒内，密封，每日摇荡1次，15日即成。每服15毫升，每日2次。

功效主治 消肿定痛，止血续筋。适用于跌打损伤、瘀血肿痛。

续筋接骨酒

原料组成 透骨草、大黄、当归、白芍、土狗、红花各10克，丹皮5克，生地15克，土虱30克，自然铜末3克，好酒350毫升。

制用方法 将土狗槌碎；再将上药中除自然铜末外，共制为粗末，以好酒350毫升煎至175毫升，取汁，候温备用。将药酒分成3份，每日用1份药酒，送服铜末1克。

功效主治 接骨续筋，止痛。适

用于跌伤。

注意事项 孕妇忌服。

山茶花酒

原料组成 山茶花15克，黄酒50毫升。

制用方法 将山茶花、黄酒共置钵内，加水适量，隔水炖沸，候温饮用。每日1~2剂。

功效主治 凉血止血，散瘀消肿。适用于跌打损伤，瘀血肿痛。

金雀花酒

原料组成 金雀花10克，黄酒100毫升。

制用方法 将金雀花放入黄酒内，隔水炖沸，候温饮服。每日1剂，早晚分服。

功效主治 滋阴和血，祛风健脾。主治跌打损伤、劳热咳嗽、带下等。

二花白矾酒

原料组成 红花、凤仙花各50克，白矾少许，白酒100毫升。

制用方法 前3味粗碎，置容器中，添加白酒，密封浸泡1~2日，去渣留液。外用。隔日 1 次或每日 1 次，每次用纱布浸酒敷肿胀处，保持纱布湿润。

功效主治 消肿止痛。主治跌打损伤。

三皮郁金酒

原料组成 紫荆皮、牡丹皮、五加皮、郁金、乌药、川芎、延胡索各 30 克，桂枝、木香、制乳香、闹羊花、羌活各 15 克，白酒 500 毫升。

制用方法 前 12 味切碎，置容器中，添加白酒，文火煮约 1 小时，候冷，去渣留液。口服，不拘时候，随量饮用。

功效主治 活血止痛。主治跌打损伤、疼痛不止。

注意事项 闹羊花有毒。本酒不宜多服、久服，孕妇及体虚者忌服。

内伤白酒

原料组成 红花、桃仁、秦艽、续断、木香、砂仁、威灵仙各 15 克，当归、五加皮、牛膝各 45 克，骨碎补、胡桃仁、杜仲各 30 克，白酒 5 升。

制用方法 前 13 味切碎，置容器中，添加白酒 2.5 升，密封，隔水文火煮 4 小时，候冷，再置容器中，添加白酒 2.5 升，每日振摇 1～2 次，密封浸泡 3 日，去渣留液。每日 2 次，每次 15～30 毫升。

功效主治 行气活血化瘀。主治跌打损伤及劳太过、四肢筋骨疼痛、步履乏力。

注意事项 桃仁小毒。本酒不宜多服、久服，痰火积热、阴虚火旺者及孕妇忌服。

风伤擦剂

原料组成 制川乌、制草乌、制天南星、制半夏、红花、川芎、当归、泽兰各 15 克，桃仁、白芍、木瓜、制乳香、制没药、威灵仙、樟脑粉各 20 克，花椒 12 克，肉桂 10 克，水杨酸甲酯适量，75% 乙醇 1.5 升。

制用方法 前 16 味研末，置容器中，添加乙醇，密封浸泡 30 日，去渣留液，入樟脑粉、水杨酸甲酯搅拌溶解。外用。每日 3～4 次，每次取酒涂擦患处。

功效主治 活血化瘀，消肿止痛。

名医药酒 老方大全

主治跌打损伤、筋肉肿痛。

注意事项 乌头大毒，天南星、半夏有毒，均须炮制。樟脑有毒，桃仁有小毒。本酒不宜内服、多用、久用，孕妇忌用。

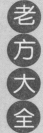

没药鸡蛋酒

原料组成 制没药15克，生鸡蛋黄3枚，白酒1升。

制用方法 前1味粗碎，与生鸡蛋黄置容器中，添加白酒，文火煮沸，去渣留液。温饮，不拘时候，随量饮用。

功效主治 散血祛瘀，消肿止痛。主治跌打损伤、金疮、筋骨疼痛。

芎七酒

原料组成 川芎、三七各20克，牛膝、生地、薏苡仁、羌活、海桐皮、五加皮、地骨皮各15克，白酒2升。

制用方法 将上述药拣净，置于白酒中，密封浸泡，每隔5～7天搅拌或摇动1次，30天后滤取上清液饮服。每日2次，每次15毫升，温服。

功效主治 活血化瘀，通络止痛。

适用于各种关节疼痛、跌打损伤、瘀血肿痛等。

附记 软组织损伤、瘀血肿痛者，亦可用此酒轻轻外擦或敷治。

一味三七酒

原料组成 三七10～30克，白酒500毫升。

制用方法 将三七粉碎为粗粉，置于白酒中浸泡7日后，取汁服用。每日2～3次，每次5～10毫升。

功效主治 活血止血，消肿止痛。适用于跌打损伤、瘀阻疼痛。

通络酒

原料组成 柴胡、五灵脂、穿山甲各15克，制香附、松子各12克，当归18克，赤芍、白芍各6克，甘草9克，白酒1升。

制用方法 将上述药物碾碎，浸于酒中，密封，经常摇动，20天后过滤去渣，即可。每日2次，每次30毫升。

功效主治 散瘀活血。适用于新旧跌打损伤、胸胁瘀肿疼痛。

散血破瘀酒

原料组成 防风、羌活、桂枝各

3 克，连翘、当归、柴胡各 6 克，苏木 5 克，水蛭 9 克，麝香 0.1 克，白酒 1 升。

制用方法 前 8 味切碎，置容器中，添加清水 200 毫升，文火煎至减半，去渣留液，加入白酒、麝香搅匀。空腹口服。每日 2 次，每次 15～30 毫升。

功效主治 破血散瘀，理气止痛。主治跌打损伤、瘀血肿痛、不能饮食。

注意事项 水蛭小毒。本酒不宜多服、久服，孕妇忌服。

见血飞酒

原料组成 见血飞 30 克，青风藤、大血藤、小血藤各 15 克，白酒 500 毫升。

制用方法 前 4 味粗碎，置容器中，添加白酒，每日振摇 1～2 次，密封浸泡 10 日，去渣留液。每日 2 次，每次饮服 10～15 毫升。

功效主治 祛风散寒，活血舒筋。主治跌打损伤、风湿麻木。

注意事项 孕妇不宜多服。

大黄杏仁酒

原料组成 酒大黄 30 克，杏仁 20

粒，黄酒 1 碗。

制用方法 将杏仁去皮、尖，与酒大黄共同加工成细末；加入黄酒，用文火煎至 6 成，去渣备用。每日 1 次，顿服。

功效主治 活血化瘀，解毒。适用于从高处坠落，或木石压伤，致瘀血凝滞、气绝欲死、肿胀疼痛、呼叫不得以及骨折等。

茴香补骨脂酒

原料组成 小茴香、补骨脂、肉桂各 30 克，黄酒适量。

制用方法 将上述 3 味药共研细末，备用。每日 2 次，每次取药末 6 克，以黄酒适量调服。

功效主治 活血理气，益肾。适用于跌打坠堕、腰部疼痛等。

五华跌打药酒

原料组成 生南星、生半夏、生草乌、生川乌各 250 克，五加皮、川芎各 120 克，杨梅树皮、三桠苦、毛冬青、藁葱根、土大黄各 500 克，白酒 15 升。

制用方法 将诸药捣碎放入干净

名医药酒老方大全

容器中，加入白酒，密封浸泡 7 日以上即成。用药酒湿敷或外擦患处，每日涂擦 3 ~ 5 次。

功效主治 活血化瘀，消肿止痛。治跌打肿痛、无名肿毒。也可用于治疗流行性腮腺炎等病症。

注意事项 只供外用，切勿内服。

苏木行瘀酒

原料组成 苏木 70 克，酒 500 毫升。

制用方法 将苏木捣细碎，加水、酒各 500 毫升，煎取 500 毫升。每日 1 剂，分早、午、晚及临睡空腹各饮 1 次。

功效主治 行血祛瘀，止痛消肿。适用于跌打损伤及肿痛。

注意事项 孕妇忌服。

饮食养生

1. 多吃鸡蛋、豆浆、奶豆腐等富含优质蛋白质的食物。

2. 多吃含铁、锌、锰等微量元素的食物。

3. 多吃香菇、黄瓜、油麦菜等新鲜水果和蔬菜，以补充维生素 C。

4. 忌食白酒、辣椒等辛辣刺激性食物。

起居养生

适度锻炼，但不能使身体受伤，不要过度劳累，防止肌肉疲劳造成损伤。运动前注意热身，保持有氧运动和无氧运动的锻炼均衡。

预防

注意热身运动，运动前尽量将身体各关节活动开，护膝、护踝、护腕等都是有必要的。遵循 10% 的增加原则，一周内不要增加频率、强度、持续时间超过 10%，循序渐进。学会一些应对摔倒时的自我保护方法，比如落地时以适当的翻滚动作缓冲外力等。

骨折脱位

骨折一般是由外伤所致，有闭合性骨折和开放性骨折两种类型。现场急救处理以局部固定为主，如有伤口，应以消毒纱布或干净布覆盖并加压包扎。治疗原则有复位、固定和功能锻炼三个方面。本病患者可同时选用下述酒剂，以利于病体的康复。

脱臼指关节骨端脱离正常位置，多由外力所致，常见局部疼痛、肿胀及活动障碍、关节畸形等，治以活血舒筋为主，辨证给予行气活血、化瘀止痛、和营生新、续筋接骨、益气养血、补益肝肾等，常用三七、木瓜、延胡索、当归、何首乌、羌活、黄芪、熟地黄等中药。

名医药酒老方大全

整骨麻药酒

原料组成 制草乌 10 克，当归、白芷各 7.5 克，白酒适量。

制用方法 将前 3 味共研细末，备用。每取药末 2 克，用白酒 50 毫升，共入瓷杯中，煮沸，候温服之。

功效主治 麻醉止痛，活血消肿。主治跌打损伤、骨折、脱臼、红肿疼痛、整骨复位疼痛难忍。

接骨至神酒

原料组成 羊踯躅（炒黄）、红花、大黄、当归、赤芍各 9 克，牡丹皮 6 克，生地 15 克，地鳖虫（捣碎连汁）10 个，土虱（捣烂）30 个，自然铜末（后下）3 克，黄酒 300毫升。

制用方法 将前 9 味捣烂，入黄酒同煎，然后入自然铜末调服之。

功效主治 续筋接骨。主治跌打损伤、手足断折。

少林五香酒

原料组成 丁香、木香、乳香、檀香、小茴香各 6 克，当归 30 克，川芎、苏木、牛膝各 24 克，红花 15 克，白酒 500 毫升。

名医药酒 老方大全

制用方法 将上药切碎，与白酒同置容器中，密封浸泡10日后再深埋入地下1个月即成。用药酒少许外搽患处。

功效主治 活血祛瘀，通络止痛。适用于外伤后红肿、骨折脱位、闪腰岔气。

注意事项 孕妇忌服。

茴香樟脑酒

原料组成 小茴香、樟脑各15克，丁香、红花各10克，白酒300毫升。

制用方法 前4味粗碎，置容器中，添加白酒，每日振摇1～2次，密封浸泡10日，去渣留液。外用。每日2～3次，每次用消毒棉球蘸本酒涂擦患处。

功效主治 行气活血止痛。治骨折后局部肿胀。

注意事项 樟脑有毒。本酒不宜内服、多用、久用，孕妇忌用。

二乌透骨酒

原料组成 制川乌、制草乌、透骨草、伸筋草、艾叶、山柰各20克，红花、桃仁、冰片、细辛、桂枝各10

克，制乳香40克，95%乙醇2.5升。

制用方法 前12味研末，置容器中，添加乙醇，每日振摇1～2次，密封浸泡15～30日，去渣留液。

功效主治 活血化瘀，消肿止痛。适用于骨折延期愈合，踝、跟骨骨质增生，关节损伤后遗症，腱膜炎，关节肿痛。外用。每日2次，每次取药酒或用毛巾浸透热敷患处。

注意事项 乌头大毒，须炮制；桃仁、细辛小毒。本酒不宜内服、多用、久用，孕妇禁用，阴虚血亏及胃有郁火者忌用。

红花饮

原料组成 红花、苏木、当归各10克，白酒50毫升，红糖适量。

制用方法 先煎红花、苏木20分钟，再加入当归、白酒，煎20分钟，去渣取汁，对入红糖搅拌均匀，分为3份。每日3次，每次1份，饭前温服，连服3～4周。

功效主治 活血化瘀，通络止痛。适用于骨折血肿疼痛，也可治妇女痛经。

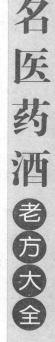

丹参川芎鱼骨酒

原料组成 川芎、丹参各50克，红花15克，鱼骨20克，白酒250毫升。

制用方法 先将鱼骨用菜油煎至黄色酥脆，与其余各药共研末，装入纱布袋，放酒中密封浸泡7天，去药袋即可。每日2次，每次25毫升，连服15天。

功效主治 活血化瘀，消肿止痛。适用于骨折肿胀疼痛。

骨碎补酒

原料组成 骨碎补、川断各15克，枸杞、杜仲各10克，白酒500毫升。

制用方法 将上述药放入酒中浸泡15天，取酒饮服。每日2次，每次20毫升。

功效主治 补肝肾，壮筋骨。适用于老年人及体质虚弱者骨折。

新伤药酒

原料组成 黄芩50克，生大黄、血通各40克，三棱、莪术各25克，黄檗、白芷、羌活、独活、川芎、红花各20克，延胡索10克，45%乙醇适量。

制用方法 将诸药研成粗粉，分装入若干个纱布袋内，放入酒坛内，每50克药粉加45%乙醇500毫升，密封浸泡，每周翻动药袋1次，30日后即可。将药水浸于棉花或纱布上敷患处，每日换药数次。

功效主治 散瘀退热，消肿止痛。适用于各种闭合性骨折、脱位和软组织损伤初期有肿痛瘀血者。

壮筋补血酒

原料组成 当归、枸杞各45克，三七、杜仲、熟地黄、木瓜、五加皮各30克，续断23克，沉香7.5克，黄芪22克，人参、何首乌、羌活、独活各15克，红花4.5克，冰糖250克，高粱酒2.5升。

制用方法 前15味捣碎，置容器中，添加高粱酒，每日振摇1~2次，密封浸泡15日，去渣留液，入冰糖溶解。每日2次，每次口服30毫升。

功效主治 养血舒筋，益肾壮骨，祛风除湿。主治骨折、脱位、整复后筋骨虚弱乏力。

名医药酒 老方大全

注意事项 孕妇忌服。忌食萝卜、莱菔子、生葱、大蒜、藜芦等。忌用铁器浸酒。少数人服用何首乌可出现肝损害、皮肤过敏、眼部色素沉着、腹痛、泄泻等症状，出现应立即停用。

扭闪挫伤

扭闪挫伤指外力间接迫使肢体和关节周围的筋膜、肌肉、韧带过度扭曲、牵拉，引起局部气血涩滞不行，兼感风寒湿邪。常见局部疼痛、肿胀、酸楚、活动受限等症，治以舒经活络为主。辨证给予行气活血化瘀、祛风散寒除湿等，常用土鳖虫、红花、大黄、肉桂、泽兰等中药。

伤痛灵擦剂

原料组成 三七、三棱、当归各70克，红花、樟脑各120克，制川乌、制草乌、五加皮、木瓜、牛膝各50克，六轴子20克，70%乙醇6升。

制用方法 前11味捣末，置容器中，添加乙醇，每日振摇1~2次，密封浸泡7日，去渣留液。外用。每日2~3次，每次用消毒棉球蘸本酒涂擦伤处。

功效主治 祛风除湿，活血化瘀，理气止痛。主治急性软组织损伤、慢性损伤急性发作。

注意事项 乌头大毒，须炮制；樟脑、六轴子有毒。本酒不宜内服、多用、久用，孕妇忌用。

桂枝当归酒

原料组成 桂枝15克，当归、川芎、红花各10克，透骨草30克，75%乙醇300毫升。

制用方法 前5味粗碎，置容器中，添加乙醇，密封浸泡1日，去渣留液。外用。每日4~6次，每次用酒搓洗伤处。

功效主治 活血通络，舒筋止痛。主治跌打损伤或运动时膝、踝关节扭挫伤，肩部肿胀疼痛，皮下出血或瘀斑青紫，不能站立。

注意事项 孕妇忌用。

闪挫止痛酒

原料组成 当归6克，川芎3克，红花1.8克，茜草、威灵仙各1.5克，白酒50毫升。

制用方法 将前5味捣碎，置容器中，加入白酒，密封，浸泡7日后，过滤去渣即成。随时随量饮之，不醉为度。取药渣外敷伤处。

功效主治 祛瘀消肿。主治闪挫伤，包括皮下组织、肌肉、肌腱、筋膜、关节囊、韧带（腱鞘、滑液囊、椎间盘纤维环、关节软骨盘）、血管、周围神经等组织受伤后发生肿胀疼痛，功能活动障碍等症状。

注意事项 有明显出血现象者不宜服用本药酒。

地鳖红花酒

原料组成 地鳖虫、红花各10克，白酒200毫升。

制用方法 上药入白酒，以文火煎约30分钟，过滤去渣，备用。上

剂分3份，每日1次，每次服1份。

功效主治 活血通络，祛瘀止痛，续筋骨。主治急性腰扭伤。

参胡杜仲酒

原料组成 党参、延胡索、木香、肉桂、杜仲、丑牛、小茴香各60克，白酒和75%乙醇各适量。

制用方法 将前7味共研细末，备用。口服：每次取药末1克，用白酒适量送服，日服3次。外用：每取药末1克，用75%乙醇50毫升调匀，揉擦患处半小时，日揉擦2次。

功效主治 益气温经，理气止痛。主治挫伤、治扭伤筋不能屈伸。

大黄红花酒

原料组成 生大黄；红花、延胡索各30克，白酒500毫升。

制用方法 前3味研末，置容器中，添加白酒，每日振摇1～2次，密封浸泡14日，去渣留液。每日2次，每次饮服30～50毫升。同时将药渣炒热，外敷患处。

功效主治 活血化瘀，理气止痛。主治软组织损伤、扭挫伤、跌打损伤。

名医药酒 老方大全

三棱跌打酒

原料组成 赤芍 13 克，当归 10 克，生地黄、莪术、三棱、刘寄奴、泽兰、泽泻、川芎、桃仁各 8 克，红花、苏木各 6 克，土鳖虫 4 克，三七 1 克，白酒 1 升。

制用方法 前 14 味粗碎，置容器中，添加白酒，每日振摇 1～2 次，密封浸泡 45 日，去渣留液。每日 2 次，每次服 10～15 毫升。

功效主治 消积化瘀止痛。主治闪挫腰痛、扭伤、关节痛、跌打损伤、积瘀肿痛。

注意事项 桃仁、土鳖虫小毒。本酒不宜多服、久服，孕妇忌服。

骨质增生

骨质增生指增生、肥大的骨质压迫周围组织和韧带，导致局部酸胀样疼痛，触则痛甚，活动受限，多由风寒湿邪瘀阻所致。治以祛风除湿、温经散寒、活血化瘀为主，常用木瓜、辣椒、制乳香、威灵仙、淫羊藿、制乌头、川芎、桑寄生、细辛、蜈蚣、伸筋草等中药。

辣椒酒

原料组成 尖辣椒 50 克，白酒 250 毫升。

制用方法 将尖辣椒切碎，浸入白酒内，密封，7 日后即成。每取药酒适量，涂擦患处，每日 2～3 次。

功效主治 温中散寒，祛湿通络。治骨质增生、风湿痛、冻疮、斑秃等。

苁蓉骨刺酒

原料组成 肉苁蓉 20 克，秦艽、淫羊藿、狗脊、骨碎补、熟地黄各 15 克，桑寄生、三七、威灵仙、制附子各 10 克，白酒 1 升。

制用方法 前 10 味粗碎，置容器中，添加白酒，每日振摇 1～2 次，密封浸泡 14 日，去渣留液。每日 2 次，每次服 10 ~ 20 毫升。

功效主治 补益肝肾，强筋壮骨，祛风除湿。适用于骨质增生症、局部关节疼痛、转侧不利。

注意事项 附子有毒，须炮制。本酒不宜多服、久服，孕妇及体虚胃溃疡者忌服。

复方当归酒

原料组成 红花、制何首乌各 55 克，当归、鸡血藤各 80 克，白酒 1 升。

制用方法 前 4 味洗净，置容器中，添加白酒，每日振摇 1 ~ 2 次，密封浸泡 10 日，去渣留液。每日 2 次，每次服 10 ~ 20 毫升。

功效主治 活血化瘀止痛。主治骨质增生疼痛。

注意事项 忌用铁器浸酒。少数人服用何首乌可出现肝损害、皮肤过敏、眼部色素沉着、腹痛、泄泻等症状，应立即停用。

强骨灵酒

原料组成 熟地黄、骨碎补各 30 克，淫羊藿、肉苁蓉、鹿衔草、鸡

血藤、莱菔子、延胡索各 20 克，白酒 2 升，白砂糖 100 克。

制用方法 前 8 味粗碎，置容器中，添加白酒，每日搅拌 1 ~ 2 次，密封浸泡 7 日，去渣留液，入白砂糖溶解，再密封浸泡 14 日，每日振摇 1 ~ 2 次。每日 2 次，每次服 10 ~ 20 毫升。

功效主治 通经活血，益肾补骨，理气止痛。主治增生性膝关节痛。

骨质增生酒

原料组成 威灵仙、透骨草、杜仲、牛膝、穿山甲、丹参、白芥子各 30 克，白酒 2 升。

制用方法 前 7 味研末，置容器中，添加白酒，每日振摇 1 ~ 2 次，密封浸泡 20 日，去渣留液。每日 3 次，每次服 15 ~ 20 毫升。

功效主治 补益肝肾，通经脉，行气血，濡筋骨。治骨质增生。

消赘药酒

原料组成 当归、川椒、红花各 10 克，续断、防风、乳香、没药、生草乌各 15 克，海桐皮、荆芥各 20 克，透骨草 30 克，樟树根 50

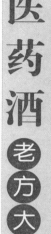

克，白酒 2500 毫升。

制用方法 将上述药共研为粗粉，纱布袋装，扎口，白酒浸泡。14 日后取出药袋，压榨取液，将榨取液与药酒混合，静置，过滤即可。每次用双层纱布浸渍药酒后湿敷患处，每日或隔日 1 次，并外加红外线照射，每次 40 分钟。10 次为 1 个疗程。

功效主治 祛风除湿，消瘀止痛。适用于骨刺及局部关节疼痛、转侧不利等。

注意事项 不能内服，只能外用。

益肾补骨酒

原料组成 骨碎补、熟地黄、何首乌、党参各 25 克，当归、川续断各 20 克，自然铜（煅）15 克，白酒 1 升。

制用方法 将上述药共研为粗粉，纱布袋装，扎口，置于容器中，白酒浸泡。7 日后取出药袋，压榨取液。将榨取液与药酒混合，静置，过滤后即可服用。每次服 10~15 毫升，每日服 3 次。

功效主治 补肝肾，益气血，壮筋骨。适用于腰椎退行性变、腰肌劳

损、骨折中后期。也可用于颈椎病、软组织损伤，慢性风湿性关节炎等。

二乌骨刺酒

原料组成 制川乌、制草乌、制附子、桂枝、川芎、白芍、木瓜各 50 克，当归、红花、透骨草、炮穿山甲各 30 克，延胡索 70 克，蜈蚣 10 条，土鳖虫 20 克，甘草 10 克，55 度白酒 2.5 升。

制用方法 前 15 味粗碎，置容器中，添加白酒，每日振摇 1~2 次，密封浸泡 15 日，去渣留液。每日 2 次，每次 5~15 毫升。病在下部食前服，病在上部食后服。同时加外用，先取本酒、食醋各 50 毫升，冲入开水 2~2.5 升，趁热先熏后洗再浸泡患处，每次 30 分钟，每日 1~2 次，洗后再用此酒揉擦患部 15 分钟。

功效主治 温经化湿，理气活血，搜风通络，缓急止痛。治各部位骨质增生。

注意事项 乌头大毒，附子有毒，均须炮制。全蝎有毒，土鳖虫有小毒。本酒不宜多服、久服，孕妇忌服。

关节炎

风湿性关节炎是一种常见疾病，以关节疼痛（以双膝关节和双时关节为主）、酸楚、麻木、重浊、活动障碍等为主要临床症状，常因气候变化，寒冷刺激，劳累过度等为诱因而发作。发作时患部疼痛剧烈，有灼热感或自觉烧灼而扪之不热。本病迁延日久，可致关节变形甚至弯腰驼背，渐至足不能行，手不能抬，日常生活不能自理，严重者危及心脏，可引起风湿性心脏瓣膜病，应引高度重视。本病的发病原因尚未明确，但一般认为，可能与甲型溶血性链球菌感染后引起机体的变态反应有关。

中医学认为，风湿性关节炎是由于机体内在正气虚，阳气不足，卫气不能固表，以及外在风、寒、湿三邪相杂作用于人体，侵犯关节所致。临床症状为肢体关节、肌肉、筋骨发生疼痛、酸麻沉重、屈伸不利，受凉及阴雨天加重，甚至关节红肿、发热等。

名医药酒 老方大全

雪莲花蜈蚣酒

原料组成 雪莲花 1 株，蜈蚣 4 条，白酒 500 毫升。

制用方法 将雪莲花、蜈蚣浸入白酒内，密封贮存，经常摇荡，7 日后即成。每服 10 ~ 30 毫升，每日 1 次，炖热温服。

功效主治 祛风散寒，活血调经。主治风湿性关节炎。

当归松叶酒

原料组成 新鲜松叶 50 克，当归 75 克，白酒 1.5 升。

制用方法 前 2 味捣碎，置容器中，添加白酒，每日振摇 1 ~ 2 次，密封浸泡 7 日，去渣留液。口服，不拘时候，随量饮用。

功效主治 祛风散寒，补血活血。适用于感受风寒、关节疼痛、肢体不遂。

防风茜草酒

原料组成 防风、茜草、苍术、老鹳草各25克,白酒1升。

制用方法 前4味切碎,置容器中,添加白酒,每日振摇1～2次,密封浸泡7日,去渣留液。日服3次,每次饮服15毫升。

功效主治 祛风除湿。主治风湿性关节炎。

抗风湿酒

原料组成 五加皮、麻黄、制川乌、制草乌、甘草、木瓜、红花、乌梅各20克,白酒1升。

制用方法 诸药捣碎,置容器中,添加白酒,每日振摇1～2次,密封浸泡10日,去渣留液。每日3次,每次饮服10毫升。

功效主治 舒筋活血,祛风除湿。主治风湿性关节炎。

注意事项 乌头大毒,须炮制。本酒不宜多服、久服,孕妇忌服。

独活南藤酒

原料组成 独活、石南藤各30克,防风20克,制附子、制川乌15克,米酒1升。

制用方法 前5味洗净,加米酒,每日振摇1～2次,密封浸泡7日,去渣留液。每日2次,每次饮服5毫升。

功效主治 祛风散寒,除湿止痛。治风寒湿痹、关节疼痛、屈伸不利。

注意事项 川乌大毒,附子有毒,均须炮制。本酒不宜多服、久服,孕妇及阴虚火旺者慎服。

胡蜂酒

原料组成 鲜胡蜂100克,白酒1升。

制用方法 前1味粗碎,置容器中,添加白酒,每日振摇1～2次,密封浸泡21日,去渣留液。每日2次,每次10～15毫升。

功效主治 祛风除湿。治急性风湿痛、风湿性关节炎。

茵芋萆薢酒

原料组成 茵芋、萆薢、花椒、狗脊、肉桂、制附子各30克,牛膝、石斛、生姜各45克,白酒2升。

制用方法 前9味捣碎,置容器中,添加白酒,每日振摇1～2次,密封浸泡5～7日,去渣留液。空腹温饮。每日2次,每次10～15毫升。

功效主治 祛风除湿，强筋壮骨，散寒止痛。主治风寒湿痹，肌肤麻木不仁，筋骨疼痛。

注意事项 附子有毒，须炮制；茵芋有毒。本酒不宜多服、久服，孕妇忌服，阴虚而无风湿实邪者禁服。

草乌威灵酒

原料组成 制草乌50克，威灵仙100克，穿山龙150克，40度白酒1.5升。

制用方法 前3味捣碎，置容器中，添加白酒，每日振摇1～2次，密封浸泡7～10日，去渣留液。每日2次，每次服20～30毫升。

功效主治 祛风除湿，舒筋活络。主治风湿性关节炎。

注意事项 草乌大毒，须炮制。本酒不宜多服、久服，孕妇忌服。

海风藤酒

原料组成 海风藤、地枫皮各50克，白酒1升。

制用方法 前2味捣碎，置容器中，添加白酒，每日振摇1～2次，密封浸泡14日，去渣留液。每日2次，每次服10～15毫升。每日2次，

每次服10～15毫升。

功效主治 祛风除湿，通经络，止痹痛。主治风湿性关节炎、重浊麻痹、筋骨疼痛、支气管哮喘、支气管炎。

注意事项 地枫皮小毒。本酒不宜多服、久服，孕妇忌服。

生地黄酒

原料组成 生地黄、生牛蒡根各500克，大豆5000克，白酒1.5升。

制用方法 将大豆炒香，生地、牛蒡根洗净切片，共装入干净纱布袋中，浸入白酒内，密封贮存，7日后即成。每服20～30毫升，每日2次。同时可取适量药酒外擦关节肿痛处。

功效主治 凉血活血，祛风止痛。主治历节风、关节红肿、肢节拘挛疼痛等症。

注意事项 风湿热初起者不宜服用。

五加当归酒

原料组成 五加皮150克，当归100克，地榆30克，川牛膝60克，曲200克，糯米5500克。

制用方法 将五加皮煎汁，和曲、

名医药酒 老方大全

米如常法酿成酒，再把当归、川牛膝、地榆浸酒中煮数百沸，去渣，贮存。每日服3次，每次服5~20毫升。

功效主治 祛风化湿，强筋通络。适用于小便不利、下肢痿弱、脚气水肿、腰膝酸痛、骨节拘挛、阳痿精寒、皮下肿满。

注意事项 阴虚火旺者禁用。

关节炎酒

原料组成 枸杞、杜仲、乌蛇、牛膝各9克，芡实、红花、火焰子、当归、木瓜、党参各6克，白酒500毫升。

制用方法 将前10味药放入60度白酒中，密封，浸泡7日后即可饮用。每次服10毫升，每日服2次。

功效主治 活血祛风，强壮筋骨。适用于风湿性关节炎等症。

三花药酒

原料组成 当归25克，台参、桑寄生、白芍、木瓜、茯苓、钩藤、桂圆肉、大枣各30克，防风、川芎、桂尖、秦艽、炙甘草各15克，川牛膝、焦白术、苍术各18克，熟地黄60克，三花酒1.5升。

制用方法 将以上18味药捣碎，置于容器中，加入三花酒，密封，浸泡30日后，去渣即可。每日早、晚各服1次，每次服30~60毫升。

功效主治 调和气血，祛风除湿，舒筋通络。适用于风湿筋骨痛及半身不遂。

黑芝麻生姜酒

原料组成 黑芝麻（炒）50克，薏苡仁（炒）25克，生姜、地黄各3克，白酒1升。

制用方法 将前4味药加工粉碎，搅拌均匀，装入纱布袋，扎好，放入白酒中，密封。春夏季浸泡5日，秋冬季浸泡7日，即可饮用。每次服20毫升，每日服1次，临睡空腹温饮。

功效主治 祛风除湿。适用于风湿痹痛、脚膝乏力、痉挛急痛等症。

大蚂蚁酒

原料组成 大蚂蚁60克，白酒500毫升。

制用方法 将大蚂蚁放入白酒中，密封，浸泡半月后即可饮用。每次服15~30毫升，每日服2次。

功效主治 祛风止痛，通经活络，强筋壮骨。适用于风湿痹痛、手足麻木、全身窜痛、末梢神经炎、周围神经炎等症。

枳壳秦艽酒

原料组成 炒枳壳、丹参、续断、秦艽（去苗）、独活、肉苁蓉各15克，松叶50克，白酒1.25升。

制用方法 将前7味药加工粉碎，装入纱布袋，扎好，放入白酒中，密封，浸泡7日后即可饮用。不拘时，每次温饮10毫升。

功效主治 理气宽中，行滞消胀。适用于治疗吹风瘙痒、皮中如虫行之状。

杜仲萆薢酒

原料组成 萆薢、杜仲各20克，枸杞根皮25克，白酒500毫升。

制用方法 将萆薢、杜仲（去粗皮，炙）、枸杞根皮（洗净）加工粉碎，放入白酒中，密封，隔水文火煮2小时许，稍冷后即可饮用。不拘时，湿热饮，常至微醉即可。

功效主治 补肾除湿。适用于风湿腰痛、久湿痹不散等症。

饮食养生

1. 饮食要节制，饮食要定时、定量，食物的软、硬、冷、热均要适宜，不可因担心体质虚弱，营养不够而暴饮暴食，增加脾胃负担，伤及消化功能。

2. 饮食宜清淡，风湿性关节炎患者经常受病痛折磨，又长期以药物为伴，病发作时，更是茶饭不香，故食宜清淡，一则可以保持较好的食欲，二则可以保持较好的脾胃运化功能，以增强抗病能力。

3. 饮食不可偏嗜，鸡、鸭、鱼、肉，五谷杂粮，蔬菜、瓜果均不可忽视，应搭配合理。

起居养生

居住环境最好向阳、干燥、通风，保持室内空气新鲜，床铺要平整，被褥轻暖干燥，经常晒洗，对于强直性脊柱炎患者最好睡木板床，床铺不要放在风口处，防止受凉。洗脸要用温水，洗脚时以能浸至踝关节以上为好，时间在15分钟以上，能促进下肢血液流畅。

名医药酒老方大全

名医药酒 老方大全

预 防

平时应注意卫生，保持居室通风和空气良好，防潮、保暖、避免病原菌尤其是链球菌传播，加强体格锻炼，提高抗病能力，防患于未然。戒烟是预防关节炎的主要措施之一，如紫外线、某些化学物质的接触，有可能会导致某些易感人群产生异常的免疫反应，导致不同关节炎的发生。

颈椎病

颈椎病多由颈部长期劳损导致，常见颈肩背部肌肉酸痛麻木，四肢伸举无力，甚至头痛眩晕、视物模糊、心前区疼痛或晕厥等症，治以活血舒筋为主，辨证给予补益肝肾、祛风散寒、活血止痛等。常用秦艽、制乌头、当归、鹿角、血竭、五加皮、红花、牛膝等中药。

颈椎病药酒

原料组成 续断25克，骨碎补、鸡血藤、威灵仙各20克，川牛膝、鹿角霜、泽兰叶各15克，当归、葛根各10克，白酒1升。

制用方法 上药共研为粗末，纱布袋装，扎口，白酒浸泡。14日后取出药袋，压榨取液，将榨取液与药酒混合，静置，过滤后即得，装瓶备用。每次服20毫升，日服2次。

功效主治 补肝肾，强筋骨，舒筋活血。治颈椎病。

羌活防风酒

原料组成 羌活、防风各30克，当归15克，赤芍、姜黄、黄芪各20克，炙甘草10克，白酒1升。

制用方法 将上药共研为粗末，纱布袋装，扎口，白酒浸泡。14日后取出药袋，压榨取液，将榨取液与药酒混合，静置，过滤即得，装瓶备用。每次服20毫升，日服2~3次。

功效主治 祛风胜湿，益气活血。主治颈椎病，也用于颈项、肩臂疼痛，肢麻不适或头昏目眩等。

茄皮鹿角酒

原料组成 茄皮 120 克，鹿角霜 60 克，烧酒 500 毫升，红砂糖适量。

制用方法 前 2 味粗碎，置容器中，添加烧酒，每日振摇 1～2 次，密封浸泡 10 日，去渣留液，加入红砂糖溶解。口服，每日 3 次，随量饮用。

功效主治 补肾活血，祛风通络。治颈椎病。

龟甲蛤蚧酒

原料组成 龟甲 5 克，蛤蚧 10 克，蕲蛇 30 克，白酒 600 毫升。

制用方法 前 3 味粗碎，置容器中，添加白酒，文火煮沸，去渣留液。口服，每日 3 次，每次 10～20 毫升。

功效主治 补肾活血化瘀。治神经根型颈椎病。

注意事项 蕲蛇有毒。本酒不宜多服、久服，孕妇忌服。

芎归钩藤酒

原料组成 川芎、当归、钩藤各 100 克，菊花 50 克，白酒 5 升。

制用方法 将上药加入白酒 5 升，密封浸泡，每日摇晃 1 次，浸泡 15～20 天即可饮用，中途加适量冰糖以改善口感。每日 1～2 次，每次 30 毫升左右，或根据酒量进行调整。

功效主治 适用于头部持续眩晕、精神萎靡不振者。

葛桂灵仙酒

原料组成 葛根、桂枝各 12 克，威灵仙 9 克，黄酒 500 毫升。

制用方法 制用法一：葛根、桂枝、威灵仙加绍兴黄酒 500 毫升煎煮至 200 毫升，过滤取汁，趁温热服用，每次 20～30 毫升。制用法二：葛根、桂枝各 120 克，威灵仙 90 克，加入白酒或米酒 3 升，密封浸泡 30 天，过滤去渣，加适量冰糖搅和均匀密封备用。每日 1～2 次，每次服 20～30 毫升。

功效主治 适用于颈项僵硬、上肢麻木之症。

当归灵仙酒

原料组成 当归、威灵仙各 120 克，红花、秦艽各 90 克，白酒 3 升。

制用方法 上药加白酒（或米酒）

名医药酒老方大全

3 升，浸泡 30 天，过滤取汁密封备用，每日 2 次，每次 30 毫升。

功效主治 适用于颈项部疼痛、酸胀甚者。

蔓荆葛根酒

原料组成 蔓荆子、葛根、枸杞、菟丝子各 120 克。

制用方法 ①上药研制成细末，用纱布包裹，用密封容器加入米酒 6 升，浸泡 30 天后饮用。②上药直接用纱布包裹，加入米酒 5 升密封浸泡 30 天后饮用。每日服 2 次，每次 30 毫升。

功效主治 适用于头痛、眩晕、眼干涩、视物模糊者。

注意事项 以上二法，均可在浸泡过程中加适量冰糖以改善口感。

骨刺消痛酒

原料组成 乌梅、川芎、桂枝、独活、当归、草乌、红花、川乌、木瓜、麻黄、牛膝、威灵仙等。

制用方法 将以上诸药用酒浸渍即成。口服。每次 10～15 毫升，每日 2 次，善饮酒者酌增。

功效主治 祛风通络，活血止痛。适用于颈椎、腰椎、四肢关节骨质增生引起的酸胀、麻木、疼痛等。

饮食养生

多吃富含钙、蛋白质、B 族维生素、维生素 C 和维生素 E 的食物。钙是骨的主要成分，以鱼、黄豆、黑豆、牛奶、猪尾骨等含量为多。颈椎病患者饮食要节制，不要暴饮暴食，合理饮食，不要单一偏食，粗细粮要同时吃，能满足人体营养需要，促进患者的康复。

起居养生

1. 平时注意卧位的姿势和枕头的高度。

2. 最好不要长时间对着电脑，适当地做运动。

3. 在生活中，没事的时候可以做些体操，多按摩，坐姿保持正确。

预 防

1加强颈肩部肌肉的锻炼，在工间或工余时，做头及双上肢的前屈、后伸及旋转运动，既可缓解疲劳，又能使肌肉发达，韧度增强，从而有利于颈段脊柱的稳定性，增强颈肩顺应颈部突然变化的能力。

2避免高枕睡眠的不良习惯，高枕使头部前屈，增大下位颈椎的应力，有加速颈椎退变的可能。

3注意颈肩部保暖，避免头颈负重物，避免过度疲劳，坐车时不要打瞌睡。

4尽早彻底治疗颈肩、背软组织劳损，防止其发展为颈椎病。

5劳动或走路时要防止闪、挫伤。

6长期伏案工作者，应定时改变头部体位，按时做颈肩部肌肉的锻炼。

7注意端正头、颈、肩、背的姿势，不要偏头耸肩，谈话、看书时要正面注视，保持脊柱的正直。

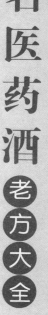

名医药酒 老方大全

名医药酒老方大全

皮肤科疾病

湿疹

湿疹为临床常见的过敏性炎症性皮肤病，一般分为急性、亚急性、慢性3种。本病具有多形损害、对称分布、自觉瘙痒、反复发作、易演变成慢性等特点，男女老幼均可发病，可遍发全身，又可局限于某些部位。

中医认为，本病多为风、湿、热客于肌肤所为，当以祛风除湿，清热解毒，解肌止痒为治。可选用下列中药药酒治疗方。

苦参雄黄酒

原料组成 苦参50克，百部、白鲜皮各30克，雄黄5～10克，白酒500毫升。

制用方法 将前4味研成粗末，置容器中，加入白酒，密封，浸泡7～10日后即可取用。

功效主治 清热燥湿，祛风杀虫，止痒，用于各类湿疹。

五子祛风酒

原料组成 川黄柏150克，地肤子、蛇床子、苍耳子、五倍子、黄药子各30克，70度白酒1.5升。

制用方法 将前6味加工成细末，以纱布包，置容器中，加入70度白酒1.5升，密封，每日振摇数次。放置10～15日后，过滤去渣，取其滤汁，贮瓶备用。

功效主治清热燥湿，疏通血脉，消肿止痛，祛风止痒。适用于阴囊湿疹及各类湿疹。

土槿皮酒

原料组成土槿皮 30 克，白酒 150 毫升。

制用方法前 1 味切碎，置容器中，添加白酒，每日振摇 1 ~ 2 次，密封浸泡 3 日，去渣留液。

功效主治止痒杀虫。适用于阴囊湿疹，体癣，手足癣，头癣。

蛇床苦参酒

原料组成蛇床子、苦参各 62 克，明矾、防风、白鲜皮各 31 克，白酒 1 升。

制用方法将前 5 味中药研为粗粉，置容器中加入白酒，密封，每日搅拌 1 次，浸泡 30 天以上，取上清液；再压榨残渣，静置澄清，混合过滤，贮瓶备用。

功效主治祛风，除湿，止痒。

白鲜皮酒

原料组成白鲜皮 150 克，白酒 500 毫升。

制用方法上药浸泡 3 日，取液即得。

功效主治清热解毒，祛风化湿。用于老年慢性气管炎，湿疹，疥癣等病。

附记引自《中药制剂汇编》。

川黄柏地肤酒

原料组成川黄柏 30 克，地肤子 50 克，蛇床子 20 克，白酒 500 毫升。

制用方法将前 3 味研为粗末，置容器中，加入白酒，密封，浸泡 7 ~ 10 日后即可取用。

功效主治清热燥湿，祛风止痒。适用于湿疹，兼治阴囊湿疹。

附记作者经验方。

饮食养生

饮食清淡，在日常饮食中应适当增加蔬菜、水果，保持大便通畅。忌食过敏食物及药物，以免加重病情。烟、酒、浓茶、咖啡等都不利于疾病康复。

起居养生

保持良好情绪，了解病因及治疗方法，树立治疗信心，消除顾虑；平时还应该多参加一些娱乐活动、听些轻音乐，这样可以转移注意力，缓解不良情绪。衣着宜宽松，以减少摩擦刺激，勿使化纤及毛织品直接接触皮肤。

预　防

生活要规律，注意劳逸结合。过敏性体质或有过敏性家族史者要避免各种外界刺激。如热水烫洗、搔抓、日晒等，尽量避免易致敏和刺激性食物。

白癜风

白癜风是一种常见的，以局部色素脱失为特征的皮肤病。症状表现为皮肤突然出现白色斑，边缘界限清楚，白斑大小不等，形状各异，数目不定，局限或泛发，但以面、颈、手背为多，往往呈对称性分布。白斑对光较敏感，暴晒后易出现潮红，白斑内的毛发亦可变白，无自觉症状。病程缓长，不易治愈。

补骨脂密陀僧酒

〖原料组成〗补骨脂、密陀僧各30克，前胡20克，防风10克，白附子15克，雄黄6克，白酒（或75%酒精）200毫升。

〖制用方法〗将前6味共研细末，置容器中，加入白酒，密封，浸泡7天后即可取用。

〖功效主治〗活血祛风、解毒消斑。

乌蛇防风酒

〖原料组成〗乌蛇（酒浸去皮、骨，炙微酥）180克，防风、白蒺藜、肉桂、五加皮各60克，天麻、羌活、牛膝、枳壳（炒）各90克，熟地120克，50度白酒2升。

〖制用方法〗将前10味加工成粗末，以纱布包，置容器中，加入50度白酒2升，密封，每日振摇数次。

放置 14 ~ 21 日后，过滤去渣，取其滤汁，贮瓶备用。

功效主治 滋阴，祛风，止痒。适用于白癜风。

菟丝子酒

原料组成 菟丝子全草（新鲜）180 克，75% 乙醇 360 毫升。

制用方法 前 1 味切碎，置容器中，添加乙醇，每日振摇 1 ~ 2 次，密封浸泡 5 ~ 7 日，去渣留液。

功效主治 祛风止痒。适用于白癜风。

附记 引用《中药制剂汇编》。

菖蒲天门冬酒

原料组成 菖蒲（九节者，去须节，米泔浸，切）、天门冬（去芯）、苦参各 500 克，麻子仁（生用）1 升，露蜂房（微炒）、茵芋（去粗茎）各 50 克，干漆（炒烟出）、生干地黄（切、焙）、远志（去芯）、天雄（炮裂，去皮、脐）各 150 克，黄芪（炙、锉）400 克，独活（去芦头）、石斛（去根）各 250 克，柏子仁（生用）2 升，蛇蜕皮（微炙）长 3 尺，天蓼木（锉）100 克。

制用方法 上 16 味，粗捣筛，用水 250 升，煮菖蒲等取汁，100 升以酿 120 升秫米，蒸酿如常法，用六月六日细曲，于七月七日酿酒，酒成去糟取清，收于净器中，密封。

功效主治 治白驳举体斑白，经年不愈。

附记 引自《圣济总录》。

名医药酒老方大全

牛皮癣主要表现为患部皮肤状如牛项之皮，厚且坚，剧烈瘙痒，多因营血失和、经脉失疏、气血凝滞所致。宜辨证给予清肝泻火、疏风除湿、养血润燥等，常用龙胆草、斑蝥、百部、制马钱子、土槿皮、雄黄等中药。

牛皮癣

葡萄糯米酒

原料组成 葡萄干 100 克，糯米、酒曲各 500 克。

制用方法 将葡萄干去杂、洗净，加水煮沸 50 分钟。将糯米淘洗干净，煮成米饭，与葡萄干连汁一起混合，等温度降至 30℃ 左右时，拌入酒曲，搅拌均匀，置于酒坛内，加盖密封。21 日后开封，压去酒糟，滤取酒液即可。每次服 30 毫升，每日 3 次。

功效主治 滋阴养血，活血通络。适用于阴血亏虚型牛皮癣。

白及土槿皮酒

原料组成 白及、土槿皮、槟榔、生百部、川椒各 50 克，大枫子仁 25 克，斑蝥（去翅和足）10 克，水杨酸、苯甲酸各适量，白酒 1500 毫升。

制用方法 将前 5 味捣碎，置渗滤器中，另将斑蝥研细与大枫子仁混合，捣成泥状，置渗滤器最上层，上加特制的木孔板，然后加入白酒（高出药面），加盖，浸泡 7 日，按渗滤法进行渗滤，收集渗滤液和压榨液，最后按比例加入 5% 水杨酸和 10% 苯甲酸，搅拌溶解，过滤即成。

功效主治 软坚散结，杀虫止痒。

适用于牛皮癣，神经性皮炎，手足癣等。

附记 引自《药酒汇编》。

五蛇祛风酒

原料组成 蕲蛇、金环蛇、银环蛇各 25 克，乌梢蛇 100 克，眼镜蛇、木防己、七叶莲、鸡血藤、豨莶草、钻地风各 50 克，闹羊花 125 克，石南藤 25 克，白酒 2.5 升。

制用方法 前 12 味切碎，置容器中，添加白酒，每日振摇 1 ~ 2 次，密封浸泡 1 年，去渣留液。

功效主治 祛风止痒，通络。适用于牛皮癣。

附记《中药制剂汇编》。

细辛马钱子酒

原料组成 细辛、马钱子（生用不去毛）、制草乌、冰片、硫黄各 3 克，雄黄、白矾各 6 克，75% 医用乙醇 100 毫升。

制用方法 将前 7 味共研细末，置容器中，加入 75% 乙醇，密封，时时摇动，浸泡 1 周后，去渣，备用。

功效主治 解毒杀虫，祛湿止痒。用于各种牛皮癣、顽癣、久治不愈之症。

百部槟榔酒

原料组成 百部、槟榔、木鳖子、土槿皮、白芷各 9 克，斑蝥（去头、足后与糯米同炒）、樟脑各 4.5 克，羊蹄草 15 克，白酒 2.5 升。

制用方法 前 8 味粗碎，置容器中，添加白酒，每日振摇 1～2 次，密封浸泡 7 日，去渣留液。

功效主治 除癣止痒。适用于头癣，牛皮癣。

附记 引自《张赞臣临床经验选编》。

二皮苦参酒

原料组成 土槿皮 620 克，紫荆皮、苦参、樟脑各 310 克，苦楝根皮、地榆各 150 克，千金子 150 粒，斑蝥 100 只（布包），蜈蚣 3 条，75% 乙醇 5 升。

制用方法 将前 5 味打碎成粗粒，置大瓶内，加入 75% 乙醇，再将斑蝥、千金子、蜈蚣等加入，密封，浸泡 1～2 周，滤去药渣，加入樟脑，使溶解，贮瓶备用。

功效主治 凉血祛风湿，杀虫止痒。适用于银屑病，体癣，神经性皮炎，股癣等。

附记 引自《朱仁康临床经验集》。

槟榔紫荆酒

原料组成 槟榔 250 克，紫荆皮 1000 克，樟脑 210 克，百部 1200 克，斑蝥 125 克，60% 医用乙醇 10 升。

制用方法 将前 5 味，除樟脑外，共研为粗粉，置容器中，加入 60% 乙醇，密封浸泡 1 周，过滤去渣，加樟脑，溶解后，再添加 60% 乙醇至 8 升，摇匀即得。

功效主治 杀虫止痒。用于牛皮癣。

饮食养生

1. 尽量清淡饮食，可补充些蔬菜，如绿叶菜；补充些维类食物，五谷杂粮；补充些豆类食物，豆制品。

2. 少吃有刺激性食物、辛辣食物，戒酒戒烟。

起居养生

1. 饮食上避免鱼、虾、浓茶、咖啡、酒类、麻辣食物等。

名医药酒
老方大全

2. 忌用热水及肥皂洗擦。局部涂擦神经性皮炎药水，或含有皮质激素的软膏，贴用肤疾宁或氯倍他索涂膜，皆有效果。

3. 尽量避免搔抓患处。如实在奇痒难忍时，可用冷毛巾适当冷敷，或立即擦药，不应以热水止痒。

4. 避免饮酒、饮浓茶及食用辛辣食品。有胃肠道功能失调者应予纠正。

预 防

1 局部感染灶是诱发牛皮癣的一个重要原因，尤其是感冒后，并发扁桃体炎，气管炎，需要积极治疗，尽量缩短病程，扁桃体反复发炎，与银屑病发作有密切关系者，可考虑扁桃体切除术，这一点对青少年患者尤为重要。

2 受风寒侵袭而诱发牛皮癣的为数较多，由于居住环境潮湿，天气寒冷，可使本病发生或加重，因此患者应尽量避免大冷大热刺激皮肤，住室保持通风干燥。

3 消除紧张因素、学会自我放松：紧张、急躁、恐惧、愤怒等心理因素，肯定给病情带来负面影响，要学习自我调节的方法，胸怀豁达，树立与疾病做斗争的决心与信心。还要保持和周围人群的良好关系，不要因病而消沉孤僻。

斑秃

斑秃相当于中医所称的油风，俗称"鬼舐头""鬼剃头"。多发于青壮年，症状表现为头部局限性斑片状脱发，呈圆形、椭圆形或地图状、大小不等，边界清楚，脱发处头皮光滑无炎症，而其周围头发易拔除。一般脱发区无自觉症状，少数可出现局部头皮微痒或麻木感等。一般地说，恢复过程多是先有细软灰白的毛发长出，有时可随长随脱，渐渐变粗变黑，恢复正常。有部分斑秃患者经半年或1年左右可自愈。

闹羊花鲜毛姜酒

原料组成 闹羊花 21 朵，鲜毛姜 17 片，50 度白酒 500 毫升。

制用方法 将前 2 味药置于容器中，加入 50 度白酒 500 毫升，密封，隔水蒸煮 1 小时左右。取出放置 7～10 日后，过滤去渣，取其滤汁，贮瓶备用。

功效主治 治疗斑秃，促使毛发生长。

首乌地黄酒

原料组成 何首乌、黑枣各 30 克，熟地黄 34 克，枸杞、龙眼肉、麦冬、当归、西党、龙眼肉各 15 克，龙胆草、白术、茯苓各 12 克，广皮、五味子、黄柏各 9 克，白酒 1 升。

制用方法 将前 14 味捣碎，置容器中，加入白酒，密封，浸泡 14 天后，过滤去渣即成。

功效主治 补肝肾、益气血、清湿毒、养血生发。适用于青壮年血气衰弱、头发脱落不复生，且继续脱落者。

金银花酒

原料组成 金银花 100 克，白酒 500 毫升。

制用方法 将上二味装大口瓶浸泡 1 星期后，待酒色呈棕黄色备用。

功效主治 治疗斑秃。

附记 引自《新疆中医药》1996，（4）：60。

饮食养生

1. 多吃碱性食物，如香菇、冬瓜、黑木耳、大白菜等新鲜水果和蔬菜。

2. 多吃大豆、玉米、黑芝麻等富含植物蛋白的食物；多吃蛋类、鲤鱼、菠菜、土豆等含铁的食物。

3. 多吃苋菜、菠菜、枸杞菜等富含维生素 E 的食物。

4. 忌烟、酒，避免葱、蒜、姜、辣椒等辛辣刺激食物。

起居养生

讲究头发卫生，不要用碱性太强的肥皂洗发，不滥用护发用品，平常理发后尽可能少用电吹风和染发。

名医药酒
老方大全

饮食要多样化，克服和改正偏食的不良习惯，斑秃是一种与饮食关系密切的病症，要根据局部的皮损表现辨证和分型，制定食疗方案。在一般情况下，本病以青年居多，常与心绪烦扰有关，故除保持情志条达外，应给予镇静安神的食品，如百合、莲子、酸枣仁等，精血不足的患者应多食用含有蛋白的补精益血的食品，如海参、核桃仁等。

鹅掌风

鹅掌风是一种发生在手掌部的皮肤病，以皮肤粗糙、变厚、干裂为特征。其临床症状表现为：手掌局部有境界明显的红斑脱屑，皮肤干裂，甚或整个手掌皮肤肥厚、粗糙、皲裂、脱屑，亦可出现水疱或糜烂。自觉瘙痒或瘙痒不明显，多始于一侧手指尖或鱼际部，常继发于脚湿气。

中医学认为，鹅掌风多由外感湿热之毒蓄积皮肤，或病久湿热化燥伤血，皮肤失去营养而发病。

生姜酒

原料组成 生姜250克，50～60度白酒500毫升。

制用方法 前1味捣碎，置容器中，添加白酒，每日振摇1～2次，密封浸泡2日，去渣留液。

功效主治 解毒杀菌。适用于手癣、甲癣。

附记 引自《中国民间百病良方》。

土槿皮地肤子酒

原料组成 土槿皮、大枫子肉、地肤子、蛇床子、白鲜皮、苦参各300克，枯矾1250克，硫黄150克，樟脑

150 克（后下），50％医用乙醇 20 升。

制用方法 将前 8 味研成末或捣碎，置容器中，加入 50％乙醇（分 3 次加入浸泡），第 1 次加入 8 升，密封，温浸 7 天后，倾取上清液，第 2、第 3 次加入 6 升，如上法浸泡。3 次浸液合并，混匀，再以樟脑用 95％乙醇溶解后，加入浸液中，候药液澄清，倾取上层清液，贮瓶备用。

功效主治 杀虫止痒。用于鹅掌风、脚湿气、圆癣等。

带状疱疹

带状疱疹是由水痘 – 带状疱疹病毒引起的常见皮肤病。病毒主要侵犯脊髓神经根，引起神经细胞的炎性改变。它是一种皮肤上出现成簇水疱，痛如火燎的急性疱疹性皮肤病。其特点是：常突然发生，集簇性水疱，排列成带状，沿一侧周围神经分布区出现，伴有刺痛和局部淋巴结肿大。

雄黄蜈蚣酒

原料组成 蜈蚣 3 条，雄黄、青黛、乳香各 10 克，冰片、细辛、白矾各 5 克，吲哚美辛片 100 毫克。

制用方法 诸药共研细末，搅匀，加白酒 10 毫升，陈醋适量，调成糊状，按面积大小将药膏摊贴于病灶处，上面覆盖一层塑料薄膜，周边胶布固定。

功效主治 治带状疱疹。

生南星草河车酒

原料组成 生南星、草河车各 10 克，山蘑菇 12 克，白酒 200 毫升。

制用方法 先将白酒放入粗碗内，再用上药分别磨酒。磨完后滤去药汁，备用。

功效主治 清热解毒，燥湿消肿。适用于带状疱疹。

附记 张定龙经验方。

名医药酒
老方大全

三花蛇床酒

原料组成 金银花、野菊花、凤仙花、蛇床子各 10 克，白鲜皮 12 克，水杨酸 5 克，石炭酸 2 克，75% 医用乙醇 1 升。

制用方法 将前 5 味置容器中，加入 75% 乙醇，密封。浸泡 5～7 日，滤取上清液，加入水杨酸、石炭酸，搅匀，贮瓶备用。

功效主治 清热解毒，消炎止痒。用于带状疱疹。

痱子

痱子，又称汗疹，痱疹，是夏季常见的皮肤病，多见于婴幼儿及肥胖多汗的人。痱子若长在婴幼儿的头部，易形成脓肿，这就是痱疖。

中医认为，夏季气候炎热，暑湿侵袭，暑湿交阻，熏蒸肌肤，闭阻毛窍，从而形成是病，清热利湿，解毒止痒，局部干燥为治疗大法，可选用下列中药药酒治疗方。

鲜地龙酒

原料组成 鲜地龙 30 克，生茶叶 10 克，75% 乙醇 200 毫升。

制用方法 将前 2 味置容器中，加入 75% 乙醇，密封，浸泡 3～5 日后，去渣即得。

功效主治 清热解毒，祛风通络。用于治疗痱子。

双黄冰片酒

原料组成 生大黄 6 克，黄连 5 克，冰片 4 克，60 度白酒 150 毫升。

制用方法 将前 2 味捣碎和冰片一并置容器中，加入白酒，密封，浸泡 5～7 日后即可取用。

功效主治 消炎止痒。主治痱子，疮疖等。

附记 引自《药酒汇编》。

苦参白鲜皮酒

原料组成 苦参、白鲜皮、蛇床子各 75 克，薄荷脑、冰片各 10 克，水杨酸 30 克，麝香草酚 5 克。

制用方法 将以上 7 味，取苦参、白鲜皮粉碎成粗粉，与蛇床子混合，用乙醇为溶剂，浸渍 24 小时后进行渗漉，收集漉液，用活性炭适量脱色，滤过。其余薄荷脑等 4 味，加乙醇适量使溶解，与上述滤液混合，滤过，加乙醇与水适量即得。外用。涂抹患处，每日数次。

功效主治 消炎、止痒。适用于夏季皮炎，痱子，皮肤瘙痒等。

参冰三黄酊

原料组成 苦参、生大黄各 20 克，冰片、雄黄、黄连各 10 克，75% 乙醇 300 毫升。

制用方法 将前 5 味（冰片除外后入）捣碎，置容器中，加入 75% 乙醇，密封，浸泡 2 ~ 3 日后，加入冰片，溶化后即可取用。外用：涂搽患处，日搽 3 ~ 4 次。

功效主治 消炎，止痒。主治痱子。

附记 引自《四川中医》。防止药入眼。

名医药酒老方大全

饮食养生

1. 宜吃高蛋白有营养的食物。

2. 宜吃维生素和矿物质含量丰富食物。

3. 宜吃高热量易消化食物。

4. 忌吃油腻难消化食物。

5. 忌吃油炸、熏制、烧烤、生冷、刺激食物。

6. 忌吃高盐高脂肪食物。

起居养生

平时注意皮肤清洁，勤洗澡，保持皮肤干燥，清洗后扑撒痱子粉可预防痱子发生。

1. 室内要通风，尽量降低室温，保持凉爽及干燥，湿热的空气对痱子的消退不利。

2. 勤洗澡，洗澡时要用温水，禁用热水烫洗，凉水也不好，禁用带刺激性的碱性肥皂，洗后要立即擦干。

3. 涂痱子粉或爽身粉，这类粉剂多含滑石粉及氧化锌，主要作用是吸汗，干燥，清凉等。

预 防

1 平时保证每日用温水洗浴2~3次，以保持皮肤清洁，浴后擦上痱子粉。孩子从外边回来后不要用冷水洗浴，因为经冷水一浇，原先张开的汗孔会突然闭塞、汗液潴留，极易引发痱子或加重病情。

2 孩子生了痱子，切忌涂抹软膏或油类制剂。

3 避免烈日光照射。

4 勤更内衣，穿着宽松单薄布料衣服，这样就可以避免痱子的发生。

5 出现大面积痱毒，应及时到医院治疗。

皮肤瘙痒症

皮肤瘙痒主要表现为自觉皮肤阵发性瘙痒，搔抓后常出现抓痕、血痂、色素沉着和苔藓样变等继发性皮损，多因风、湿搏结所致，治以祛风除湿为主，辨证给予疏风、清热、凉血、养血等，常用百部、苦参、枳实、蝉蜕、蝮蛇、天麻、白鲜皮等中药。

浮萍酒

原料组成 新鲜浮萍100克，米酒500克。

制用方法 将浮萍捣烂，置干净容器中，加入米酒，密封浸泡，经常摇动，7天后过滤去渣即可。

功效主治 疏风止痒。适用于皮

肤瘙痒。

雄黄敌百虫酒

原料组成 雄黄 6 克，敌百虫 25 片，冰片 4 克。

制用方法 将上三味药共为细末，混合后备用。用时把散剂溶于白酒 500 毫升，浸泡 4 小时后即成。

功效主治 止痒，治疗皮肤瘙痒症。

百部草酒

原料组成 百部草 180 克，75% 乙醇 360 毫升。

制用方法 将上药置容器中，加入 75% 乙醇，密封，浸泡 1 周，过滤取汁即得。每瓶装 100 毫升。

功效主治 杀虫止痒。治疗皮肤瘙痒症，虱病，阴痒等。

附记 引自《北京中医学院东直门医院协定处方》。

活血止痒酒

原料组成 何首乌、丹参各 30 克，蝉蜕 15 克，防风 10 克，黄酒 300 毫升。

制用方法 上药用黄酒煎至减半，

去渣，备用。口服。每日 1 剂，分 2 次服之。

功效主治 养血，祛风，止痒。主治皮肤瘙痒症（血虚型）。

枳实苁蓉酒

原料组成 枳实 150 克，独活、苁蓉、黄芪、秦艽各 200 克，丹参、蒴藋各 250 克，松叶 50 克，白酒 2.5 升。

制用方法 上 8 味切细，以酒浸 6 天后即可。

功效主治 益气、养血、祛风、止痒。用于治瘙痒皮中风虚。

蝉蜕白鲜皮酒

原料组成 蝉蜕、白鲜皮、蛇床子、百部各 30 克，白酒 500 毫升。

制用方法 前 4 味捣碎，置容器中，添加白酒，每日振摇 1 ~ 2 次，密封浸泡 7 日，去渣留液。

功效主治 祛风，杀虫，止痒。适用于皮肤、阴部、肛门、腋窝瘙痒。

附记 民间验方。

名医药酒
老方大全

疣

疣，俗称"瘊子"。由人类乳头状病毒 HPV1、HPV2、HPV4 所致的寻常疣和 HPV1、HPV5、HPV8、HPV9 所致的扁平疣，是发生在皮肤浅表的病毒性皮肤赘生物。单就疣体本身而言，并不会给人造成痛苦，预后大多良好。但是，它多发于人体的暴露部位，又好发于青少年，有损容貌，影响人们的交际，对患者的身心健康极为不利。

了哥王酒

原料组成 了哥王果（成熟之子）50 克，95% 乙醇 50 毫升。

制用方法 将上药捣碎，置容器中，加入 95% 乙醇，密封，浸泡 14 日后，过滤去渣即成，或以鲜了哥王果汁直接涂用亦可。

功效主治 解毒散结。适用于寻常疣。

附记 引自《新医药学杂志》。

鸦胆蛇床酒

原料组成 鸦胆子 50 克，蛇床子、大黄、薏苡仁各 10 克，75% 乙醇（酒精）250 毫升。

制用方法 将上药研末或切成薄片，用酒精浸泡 1 周后备用。

功效主治 清热解毒，腐蚀赘疣。用于扁平疣。

饮食养生

1. 饮食宜清淡，多吃蔬菜和水果；宜多吃清热利湿的食物。

2. 忌食用辛辣刺激性食物；忌食用有兴奋作用的食物；忌食用黏腻食物；忌食"发物"。

起居养生

1. 注意个人卫生，勤洗澡，勤换内衣裤，经常洗晒被褥。

2. 不要与他人共用毛巾等个人卫生用品，不随处坐卧，保持良好的生活习惯。

3. 接触疥疮患者后，需用肥皂或硫黄皂洗手，以免传染。

4. 发现患者应及时隔离并彻底治疗，不能用患者用过的衣物、被褥等。对可能被污染的衣服、被褥、生活用品要彻底消毒。

5. 及时杀灭环境中的疥虫，一般常用杀虫水都可杀死疥虫。在公共场所的地毯、沙发与椅垫等处，可使用环保署合法登记的环卫用药，依照指示喷洒。

预 防

1 注意个人卫生，对被污染的衣服、被褥、床单等要用开水烫洗灭虫，如不能烫洗者，一定要放置于阳光下曝晒1周以上再用。

2 杜绝不洁性交。

3 出差住店要勤洗澡，注意换床单。

疥疮主要表现为皮肤皱褶处出现隧道、红色丘疹、水疱、结节，并可看到条状黑线，夜间剧痒，多因湿热内蕴、虫毒侵袭、郁于皮肤所致，治宜祛风利湿、杀虫止痒为主，常用川椒、白鲜皮、地肤子、百部、雄黄等中药。

疥疮

水菖蒲解毒酒

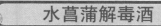

原料组成 水菖蒲 1500 克，米、曲各适量。

制用方法 前1味粗碎，置容器中，添加清水 3.5 升，文火煮取 500 毫升，去渣留液，加入米、曲密封，置阴晾干燥处，常规酿酒，酒熟后去糟留液。

功效主治 利湿解毒。适用于疥疮。

黄柏猪胰酒

原料组成 黄柏 50 克，猪胰 200 克。

制用方法 上药生用，酒浸。

功效主治 祛痒，止痛。适用于疥疮。

附记 引自《寿世青编》。

白鲜百部止痒酒

原料组成 白鲜皮19克，百部30克，苦参、川楝子、萹蓄、蛇床子、石榴皮、藜芦各10克，皂角刺、羊蹄草各20克，白酒2升。

制用方法 前10味粗碎，置容器中，添加白酒，每日振摇1～2次，密封浸泡7日，去渣留液。

功效主治 清热利湿，杀虫止痒。适用于疥疮。

附记 引自《百病中医熏洗熨擦疗法》。

蚺蛇止痒酒

原料组成 蚺蛇500克，羌活50克，糯米2斗。

制用方法 上2味药，羌活用绢袋盛，糯米蒸熟安曲于缸底，置蛇于曲上，乃下饭密盖，待熟取酒，以蛇焙研和药。

功效主治 祛风止痒。适用于疥疮。

附记 引自《食物本草》。

二黄百部酒

原料组成 硫黄、制雄黄各50克，百部100克，密陀僧36克，蛇床子60克，冰片5克，95%乙醇800毫升。

制用方法 前6味研末，置容器中，添加乙醇，每日振摇1～2次，密封浸泡3～5日，去渣留液。

功效主治 活血解毒，祛风止痒。适用于疥疮。

苦白酒

原料组成 苦参、白鲜皮各10克，百部30克，川楝子、萹蓄、蛇床子、石榴皮、藜芦各10克，皂角刺、羊蹄根（土大黄）各20克，白酒2升。

制用方法 将上药浸于白酒内，1周后启用。每晚临睡前用纱布块蘸此药酒搽全身皮肤，每日1次，连用7～10日。

功效主治 治疥疮。

附记 用本方治2例患者，均在7～10日痊愈。

麻风

麻风是由麻风分枝杆菌引起的一种极为慢性具较低传染性的疾病，主要累及皮肤及外周神经，严重者可致容貌毁损和肢体畸残。由于我国政府对麻风的防治工作的高度重视，在上世纪末已基本实现了消灭麻风的计划目标。

商陆祛风酒

原料组成 商陆根（削去皮，锉）12.5千克，细曲7.5千克，黍米100千克。

制用方法 将商陆根去渣，浸细曲7.5千克，炊黍米100千克，酿如常法，酒熟即可。

功效主治 温经祛风，适用于麻风。

牛膝乌头酒

原料组成 牛膝、石楠、乌头、天雄、茵陈各100克，细辛25克，白酒5升。

制用方法 以上6味细切，用白酒渍之，春秋浸5日，夏浸3日，冬浸7日。

功效主治 祛风温经。适用于麻风。

艾蒿酒

原料组成 艾蒿一握，西米适量。

制用方法 上药以水煎取浓汁，拌西米，酿酒，候熟，去滓取清酒。或取上药用水酒各一盏，煎饼至八分。

功效主治 消炎止痒。适用于麻风。

附记 引自《太平圣惠方》。

蝮蛇祛风酒

原料组成 活蝮蛇1条，醇酒10升。

制用方法 上药同醇酒10升，封埋马溺处，周年取出，蛇已消化。

功效主治 祛风散寒。适用于麻风。

附记 引自《本草纲目》。

名医药酒老方大全

名医药酒
老方大全

苦参猬皮酒

原料组成 苦参、细曲各 2500 克，露蜂房（炙）250 克，猬皮（炙）一具。

制用方法 以上 4 味药细切，以水 35 升，同药渍 4 宿，去渣，煮米 20 千克，如常法酿酒。

功效主治 祛风散寒。适用于麻风。

附记 引自唐·《外台秘要》。

苦参蜂房解毒酒

原料组成 苦参 500 克，露蜂房（炙）250 克，酒曲适量。

制用方法 以上 2 味切细，以水 30 升，酒曲 2 升，和药同浸，经二宿，液去滓，煮黍米 20 千克，按常法酿酒，候熟压取酒。

功效主治 解毒燥湿。适用于麻风。

饮食养生

1. 宜吃含有丰富维他命的新鲜蔬果；宜清淡饮食。
2. 忌食动物蛋白性食物；忌海鲜发物；忌辛辣刺激性食物。

起居养生

1. 注意温度的冷热转换，室内应常通风，保持空气清新，衣被适中。
2. 不要用手搔抓。
3. 不能用热水、花椒水、盐水等不当方法烫洗来止痒。
4. 不能热敷。

预 防

1 及早发现病人。

2 化学预防。

3 卡介苗接种。

荨麻疹

荨麻疹是由于皮肤、黏膜小血管扩张及渗透性增加而出现的一种局限性水肿反应。有 15%～20% 的人一生中至少发作过一次荨麻疹。其主要临床表现皮肤瘙痒，随即出现风团，呈鲜红、苍白或皮肤色，少数病例亦有水肿性红斑。部分患者可伴有恶心、呕吐、头痛、头胀腹泻等。急性变态反应，有时可伴有休克的症状。

石楠叶祛风酒

原料组成 石楠叶 5 克，白酒 30 毫升。

制用方法 将上药研细末，入白酒煎一沸，待用。

功效主治 祛风止痒。适用于荨麻疹。

枳芄止痒酒

原料组成 枳壳 90 克，秦芄、独活、肉苁蓉各 120 克，丹参、陆英各 150 克，松叶 250 克，白酒 2 升。

制用方法 将前 7 味捣碎，入布袋，置容器中，加入白酒，密封，浸泡 7 日后，过滤去渣即成。

功效主治 活血，祛风，止痒。

适用于荨麻疹。

附记 引自《普济方》。

硫黄温阳酒

原料组成 硫黄 6 克，白酒 100 毫升。

制用方法 硫黄乳钵内研细，放入白酒再研。

功效主治 温阳透疹。适用于荨麻疹。

白茄根酒

原料组成 白茄根 50 克（鲜品 100 克），60 度白酒 30 毫升。

制用方法 前 1 味切碎，置容器中，添加白酒，每日振摇 1～2 次，密封浸泡 7 日，去渣留液。

功效主治 抗过敏。适用于荨麻疹。

蝉蜕散热酒

原料组成 蝉蜕 3 克，糯米酒 50 毫升。

制用方法 将上药研成细末，待用，糯米酒加入清水 250 毫升，煮沸，入上药搅匀即可。

功效主治 疏风散热，透疹解痉。适用于荨麻疹。

附记 引自《民间百病良方》。

浮萍止痒酒

原料组成 鲜浮萍 60 克，白酒 250 毫升。

制用方法 上药洗净，捣烂置容器中，加入白酒，密封，浸泡 7 日后，过滤去渣即成。

功效主治 祛风止痒。适用于荨麻疹。

松叶祛风酒

原料组成 松叶 500 克，白酒 1 升。

制用方法 松叶切碎，置容器中，

添加白酒，文火蒸取 300 毫升，去渣留液，候温。

功效主治 祛风止痒。适用于荨麻疹。

附记 引自《普济方》。

黑芝麻补精酒

原料组成 黑芝麻 300 克，黄酒 3 升。

制用方法 黑芝麻微炒研碎，加入黄酒中，置容器中加盖，浸泡 2 小时。

功效主治 补精益血。适用于荨麻疹。

碧桃冰片酒

原料组成 鲜嫩桃叶 500 克，胆矾 0.6 克，薄荷水、冰片各 3 克，鲜鱼腥草 60 克，白酒 500 毫升。

制用方法 鱼腥草、桃叶洗净，切碎，加入胆矾粉，按渗滤法进行渗滤，收集渗滤液 1 升，溶入薄荷水、冰片，过滤去渣，即成。

功效主治 解毒止痒。适用于荨麻疹。

痤疮

痤疮多由肺热脾湿或夏月风热毒邪搏于肌肤而生，大小不一，大如酸枣，小如黄豆，皮色赤肿，内有脓血。有的形如水疱发痒，渐变脓疱而疼痛。好发部位多在面部、臀部等部位的皮肤。

冬瓜清热酒

原料组成 冬瓜1个，白酒500毫升。

制用方法 前1味切碎，置容器中，添加白酒、清水适量，文火煎至浓稠，候冷。

功效主治 清热解毒，化痰利水。适用于痤疮。

附记 引自民间验方。

苦参百部酊

原料组成 苦参、百部各30克，75%医用乙醇300毫升。

制用方法 将前2味捣碎或切薄片，置容器中，加入75%医用乙醇，密封，浸泡7天后即可取用。

功效主治 清热燥湿，杀虫。适用于痤疮。

三黄冰片酊

原料组成 生大黄、冰片各30克，黄芩10克，黄连9克，75%乙醇500毫升。

制用方法 前4味（冰片除外）切碎，置容器中，添加乙醇，每日振摇1~2次，密封浸泡10日，去渣留液，入冰片溶解。

功效主治 清热解毒。适用于痤疮。

楼椒清热酒

原料组成 重楼100克，花椒50克，冰片10克，白酒500毫升。

制用方法 重楼捣碎，与花椒、冰片混匀，置容器中，添加白酒，每日振摇1~2次，密封浸泡15日，去渣留液。

功效主治 清热解毒，消肿止痛。适用于痤疮。

名医药酒老方大全

饮食养生

1. 宜高蛋白饮食；宜高维生素饮食；宜清淡饮食；宜食用含锌的食物。

2. 忌食动物脂肪；忌食辛辣刺激性食物；忌食腥发食物；忌食高碘食物。

起居养生

1. 清洁皮肤。针对患者皮肤油腻的特点，采取晨起和睡前交替使用中性偏碱香皂和仅适合油性皮肤使用的洗面奶洗脸，并用双手指腹顺皮纹方向轻轻按摩 3～5 分钟，以增强香皂和洗面奶的去污力，然后用温水或温热水洗干净，彻底清除当天皮肤上的灰尘、油垢。若遇面部尘埃，油脂较多，应及时用温水冲洗。一般洗脸次数以每日 2～3 次为宜。

2. 疏通毛孔。当面部出现粉刺时，打一盆热水，把经洗面奶或细砂磨砂膏净面后的脸置于升腾的蒸汽中，而后用大毛巾包裹面部 3 分钟，促使毛孔打开，再用事先以 75% 酒精棉球消毒过的医用注射针头（5～7 号）的针帽或粉刺器柔和地挤压粉刺边缘的皮肤，即可将粉刺挤出来。此法不易损害附近皮肤，不致留下瘢痕。

预防

1 多吃水果和蔬菜。苹果、梨、西瓜、黄瓜、冬瓜等都有利于减少皮脂分泌和促进痤疮愈合，橘子、榴莲、荔枝等高糖水果要少吃。

2 经常洗脸。油性皮肤面部的油脂清理很重要，每天多用热水洗几次脸，选择硼酸香皂、硫黄香皂等抑制皮脂分泌的香皂，在鼻翼部位的皮肤应该重点清洗。

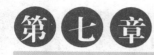

呼吸系统疾病

咳嗽

　　咳嗽由肺气上逆所致，有外感、内伤之分，治以宣肺降逆为主。其中，咳吐稀痰、鼻流清涕者，为风寒咳嗽，重在祛风散寒；发热口干、咽喉疼痛者，为风热咳嗽，重在疏风清热；干咳少痰、咽喉干燥者，为风燥咳嗽，重在润燥养肺；痰多黏稠、胸闷气促者，为痰湿咳嗽，重在燥湿化痰；痰多稠黄、面赤心热者，为痰热咳嗽，重在清热化痰；痰少难咳、胸胁胀痛者，为肝火咳嗽，重在清肺平肝；干咳少痰、潮热盗汗者，为肺阴咳嗽，重在滋阴润肺。常用桔梗、甘草、防风、薄荷、海蛤壳等中药。

陈皮酒

原料组成 陈皮 30 克，白酒 300 毫升。

制用方法 先将陈皮洗净，晾干，撕碎后，置于酒瓶中，加入白酒，盖好密封，浸泡 3 ～ 5 日即可。每次服 15 ～ 20 毫升，每日服 3 次。

功效主治 止咳，化痰。适用于

风寒咳嗽、痰多清稀色白、肺寒咳嗽亦宜。

雪梨酒

原料组成 雪梨 500 克，白酒 1 升。

制用方法 将雪梨洗净去皮、核，切成小块，浸入酒内，加盖密封，

名医药酒 老方大全

7 日后即可。每次取药酒适量饮服，每日 2 ~ 3 次。

功效主治 清热化痰，生津润燥。适用于咳嗽、烦渴、痰热惊狂、噎嗝、便秘等。

橘红酒

原料组成 橘红 30 克，白酒 500 毫升。

制用方法 将橘红加工粗碎，浸入白酒中封固，7 天后即可饮用。每日晚间睡前服 10 ~ 15 毫升。

功效主治 理气散寒，化痰止咳。适用于肺脾不和、湿痰久蕴而引起的咳嗽多痰及每逢寒冷即复发不愈者，如长年慢性气管炎、哮喘病之寒湿偏盛者。

注意事项 每次不可多饮，多饮反助湿邪。

双参润肺酒

原料组成 西洋参 36 克，沙参、麦冬各 24 克，黄酒 1 升。

制用方法 将西洋参、沙参切片，麦冬捣碎，同置砂锅内，加入黄酒，文火煎 5 ~ 7 沸，离火，冷却后放入洁净的玻璃瓶中密闭浸泡，7 日后再加入 200 毫升凉开水调匀即可。每次

服 30 ~ 50 毫升，每日早晚各 1 次。

功效主治 补气养阴，清热润肺，止咳。适用于肺阴虚咳嗽、烦渴等。

注意事项 服药期间忌食萝卜。

风寒咳嗽酒

原料组成 全紫苏 120 克，陈皮 60 克，杏仁、瓜蒌、浙贝母、半夏、茯苓、干姜、枳壳、百部、白前、桔梗、桑白皮、枇杷叶各 30 克，甘草、细辛、豆蔻仁、五味子各 15 克，白酒 5 升。

制用方法 将以上前 18 味药共捣碎，装入细纱布袋中，扎紧口，置于容器中，倒入白酒浸泡、密封，隔日摇动 1 次。10 ~ 12 日后开封，过滤去渣即可。每次服 30 ~ 50 毫升，每日早、晚各服 1 次。

功效主治 祛风散寒，止嗽平喘。适用于寒凉咳嗽，症见咳嗽气喘、鼻塞流涕、喉痒声重、痰稀色白、头痛发热、恶寒或恶风等。

注意事项 凡咳嗽等阴虚、久咳痰少、痰中带血丝、口燥咽干者忌服。

附记 又一方即本方去百部、白前。杏仁用量改为 1/3，甘草改用 1/10。余同上。验之临床，均获良效。

复方樟脑酊

原料组成 樟脑3克，阿片酊50毫升，苯甲酸5克，八角茴香油3毫升，50%乙醇900毫升。

制用方法 先取苯甲酸、樟脑与八角茴香油，置于容器中，加入50%乙醇900毫升，等溶解后，再缓缓加入阿片酊与50%乙醇适量，使成1升，搅拌均匀，滤过即可。每次服2～5毫升，每日服3次。

功效主治 镇咳、镇痛、止泻。适用于咳嗽、腹痛及腹泻。

注意事项 本药酒应置避光容器内，密封，在30℃以下处保存保质。

附记 验之临床，效果甚佳。

百部蚤休酒

原料组成 百部、蚤休各50克，白酒750毫升。

制用方法 先将百部、蚤休在锅内稍炒动，再用纱布包好，放酒中密封浸泡，30天后可以饮用。每日10～20毫升，每日早晚分服。

功效主治 止咳、化痰、平喘。适用于一切新久咳嗽。

附记 百部温润而不燥，有宣开肺气、平喘镇咳的作用，但其所含的百部碱和对叶百部碱，对呼吸中枢有抑制作用，应用时以用炙百部为宜。

百部酒

原料组成 百部60克，白酒500克。

制用方法 将百部洗净，晾干表面水分，切成片，放进热锅中，加少量蜂蜜炒熟；然后将炒熟的百部装入纱布袋内，扎紧袋口，放入酒瓶中密封浸泡1周即可。每晚睡前饮服15～20毫升。

功效主治 润肺止咳。适用于治疗各种新久咳嗽，如肺痨咳嗽、肺气阴虚、干咳少痰、口干气促、骨蒸烦热等。

注意事项 脾虚少食、便溏者不宜服用。

蛤蚧参芪酒

原料组成 蛤蚧1～2只，党参、黄芪各30克，白酒150克。

制用方法 将蛤蚧、党参、黄芪切小块，浸于白酒中，密封瓶口，经常摇动，30天后可以服用。每日1～2次，每次10～20毫升。

功效主治 补肺益肾，止咳平喘。适用于肺肾气虚咳嗽气喘者。

名医药酒 老方大全

注意事项 阴虚者不宜饮用。

附记 本酒有较好的补益肺肾作用，对中老年人肺肾不足、经常咳喘，或动则咳喘发作者，较为适宜。

紫苏子酒

原料组成 紫苏子 60 克，黄酒 2.5 升。

制用方法 将紫苏子放入锅中用文火微炒，装入布袋中，放入小坛内，倒入黄酒浸泡，加盖密封。7 天后开封，去掉药袋即可。每日 2 次，每次饮服 10 毫升。

功效主治 止咳平喘，降气消痰。适用于痰涎壅盛、肺气上逆、作喘等症。

注意事项 热性咳嗽不宜服用。

阿胶酒

原料组成 阿胶 400 克，黄酒 1.5 升。

制用方法 用酒在慢火上煮阿胶，令化尽，再煮至 1000 克，取下候温。分作 4 服，空腹细细饮之，不拘时候，服尽不愈，再如前法配制。

功效主治 补血止血，滋阴润肺。适用于阴虚咳嗽、眩晕心悸、虚劳咯

血、吐血、崩漏。

天门冬酒

原料组成 天门冬 500 克，米酒 1.5 升。

制用方法 每遇冬月将天门冬去心，洗净，晾干，然后放入瓶内，加入米酒，密闭浸泡 5 日，去渣，每次服 1 ~ 2 小杯。常令酒气相接，但勿令大醉。

功效主治 清肺降火，滋阴润燥。适用于阴虚咳嗽，症见干咳少痰，痰黏如胶，口咽干燥，咯血潮热，胸痛颧红，饮食减少，舌红而干，脉细数。本酒亦适应吐浊沫的肺痿症，咳吐脓血的肺痈症。

注意事项 忌食生冷。

葶苈酒

原料组成 葶苈子 100 克，白酒 500 毫升。

制用方法 将上药捣碎，装入细纱布袋，置于容器中，加入白酒，密封。浸泡 3 天后即可取用。每日 2 次，每次服 20 毫升。

功效主治 逐饮泄水，泻肺定喘。适用于咳嗽气喘、痰多、胸胁痞满、水肿、小便不利。

注意事项 凡肺气虚喘促、脾虚肿满、气虚小便不利、体质虚弱者忌服。

桑萸酒

原料组成 桑白皮250克，吴茱萸根皮150克，黄酒1.5升。

制用方法 先将上药细切，入砂锅中，加入黄酒，煎至500毫升。过滤去渣，分5次服，每日空腹服1次。

功效主治 泻肺平喘，理气止痛。适用于肺热咳喘、痰多而黄、身热口渴。

注意事项 肺寒咳嗽，咳喘者忌服。

附记 二药治咳，功力非凡，加之酒助药力，其效尤著。

祛痰咳嗽酒

原料组成 桃仁、杏仁（均去皮尖）、芝麻（炒熟）各500克，苍术200克，白茯苓、艾叶（揉去筋）、薄荷、小茴香各15克，荆芥50克，白酒适量（约5升）。

制用方法 将上药共研细末，炼蜜和作1块，投入酒一大罐，煮药团散为止，密封浸泡7日后，过滤去渣，备用。每次空腹服2盅（约30～50毫升），每日服2次，不可过剂。

功效主治 祛痰止咳，平喘润燥，除膈气。适用于虚寒性咳嗽。

芝麻核桃酒

原料组成 黑芝麻、核桃仁各25克，白酒500毫升。

制用方法 先将上药洗净捣碎，置于容器中，加入白酒，密封，置阴凉处，浸泡15日后，过滤去渣即可。每次服15～30毫升，每日服2次。

功效主治 补肾润燥，纳气平喘。适用于肾虚喘咳、腰痛脚软、阳痿遗精、大便燥结等症。

附记 一方单用核桃仁50克，白酒500毫升。余同上，效果亦佳。

核桃酒

原料组成 核桃肉500克，黄酒500毫升，冰糖150克。

制用方法 将核桃肉放炒锅内，用文火边焙边炒，至肉仁微黄并散发出香味，取出捣碎，放瓷罐中，加入黄酒和冰，搅拌后置蒸锅内高压蒸20分钟即可。每日2次，每次30毫升。

功效主治 补气血，温肺肾，止咳喘，润肌肤，益胃肠。适用于肺虚咳喘，以及润肠通便、美容养颜。

名医药酒老方大全

附记 本酒对于年老体弱、津液不足引起的久咳、虚咳有较好作用。

香橼川贝酒

原料组成 香橼100克，川贝母30克，桔梗15克，米酒500克。

制用方法 将上述药物加工捣碎，用细纱布袋盛，扎紧袋口，放入净坛中，加入米酒，盖紧密封，置阴晾干燥处；隔日摇动1次，14天后开封，去掉药袋，过滤后贮入干净瓶中即可。每日早、中、晚各1次，每次空腹饮服15~20毫升。

功效主治 止咳化痰。适用于经久咳嗽、有痰者。

饮食养生

1. 以清淡的饮食为主，多喝一些米粥类的润肺饮食。

2. 多吃具有清热去火、止咳化痰作用的水果，如梨、橄榄等。

3. 忌吃生姜、辣椒等辛辣刺激性食物。

起居养生

1. 保持室内空气新鲜，不要吸入香烟、油烟等异味。天气干燥时，室内洒些水，注意卧床休息。

2. 平时注意保暖，冬天外出时最好戴上口罩，避免冷空气刺激。如果是儿童咳嗽，晚上应盖好被子，被子也不要太厚。

预防

1 加强锻炼，多进行户外活动，提高机体抗病能力。

2 气候转变时及时增减衣服，防止过冷或过热。

3 少带小儿去拥挤的公共场所，减少感染机会。

4 经常开窗，流通新鲜空气。家人有感冒时，室内可用醋熏蒸消毒，防止病毒感染。

5 及时接受预防注射，减少传染病发生。

感冒

感冒是风邪侵袭引起的上呼吸道疾病，以头痛、鼻塞、流涕、喷嚏、恶寒、发热等为主要特征。临床分为风寒、风热两类，多兼湿、暑、燥、食等，治以发散外邪为主。其中，恶寒无汗、咳痰稀白、口不渴或渴喜热饮者，为风寒感冒，常用淡豆豉、生姜、葱白等中药；发热出汗、咽喉肿痛、咳痰黄黏、口渴喜饮者，为风热感冒，常用菊花、连翘、桑叶等中药。若兼湿、暑、燥邪，则分别佐以除湿、解暑、化燥之品。

桑菊糯米酒

原料组成 桑叶、菊花、连翘、杏仁各 30 克，节根 35 克，桔梗 20 克，薄荷、甘草各 10 克，糯米酒 1 升。

制用方法 先将以上 8 味药共捣碎，置于容器中，加入糯米酒，密封，浸泡 5 宿后，开取饮用。每次服 15 毫升，每日早、晚各 1 次。

功效主治 清热解毒，疏风散热。适用于风湿病初起、邪客上焦、发热不重、微恶风寒、咳嗽、鼻塞、口微渴。

附记 本方出自《温病条辨》之桑菊饮，今改用酒浸。用之临床，效果尤佳。

姜蒜柠檬酒

原料组成 生姜 100 克，大蒜 400 克，柠檬 3～4 个，蜂蜜 70 克，白酒 800 毫升。

制用方法 先将大蒜蒸 5 分钟后切薄片，柠檬去皮后切薄片，生姜切薄片，与蜂蜜一起盛入容器中，加入白酒密封浸泡 3 个月后，过滤去渣，即可饮用。每日 30 毫升，分 2 次服用，不可过量饮用。

功效主治 祛风散寒。适用于风寒感冒。

附记 民间验方。验之临床，确有良效。

名医药酒老方大全

名医药酒老方大全

肉桂酒

原料组成 肉桂 10 克，白酒 30 ~ 40毫升。

制用方法 将肉桂研为细末，用温酒调服，或将细末投入白酒中浸泡 2 日后，即可饮用。每日 1 剂，1 次或分 2 次温服。

功效主治 温中补阳，散寒止痛。适用于风寒感冒或阳虚外感，主治老人冷气心痛、胸结气闷。本方用白酒煎服，治产后腹痛。又本方用白酒调和成膏状，外敷头顶上和额角，用于治疗命门火衰、肢冷脉微、亡阳虚脱、腹痛腹泻腰膝冷痛等症，效佳。

附记 肉桂辛温、通脉止痛，以酒浸泡、温服之，其温通之力大增、并兼具解表散寒之功。

风豆羌活酒

原料组成 羌活、防风各 40 克，黑豆 80 克，白酒 500 毫升。

制用方法 将以上 3 味药和白酒装入容器中，密封 40 日即可。每日早、晚各服 1 次，每次服 10 ~ 20毫升。

功效主治 祛风定痛。适用于体虚感冒、排汗障碍、身痛。

附记 引自《药物与方剂》。本方对体虚、外感风寒所致风寒感冒有良效。

荆芥豆豉酒

原料组成 豆豉 500 克，荆芥 20 克，黄酒 1 升。

制用方法 将豆豉、荆芥洗净晾干，与黄酒同煎 5 ~ 7 沸，过滤去渣，贮瓶备用。用时可以随量温饮。

功效主治 疏风散寒，解表除烦。适用于外感风寒，如发热恶寒、无汗、鼻塞、流涕、喷嚏、苔薄白、脉浮紧等症的治疗。

防风卷耳酒

原料组成 防风 50 克，苍耳子 10 克，糯米 1000 克，酒曲 150 克。

制用方法 前 2 味粗碎，置容器中，加清水 3 升，武火煎取 2 升，去渣留液，入糯米、曲末搅匀，密封，置阴晾干燥处，常规酿酒，酒熟后去糟留液。口服，每日 2 ~ 3 次，每次 20 ~ 30 毫升。

功效主治 祛风散寒解表。用于外感风寒。

注意事项 苍耳子小毒。本酒不宜多服、久服，孕妇忌服。

葱豉酒

原料组成 葱白3根，豆豉15克，白酒300毫升。

制用方法 将前2味药与白酒同煎至半，过滤去渣，候温备用。每日1剂，早、晚分2次温服。

功效主治 宣通卫气，发散风寒。适用于外感风寒初起、恶寒发热、无汗、头痛、鼻塞、身痛而烦、脉浮紧。兼治冷痢腹痛、呕吐、泄泻。

附记 引自《本草纲目》。又《偏方大全》葱豉黄酒汤，即本方去白酒，葱白改用30克，加黄酒500毫升煎服。余同上。避风寒，忌生冷食物。

加味葱豉酒

原料组成 荆芥12克，葱白60克，淡豆豉30克，黄酒400毫升。

制用方法 将以上诸药捣碎加入黄酒，再加水400毫升，文火煎煮10分钟，过滤，去渣，即可饮用。每次20~30毫升，每日服2~3次，趁热服用。

功效主治 疏风解表。适用于外感风寒症、发热、头痛、无汗、虚烦，兼有呕吐、腹泻等症。

屠苏酒

原料组成 赤木、肉桂23克，防风31克，粉草薢16克，花椒、桔梗、大黄各18克，制川乌6克，赤小豆1.5克。

制用方法 将以上9味，粉碎成粗粉，用白酒浸渍15天，搅拌，滤过。滤液静置24小时，取上清液，加入蔗糖制得的单糖浆及白酒适量摇匀，静置、滤过即得。口服。每次20~40毫升，每日2次。如有微量沉淀，服前振摇。

功效主治 温经、疏风、散寒、解毒。适用于预防感冒、风寒。冬春交替之季饮用更有益处。

饮食养生

1. 多吃蛋类、奶类、动物血等富含铁的食物，能增强抗病能力。

2. 多吃生姜、红豆、南瓜、红糖等辛温、发汗散寒的食物。

3. 多吃新鲜蔬菜、水果和富含优质蛋白质的食物。

4. 忌食生冷、过咸、辛热、滋补、油腻的食物。

名医药酒老方大全

多注意休息，多喝开水，避免过度劳累。

预 防

对待感冒，要"以防为主，以治为辅"，可以使用"搓掌法"：双手合掌，两手"大鱼际"贴合，搓至双手发热。也可以一手固定不动，另一只手对其搓动，上下对搓1~2分钟，双手便会发热。

哮喘

哮以突然发作、呼吸喘促、喉间哮鸣为特征，喘以气息急促为主症，两者常相兼为病，皆与肺、脾、肾三脏相关。治应畅肺气、补肾气、健脾气、化痰涎，并注意区分缓解期和急性期。急性期，咳痰清稀色白、形寒无汗、面色青白者，为寒性哮喘，重在温肺化痰。痰稠色黄、面赤身热、便秘尿赤者，为热性哮喘，重在清肺化痰。缓解期，常见四肢不温、气短懒言、食少消瘦等，为肺脾肾气虚，重在健脾补肾益肺。常用厚朴、杏仁、蛤蚧、桑白皮、旋覆花等中药。

蛤参酒

原料组成 蛤蚧1对，人参30克，甘蔗汁100毫升，黄酒1.5升。

制用方法 先将甘蔗切成小段榨汁备用。再将蛤蚧去头足粗碎，人参粗碎，装入纱布袋，置于容器中，然后加入黄酒和甘蔗汁，密封，置阴凉处，浸泡14日后去药袋即可。每次服20毫升，每日服2次。

功效主治 补肺肾，壮元阳，定喘助阳，强壮身体。适用于元气亏损、久病体虚、咳喘气短、神疲乏力、失眠健忘等症。

附记 引自《药酒汇编》。本方系由人参蛤蚧酒加减而成。一方蛤蚧用

1克。验之临床，本方用治肺肾两虚，肾不纳气之咳喘诸症，用之多效，久服效佳。

紫苏大枣酒

原料组成 炒苏子150克，紫苏茎叶500克，陈皮100克，大枣20枚，米酒1.5升。

制用方法 将上述4味药加入米酒1.5升，煮取800毫升，贮瓶备用。每日30～50克，分2次服。

功效主治 降逆下气。适用于治疗肺气上逆之喘咳。

注意事项 本酒主要用于感受寒邪后的喘咳患者。对于肺虚久咳者不宜服用。

参蛤虫草酒

原料组成 核桃仁30～50克，人参、冬虫夏草各10～30克，蛤蚧1对（去头足），白酒1.5～2升。

制用方法 将上述药洗净，放入酒坛内，倒入白酒，密封浸泡45天，滤取清液饮服。每次10～20毫升，早、晚服用。

功效主治 补肺温肾，纳气平喘。适用于支气管哮喘缓解期、畏寒肢冷、动则汗出、容易感冒等，有提高免疫功能、防止复发的作用。

桑姜吴萸酒

原料组成 桑白皮150克，生姜9克，吴茱萸15克，白酒1升。

制用方法 先将以上3味药切薄片，置砂锅内，加入白酒和水500毫升，用文火煮至1升，或置于容器中，加入白酒，密封，浸泡10日。过滤去渣，备用。每次服30毫升，每日服2次。

功效主治 泻肺平喘，理气化痰。适用于咳喘胀满、呕吐痰涎等症。

附记 引自《药酒汇编》，虚喘忌服。验之临床，凡咳喘，兼胀满，呕吐者，用之效佳。

苏陈酒

原料组成 紫苏梗、叶、子各10克，陈皮12克，白酒300毫升。

制用方法 将以上药捣碎，置于砂锅内，入白酒，用文火煮至减半，或将药置于容器中，加入白酒，密封，浸泡5日。过滤去渣，备用。每次温服30毫升，每日服2次。

功效主治 散寒燥湿，理气化痰。适用于胸腹胀满、痰湿滞塞、气逆咳喘等症。

名医药酒 老方大全

注意事项 痰热咳喘者忌服。

桑皮酒

原料组成 桑白皮 200 克，吴茱萸根 100 克，黄酒 2 升。

制用方法 将上述药物细切后置砂锅中，加入黄酒，置文火上煮至 800 克，滤去渣，贮瓶备用。每日晨、午、晚各 1 次，每次空腹饮服 30～50 毫升。

功效主治 清热化痰。适用于肺热咳喘、痰多而黄、身热口渴等症。

附记 有人曾报道用此酒治疗数例肺热咳喘患者，均获满意疗效。方中吴茱萸根，用吴茱萸叶代用亦佳。

三味子酒

原料组成 苏子 60 克，白芥子、莱菔子各 20 克，米酒 500 毫升。

制用方法 将苏子、白芥子、莱菔子炒香研末，用绢布袋盛，扎紧袋口；将米酒倒入干净酒器内，放入药袋，加盖密封，放阴凉处，经常摇动，7 天后开封，去掉药袋，取上清酒液饮服。每日早、晚各 1 次，每次空腹饮服 10～15 毫升。

功效主治 止咳平喘，下气消痰。适用于咳嗽喘息、胸闷气逆、痰涎壅盛等。

注意事项 气虚久咳、脾虚便滑者忌服。

四味秦椒酒

原料组成 秦椒（炒）、白芷、旋覆花各 60 克，肉桂 25 克，65 度白酒 1 升。

制用方法 将以上 4 味药捣为细末，用纱布包，置于净瓶中，加入 65 度白酒 1 升，密封。放置 5 日后，滤出即可。每次空腹温服 15 毫升，每日早、晚各 1 次。

功效主治 纳气定喘。适用于腰膝酸冷、耳鸣、咳喘、头昏等。

注意事项 阴虚火旺体质者忌服。

饮食养生

1. 供给充足的蛋白质和铁。饮食中应多吃瘦肉、动物肝脏、豆腐、豆浆等。这些食品不仅富含优质蛋白质和铁元素，而且又无增痰上火之弊，对增强病人体质有利，提高抗病力，促进损伤组织的修复。

2. 多吃含有维生素 A、维生素 C 及钙质的食物。

起居养生

平时应注意体格锻炼，如常用冷水洗浴，干毛巾擦身等进行皮肤锻炼，以便肺、气管、支气管的迷走神经的紧张状态得到缓和。

预防

1 不宜在室内饲养猫，犬等小动物。

2 加强营养，避免精神刺激，避免感冒和过度疲劳等对预防哮喘的发作也有着重要的作用。

名医药酒老方大全

慢性支气管炎

支气管炎分为急性与慢性两种，属于中医学"咳嗽"范畴。急性支气管炎多属于外感咳嗽，慢性支气管炎多属于内伤咳嗽。急性支气管炎是由于细菌和病毒感染，物理或化学因素以及过敏反应等因素所引起的支气管黏膜的急性炎症，是一种常见的呼吸系统疾病。一年四季均可发病，但以春、冬气候多变的季节较为多见。小儿和老年体弱者较易患发本病，如果反复发作，迁延不愈，可以转为慢性。中医学将急性支气管炎分为风寒、风热、燥热三种类型。

慢性支气管炎多由急性支气管炎未能及时治疗转变而成，临床以咳嗽、咯痰、喘息为主要症状。早期症状轻微，多在冬季发作，晚期症状加重，可长年存在。随着病情的进展，可并发肺气肿、肺源性心脏病。本病是一种常见多发病，机体抵抗力降低、感染、过敏、理化刺激（如吸烟、粉尘、寒冷等），常是本病的诱发因素。中医学认为，若饮食不节，脾失健运，生湿聚痰，上犯于肺；或郁怒伤肝，情志不和，气郁化火，肺受干扰，皆可导致本病的发生。

龙葵果酒

原料组成 龙葵果 150 克，白酒 250 毫升。

制用方法 将黑熟的龙葵果放入白酒中，密封，浸泡 1 个月后，即可饮用。每次 10~20 毫升，每日服 3 次。

功效主治 清热解毒，利尿消肿。适用于慢性气管炎等症。

鼠李仁酒

原料组成 鼠李仁 60 克，白酒 500 毫升。

制用方法 将鼠李仁洗净，放入白酒中，密封，浸泡 5 日后，即可饮用。每次 10~20 毫升，每日服 3 次。

功效主治 清热通便，止咳祛痰。适用于慢性支气管炎、咳嗽、肺气肿等症。

瓜蒌薤白酒

原料组成 瓜蒌 25 克，鲜薤白 200 克，白酒 500 毫升。

制用方法 将以上 2 味药洗净捣碎，置于容器中，加入白酒，密封，浸泡 14 日后，过滤去渣即可。每次服 20 毫升，每晚服 1 次。

功效主治 通阳散结，活血祛痰。适用于胸阳不振而致喘息、咳喘、胸痹刺痛、心痛血滞等症。

独活茱萸酒

原料组成 独活、山茱萸、天门冬（天心）、黄芪、甘菊花、防风、天雄（炮裂）、侧子（炮裂）、防己、白术、茯苓、丹参、牛膝各 120 克，枸杞、贯众各 90 克，生地黄 240 克，生姜 180 克，磁石 300 克（绵裹），白酒 10~15 升。

制用方法 将以上诸药各切薄片，以绢袋盛之，置于容器中，投入白酒密封浸泡约 1 周后启封取用。每日 2~3 次，每次服 10~20 毫升。

功效主治 祛痰止咳，疏风止痒。适用于咳嗽、痰癖，兼治疝、瘘、脚气。

注意事项 忌食猪、鸡、桃、李、雀肉、鲤鱼、芜荑和冷水。

附记 侧子，一名牛蒡根，又名恶实根。

止咳益肺酒

原料组成 猪胰脏 3 具，大枣 100 枚，60 度白酒 1.5 升。

制用方法 先将上药洗净，猪胰切碎，共置于容器中，用 60 度白酒煮 30 分钟，去渣即可。或用 60 度白酒密封浸泡 3 ~ 7 日，去渣即可。每次服 30 毫升，每日 2 次。酒量小者可减量服用。

功效主治 补脾和胃，益气生津，补土生金。适用于日久咳嗽。

注意事项 忌食咸、热食物。

艾叶荆芥酒

原料组成 桃仁、杏仁（均去皮尖）、芝麻（炒熟）各 500 克，苍术 200 克，白茯苓、艾叶（揉去筋）、薄荷、小茴香各 15 克，荆芥 50 克，白酒适量。

制用方法 将上药共研细末，炼蜜合成 1 块，投入酒一大罐，煮药团散为止，密封浸泡 7 日后，过滤去渣备用。每次空腹服 2 盅，每日服 2 次，不可过量。

功效主治 祛痰止咳，平喘润燥，除嗝气。适用于虚寒性咳嗽。

灵芝草酊

原料组成 灵芝草、乙醇（医用）各适量。

制用方法 上药用 95% 乙醇加热至 60℃ 浸泡 48 小时后，过滤。滤液用低温蒸馏法回收乙醇，配制成 10% 酊剂，备用。每日服 2 ~ 3 次，每次 10 ~ 15 毫升。

功效主治 滋补强壮。适用于慢性气管炎、神经衰弱、高血压病、风湿性关节炎等。尤适用于肺阴虚型咳嗽。置于阴凉干燥处。

附记 先用中药汤剂控制炎症后，再服用本药酒。用治肺阴虚之慢性气管炎、喘息性气管炎，均获良效。

映山红酒

原料组成 映山红 15 克，白酒 500 毫升。

制用方法 夏季采集映山红，阴干后切碎，与白酒一起置于容器中，密封浸泡 5 日即可，备用。每日早、晚各服 1 次，每次服 20 毫升。

功效主治 祛痰止咳。适用于支气管炎、痰浊咳嗽、咳喘。

附记 引自《民间百病良方》。

饮食养生

1. 多吃百合、杏仁、胡萝卜等化痰、理气益肺的食物

2. 饮食以清淡为主，多吃清痰去火的水果蔬菜，如冬瓜、黄瓜、西红柿等。

3. 忌吃过冷、过热或者对肺部有刺激的食物。

起居养生

1. 注意卧室经常开窗，通风换气，保持一定的室内温度和湿度。

2. 保持愉快的心情和良好的生活习惯，吃一些易消化、高维生素、高蛋白的食物。

预 防

香烟中的有害物质会直接刺激呼吸道，吸烟者一定要戒烟。

肺结核

肺结核是一种具有传染性的慢性疾病，其临床主要症状有咳嗽、咯血、潮热、盗汗及身体逐渐消瘦等。

肺结核是由结核分枝杆菌引起的慢性肺部感染性疾病，其中痰中排菌者成为传染性结核病。排菌患者为传染源，主要由患者咳嗽排出结核菌并经呼吸道传播，在人抵抗力降低时，较易感染发病。本病可累及所有年龄段，但以青壮年居多，男性多于女性，近年来老年人发病有增加趋势。

中医学认为，肺结核常因体质虚弱或精气耗损过甚，痨虫趁机侵袭肺部所引发，其病理主要为阴虚火旺，但随着病情的恶化，可出现气阴两虚，甚至阴阳两虚而致死亡。

芥子酒

原料组成 芥子 250 克，白酒 1 升，黄酒 2 升。

制用方法 将芥子去杂洗净，晾干，用纱布包好，放入净瓶中，倒入白酒，浸泡 3 日，再倒入黄酒，浸泡 3 ~ 4 日即可饮用。每次服 30 毫升，每日 3 次。

功效主治温中散寒、利气、豁痰。适用于肺结核。

润肺酒

原料组成百部60克，白酒500毫升。

制用方法将百部切片，炒后用纱布包好，浸入酒内，密封贮存，7日后即可。每次饮1小盅，每日2~3次。

功效主治润肺下气，止咳杀虫。适用于肺结核之干咳或少痰，口干气促，面色苍白，时而畏寒，时而骨蒸手足心热等。

注意事项每次饮用不可过量，凡脾胃虚弱、大便溏泻者慎用。

侧柏叶酒

原料组成侧柏叶450克，黍米1500克，细曲150克。

制用方法将鲜侧柏叶捣碎，加水2000毫升煮取汁1000毫升；将黍米（黏黄米），洗净，用侧柏叶汁煮熟，稍冷后，加入细曲末搅拌均匀，密封，置保温处，半月开封，榨取酒，即可饮用。每日服3次，适量饮用，治愈为度。

功效主治凉血止血，祛痰止咳。

适用于肺结核等症。

注意事项如久服、多服可致头晕、恶心、胃部不适、食欲缺乏，还会偶有水肿、皮炎等过敏性反应。

灵芝人参酒

原料组成灵芝50克，人参20克，冰糖500克，白酒1.5升。

制用方法先将以上2味药洗净，切成薄片，晾干后与冰糖同入布袋，置容器中，加入白酒，密封。浸泡10日后去药袋，搅拌后再静置3日，取上清液饮用。每次服15~20毫升，每日服2次，忌多饮。

功效主治益肺气，强筋骨，利关节。适用于肺痨久咳、痰多、肺虚气喘、消化不良、失眠等症。

附记笔者应用，在辨证治疗时，取本药酒作辅助治疗，常收佳效。又本方用于治疗气虚乏力、心悸健忘、神经衰弱等症，效佳。

夏枯草酒

原料组成夏枯草（以穗大、色棕红、摇之作响者为佳）500克，黄酒1升。

制用方法夏枯草去杂质，切碎，加冷开水适量浸泡，再加黄酒，隔水蒸至无酒味时过滤，去渣滤清即可。每日3次，每次30毫升，口服。

功效主治 清热止血，杀虫解毒。适用于肺结核咯血。该酒方治肺结核疗效极佳。

注意事项 脾虚便溏者慎服。

西洋参酒

原料组成 西洋参60克，米酒1升。

制用方法 将西洋参装入干净容器中，加入米酒密封浸泡约1周后，即可取用。每日2~3次，每次服10~15毫升。

功效主治 补气养阴、清火生津。适用于阴虚火旺的咳喘痰血症；热病气阴两伤、烦倦口渴、津液不足、口干舌燥、肺痨咳嗽、痰中带血。凡上症，气阴两虚所致者尤宜。

桑根白皮酒

原料组成 桑根白皮100克，狼牙（去连苗处净刷去土）300克，吴茱萸根皮（净刷去土）150克，黄酒0.7~1升。

制用方法 将以上3味药切薄片，入黄酒，用文火煮至减半，或同置于容器中，隔水煮沸（密封），再浸泡

1~2日后即可。每次空腹服50~70毫升，每日服1次。

功效主治 泻肺补肾，止咳杀虫。适用于肺痨热生虫（痨虫），在肺为病（肺结核）。

注意事项 阴虚火旺者忌服。

附记 本方历代医籍多有记载，沿用至今。引自《圣济总录》。

参百酒

原料组成 西洋参、麦冬各9克，百部30克，川贝母15克，黄酒2升。阴虚火旺者加玄参15克。

制用方法 以上药加水500毫升，煮沸至半，再入黄酒煮沸，即离火，置于容器中，密封，浸泡3日后，过滤去渣即可。每次服15~30毫升，每日服2次，勿多饮。

功效主治 滋阴润肺，益气生津，止咳杀虫。适用于肺结核久咳、痰中带血。

虫草酒

原料组成 冬虫夏草（以四川、青海等地产，完整、虫体丰满肥大、外色黄亮、内色白、子座短者为佳）20克，白酒1升。

制用方法 取冬虫夏草20克，研碎，放入白酒中，封盖瓶口，每日摇动1~2次，15日后取服。每日1次，每次10~15毫升。

功效主治 滋肺益肾，止咳化痰。

适用于阳痿遗精、劳嗽痰血、盗汗、肺结核、年老衰弱性慢性咳喘、病后久虚不愈等，久服效佳。

附记 饮完药酒后，可再续加白酒浸泡。

饮食养生

1. 多吃鱼、鸡蛋、牛奶、大豆、排骨及豆制品等富含钙质的食物。

2. 多吃杏、藕、莲子、百合、鸭梨、西瓜等具有利尿、清热、祛痰、收敛作用的食物。

起居养生

经常开窗，保持室内空气流通，患者的衣物、被褥要经常晒洗。患者不要随地吐痰，打喷嚏、咳嗽时用纸巾或者手帕掩口鼻。

预　防

接种卡介苗，平时注意营养，多吃鱼、蛋、牛奶等高蛋白食物，注意休息，避免劳累。

名医药酒 老方大全

第八章

神经运动系统疾病

头痛

头痛是临床上常见的自觉症状，可以出现在多种急、慢性疾病之中。中医认为，头痛之因多端，但不外乎外感和内伤两大类，在治疗上大抵外感头痛以疏风散邪为主，内伤头痛则以平肝、滋阴、补气、养血、祛瘀、化痰为法，可选用下列中药药酒治疗方。

黄连酒

原料组成 黄连 30 克，白酒 180 毫升。

制用方法 前 1 味粗碎，置容器中，添加白酒，文火煎至 60 毫升，去渣留液。口服。每日 3 次，每次 1/3 剂。

功效主治 清热燥湿，泻火解毒。主治顽固性神经性头痛、咽喉肿痛、热盛心烦、目赤头痛。

甘草酒

原料组成 生甘草 30 克，生姜 4 片，瓜蒌 5 克（去子，置碗内），白酒 100 毫升。

制用方法 先将甘草、生姜用白酒煎至减半，去渣，趁热倒入盛瓜蒌的碗内，绞取汁，候温，待用。口服。不拘时，分 2 次温服。

功效主治 发表散寒，补虚解毒。用于发热、头痛、心烦。

猪脑酒

原料组成 新鲜猪脑 2 只，生姜汁 1 小杯，黄酒 100 毫升。

制用方法 将猪脑洗净，放入瓷罐内，加姜汁、黄酒，隔水蒸熟。趁热 1 顿服完，每天 1 次或隔天 1 次。

功效主治 填精补脑。用于治疗头痛绵绵、时痛时止。

五积散酒

原料组成 茯苓 80 克，当归、白芍、桔梗、苍术、白芷、厚朴、陈皮、枳壳、麻黄、半夏、桂枝、甘草各 60 克，川芎、干姜各 30 克。

制用方法 将以上 15 味，粉碎成粗粉，用白酒作溶剂，浸渍 10 ~ 15 天后，缓缓渗漉，收集漉液。取蔗糖制成糖浆，待温，加入上述漉液中，静置，滤过即得。口服。每次 15 ~ 30 克，每日 2 次。

功效主治 散寒解表，祛风燥湿，消积止痛。适用于头痛身痛、风寒湿痹、腰膝冷痛等。

川芎酒

原料组成 川芎 30 克，白酒 1 升，白糖 100 克。

制用方法 将川芎切成薄片，置容器中，加入白酒和白糖，轻轻摇动，密封、浸泡 5 ~ 7 天后，过滤去渣即成。口服。每次服 50 毫升，每次早晚各 1 次。

功效主治 活血，祛风，止痛。用于神经性头痛，慢性鼻炎，鼻窦炎，外感头痛。

附记 本药酒对急、慢性缺血性脑血管病有一定疗效，尤其对脑动脉硬化性头痛有明显的疗效。

止痛水

原料组成 闹羊花、防己 300 克，延胡索、细辛各 150 克。

制用方法 将闹羊花、防己、延胡索用 60% 乙醇加热回流提取，提取液回收乙醇，浓缩至适量；细辛用 60% 乙醇加热回流提取，滤过，与上述浓缩液合并，静置 3 天，滤过，用乙醇与水调整含乙醇量，再静置 3 天，灌装即得。饭后服，每次 5 毫升，每日 2 次。

功效主治 镇静止痛。适用于头痛、牙痛、关节痛、痛经及各种神经痛。

沙辛蔓荆酒

原料组成 细辛 3 克，沙参、川

名医药酒老方大全

名医药酒老方大全

芎各 30 克，蔓荆子 10 克，米酒 300 毫升。

制用方法 将上述 4 味药加水 1 升，煎至 700 毫升，再加入米酒，煎数沸，去渣，过滤，装瓶备用。每天 3 次，每次 20 ~ 30 毫升，7 天为 1 疗程。

功效主治 散风止痛。用于治疗偏头痛、血管性头痛或神经性头痛。

痛可舒酊

原料组成 透骨香 80 克，白芷、川芎各 50 克，飞龙掌血 1.4 克，红升麻、松节各 40 克，苕叶细辛 30 克，天然冰片、薄荷脑各 10 克，樟脑 20 克。

制用方法 将以上 10 味，除薄荷脑、樟脑、天然冰片外，其余透骨香等 7 味粉碎成粗粉，加入 80% 乙醇，浸泡，隔日搅拌 1 次，7 天后收集浸出液。再加入 80% 乙醇浸泡 5 天，收集浸出液，压榨药渣，合并压榨液与浸出液，滤过，滤液加入上述樟脑、薄荷脑、天然冰片溶解，加适量浓度乙醇至规定量，静置 48 小时，滤过，即得外用。每次 3 毫升，每日 2 次。使用时对准患处喷涂，并适当按摩。

功效主治 祛风除湿，活血止痛。

适用于偏正头痛，风湿痹痛等属于风湿瘀阻者。

当归酒

原料组成 当归 30 克，上等米酒 1 升。

制用方法 将当归洗净，与酒一同煎煮，取 600 毫升即成。装瓶备用。口服。每日 2 ~ 3 次，适量饮用。

功效主治 活血养血。用于血虚夹瘀所致的头痛，其痛如细筋牵引或针刺，痛连眼角、午后尤甚，兼双目发涩、心悸怔忡、面色萎黄、眩晕等，舌质淡红，可有瘀斑或瘀点。

白芷薄荷酒

原料组成 白芷、薄荷各 50 克，白酒 500 毫升。

制用方法 将前 2 味切碎，置容器中，加入白酒，密封，浸泡 5 ~ 7 日后，过滤去渣即成。口服。每次服 15 ~ 30 毫升，日服 2 次。

功效主治 祛风，通窍，止痛。用于外感头痛。

全蝎神圣酒

原料组成 全蝎、藿香、麻黄、细辛各 18 克，薄荷 50 克，白酒 1.5 升。

制用方法 前 5 味捣末，置容器中，添加白酒，每日振摇 1 ~ 2 次，密封浸泡 7 ~ 10 日，去渣留液。空腹温饮。每日 3 次，每次 5 ~ 10 毫升。

功效主治 通络止痛。主治偏、正头痛，不能忍受。

注意事项 全蝎有毒，细辛小毒。本酒不宜多服、久服，孕妇忌服。

苍耳子酒

原料组成 苍耳子（炒香）50

克，细辛 10 克，白酒 500 毫升。

制用方法 将前 2 味捣碎，置容器中，加入白酒，密封，浸泡 5 ~ 7 日后，过滤去渣即成。口服。每次服 50 毫升，日服 2 次。

功效主治 祛风散寒，通窍止痛。主治风寒头痛，急、慢性鼻炎，鼻窦炎所致的头痛，鼻塞，流清涕等症。

附记 经验方。《本草拾遗》苍耳子酒，即本方去细辛，余同上。

饮食养生

1. 多食用含丰富纤维素和维生素的水果、蔬菜；饮食要多样化，杂食五谷粗粮；宜食易于消化而质地较软的食物。

2. 应忌食或少食刺激性饮食；不宜食用香燥煎烤的食物；忌食油腻、生冷及热性食品。

起居养生

注意生活规律，保持平和的生活心态，避免过度劳累、压力过大，避免成亚健康状态。

预防

避免头、颈部的软组织损伤、感染。避免接触及摄入刺激性食物、避免情绪波动等，同时还应及时诊断及治疗继发头痛的原发性疾病。镇静药、抗癫痫药以及三环类抗抑郁药物对于预防偏头痛、紧张性头痛等原发性头痛发作有一定效果。

名医药酒 老方大全

名医药酒 老方大全

失眠

失眠，是指经常不能获得正常的睡眠而言，轻者入寐困难，或寐而不酣，时寐时醒，醒后不能再寐，严重者可整夜不能入眠。

中医认为：本病多为脏腑失和，气血失调所为，调理脏腑，使气血调和、阴阳平衡，脏腑功能归于正常为本病治疗原则，除了药物治疗外，应当注意病人的精神因素，解除烦恼，消除顾虑，避免情绪紧张，睡前不用烟酒浓茶等刺激之品，每日应有适当的体力劳动，加强体育锻炼，增强体质，养成良好的生活习惯，这些都是防治失眠的有效办法。单纯依靠药物治疗，而不注意精神、生活调摄，常难收效。可选用下列中药药酒治疗方。

人参果酒

原料组成 人参果 50 克，白酒 500 毫升。

制用方法 将人参入白酒中浸泡 10～15 日后，即可服用。

功效主治 治疗神经衰弱，头昏，失眠，肾虚所致的须发早白，不思饮食，烦躁不渴，月经不调。

附记 引自《陕甘宁青中草药选》。

核桃泥酒

原料组成 核桃仁 5 个，白糖 50 克。

制用方法 上药放在蒜罐或瓷碗中，用擀面杖捣碎成泥，再放入锅中加黄酒 30 毫升，用小火煎 10 分钟，每日食用。

功效主治 治疗失眠、头痛。

附记 引自《中国食疗学》。

桑葚龙眼酒

原料组成 桑葚、龙眼肉各 20 克，莲子肉 15 克，50 度白酒 500 毫升。

制用方法 将前 3 味药置容器中，加入 50 度白酒 500 毫升，密封。放置

10 日后，过滤去渣，即可取用。

功效主治 滋阴，养血，安神。适用于心悸失眠、体弱少力、耳聋目眩等。

仙酒

原料组成 龙眼 1 千克，头酽好烧酒 1 坛。

制用方法 去壳龙眼放入酒中浸，日久则颜色娇红，滋味香美。

功效主治 补心血，壮元阳，悦颜色，助精神。疗怔忡、惊悸、不寐等症。

附记 引自《万病回春》。

龙骨远志酒

原料组成 酥龟板、生龙骨、远志、菖蒲各 60 克，黄酒适量。

制用方法 将上述药物加工成散剂，装瓶备用；用时每次取药散 9 克，以黄酒适量调匀即成。

功效主治 滋阴养心安神，用于治疗健忘、心神不宁等。

猪板油枸杞酒

原料组成 猪板油 500 克，枸杞、桂圆肉、女贞子、仙灵脾、生地黄、绿豆各 120 克，白酒 4000 克。

制用方法 将猪板油洗净，切成大块，投入装有白酒的酒坛中；其余各药用干净纱布袋装，扎紧袋口，亦投入酒坛，密封酒坛，令勿泄气，浸泡 1 个月以上，取酒饮服。

功效主治 温肺补肾，壮腰膝，润肌肤，养容颜。可用于气血亏虚的失眠健忘、头晕心悸、腰膝酸软、体乏，以及老年久咳、体衰等。

黄精百合酒

原料组成 枸杞 250 克，熟地黄、黄精各 50 克，百合、远志各 25 克。

制用方法 将以上 5 味，粉碎成粗粉，装入布袋与白酒同置容器内，加盖隔水加热至沸腾时，倾入缸中密封，浸泡 30 ~ 40 天，每日搅拌，取出布袋再将布袋压榨，榨出液与浸液合并，加入蔗糖搅拌溶解，静置数天，滤过即得。口服，每次 10 ~ 15 毫升，每日 2 次。

功效主治 滋肾益肝。适用于肝肾不足，失眠，虚劳羸瘦，腰膝酸软等。

人参三七酒

原料组成 人参 2 克，三七、川芎各 6 克，当归、黄芪各 20 克，五加皮、白术各 12 克，甘草 4 克，五味子、茯苓各 8 克，白酒 1 升。

制用方法 将前 10 味捣碎或切成薄片，置容器中，加入白酒，密封，浸泡 15 天后，过滤去渣即成。

功效主治 补益气血，养心安神。用于劳倦过度、久病虚弱、失眠多梦、食欲不振、倦怠乏力等症。

黄精首乌酒

原料组成 黄精 50 克，何首乌、枸杞、酸枣仁各 25 克，白酒 500 毫升。

制用方法 将前 4 味捣碎，置容器中，加入白酒，密封，浸泡 60 日后，过滤去渣即成。

功效主治 补肝肾、健脾胃、养阴血、理虚损。适用于头晕失眠，食欲缺乏，腰膝酸痛，体衰乏力等症。

附记 引自《药酒汇编》。

鸡睾丸桂圆酒

原料组成 鸡睾丸 2 副，桂圆肉 100 克，白酒 500 毫升。

制用方法 先将鸡睾丸蒸热后剖开，晾干。与桂圆肉同置容器中，加入白酒，密封，浸泡 90 天后，过滤

去渣即成。残渣另食用。

功效主治 温补肾阳，养心安神。用于阳虚畏寒、腰膝酸软、肢体冷痛、失眠等症。

人参远志酒

原料组成 人参 16 克，当归 10克，远志 6 克，龙眼肉 8 克，酸枣仁 4 克，50 度白酒 600 毫升，冰糖 20 克。

制用方法 将前 5 味加工成粗末，以纱布包，置容器中，加入 50 度白酒 600 毫升和冰糖，密封。放置 14 日后，过滤去渣，贮瓶备用。

功效主治 补气血，安心神。适用于倦怠乏力、食欲不振、失眠健忘、虚烦头晕等。

合欢皮酒

原料组成 合欢皮 100 克，黄酒 500 毫升。

制用方法 前 1 味粗碎，置容器中，添加黄酒，每日振摇 1~2 次，密封浸泡 14 日，去渣留液。

功效主治 安神健脑、消肿止痛。适用于失眠、头痛、咳嗽、眩晕、神经衰弱、跌打损伤、伤口痛等。

附记 引自《中国民间百病良方》。

丹参枣仁酒

原料组成 丹参、酸枣仁各50克，五味子30克，白酒1升。

制用方法 将前3味捣碎，置容器中，加入白酒，密封，浸泡7日后，过滤去渣即成。

功效主治 养血安神。适用于失眠，多梦，心悸等症。

附记 作者经验方。

茯神人参酒

原料组成 茯神90克，人参45克，陈皮、生姜、当归各30克，炙甘草、青皮各20克，炒枣仁120克，白酒4升。

制用方法 将上述药物粗加工成碎颗粒，用绢布袋盛，扎紧袋口，放入干净酒坛中，倒入白酒，加盖密封浸泡；隔日摇动，14天后开封，去掉药袋，过滤后贮瓶备用。

功效主治 养血安神，理气健脾。适用于心气虚、失眠、饮食减少等。

益肾聪耳酒

原料组成 覆盆子50克，巴戟

天、肉苁蓉、远志、川牛膝、五味子、续断各35克，山茱萸30克，白酒1升。

制用方法 将上药共捣为粗末，用夏白布袋盛之，置于净坛中，注酒浸之密封口，春夏5日，秋冬7日，然后添冷开水1升，混合备用。每日早、晚各1次，每次空腹温饮10～15毫升。

功效主治 益肾补肝，养心，聪耳明目，悦容颜。适用于肝肾虚损、耳聋目昏、腰酸腿困、神疲力衰等症。

大枣当归酒

原料组成 大枣60克，当归6克，川郁金、石菖蒲、五加皮、陈皮、麦门冬、牛膝各3克，红花1.5克，白酒700毫升。

制用方法 将前9味切碎，入布袋，置容器中，加入白酒，密封，隔水煮2小时，取出待冷后，埋入地下5日，以去火毒。过滤去渣即成。

功效主治 补脾胃、益气血、安心神。适用于体质虚弱、劳倦过度、形体消瘦、健忘失眠、食欲缺乏等症。

附记 引自《药酒汇编》。

熟地地骨皮酒

原料组成 熟地、地骨皮各30

克，远志、菟丝子、五味子、石菖蒲各15克，川芎10克，米酒1.5升。

制用方法 将上述各药拣去杂质，冲洗干净，晾干；用米酒适量润透各药，隔水蒸30分钟，取出待凉，装入酒器中，加入米酒，密封浸泡2周，过滤取渣，备用。

功效主治 补益心肾，安神益智。适用于身体虚弱、记忆力减退、经常头痛头晕、睡眠不宁、精神不振、心悸不安等。

神仙固体酒

原料组成 牛膝240克，制何首乌180克，枸杞120克，天门冬、麦门冬、生地黄、熟地黄、当归、人参各60克，肉桂30克，糯米20千克，酒曲适量。

制用方法 将前10味制为粗末，糯米蒸熟，待冷入药末，酒曲（研细），拌和均匀，置坛内封固，如常法酿酒。酒熟榨取酒液，即可饮用。

口服。每次服15~30毫升，日服2次，或适量饮用。

功效主治 补肝肾、益精血、温经通络。用于肾虚、腰膝酸软、耳鸣、目暗、须发早白、腰部有冷感等症。

枸杞熟地酒

原料组成 枸杞250克，熟地、黄精（蒸）各50克，百合、制远志各25克，50度白酒5000毫升，白糖500克。

制用方法 将前5味研成粗末，入布袋置容器中，加入50度白酒5000毫升，加盖隔水蒸至沸腾，倾入另一容器中，密封。放置30~40日后取出药袋，再将布袋压榨取汁入容器，加入白糖，搅拌，放置数日，过滤去渣，贮瓶备用。

功效主治 滋补肝肾、养血益精、宁心安神、健脾益肺。适用于精血不足、肝肾阴虚之失眠多梦、心悸、眩晕、健忘、体倦神疲、头昏耳鸣、贫血等。

饮食养生

晚餐丰盛油腻，含咖啡因的饮料或食物，可能导致腹部胀气。这些食物包括：豆类、包心菜、洋葱、绿花椰菜、球芽甘蓝、青椒、茄子、马铃薯、地瓜、芋头、玉米、香蕉、面包，柑橘类水果、柚子和添加山梨糖醇的饮料及甜点等。辣椒、大蒜及生洋葱等辛辣的食物。

起居养生

避免身心疲劳，睡前将白天的事情与衣服一起脱下，听一些安静的音乐。晚上 7 点后就不要吃正餐了，养成按时睡觉的习惯。

预 防

1 以清淡而富含蛋白质，维生素的饮食为宜。

2 参加太极拳等强调精神力锻炼的运动，提高神经的调节能力。

3 生活有规律，定时上床，晚餐不宜过饱，睡前不饮茶和咖啡等刺激性饮料。

4 眠纳多宁，卵磷脂等保健食品，有很好的调节神经功能方面的作用，有助于改善睡眠。

神经衰弱

神经衰弱主要表现为精神疲劳、神经过敏、失眠、头晕、头痛、记忆力减退等，多由精神内伤、病后体弱等引起阴阳失调所致，治以调和阴阳为主，辨证给予调补心脾、滋阴降火、益气宁神、和胃化痰等。常用丹参、百合、合欢皮、徐长卿、手掌参、人参果等中药。

人参花酒

原料组成 人参花 30 克，白酒 500 毫升。

制用方法 将人参花浸入白酒内，密闭贮存，经常晃动，15 日后即成。每服 20 ~ 30 毫升，每日 1 次。

功效主治 补虚，兴奋。适用于神经衰弱。

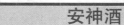

安神酒

原料组成 黄精、肉苁蓉各 250 克，50 度白酒适量。

制用方法 将前 2 味捣碎，置容器中，加入白酒，按冷浸法制成酒1升。每次服5～10毫升，日服3次。

功效主治 壮阳补肾。主治神经衰弱。

缬草酒

原料组成 缬草、五味子各50克，白酒500毫升。

制用方法 将前2味捣碎，置容器中，加入白酒，密封，浸泡10日后，过滤去渣即成。每次服5～10毫升，日服3次。

功效主治 安神理气。主治神经衰弱、失眠多梦等。

三参养心酒

原料组成 党参24克，玄参16克，丹参、茯苓、天冬、麦冬、柏子仁各18克，酸枣仁、生地黄各30克，桔梗、当归各12克，远志、五味子各9克，白酒2.5升。

制用方法 将上药共捣碎，浸入白酒内，密封贮存，每日摇荡1次，30日即成。每服10～20毫升，每日2次。

功效主治 益心脾，补气血，养心安神。适用于神经衰弱。

人参果酒

原料组成 人参果50克，白酒500毫升。

制用方法 前1味粗碎，置容器中，添加白酒，每日振摇1～2次，密封浸泡10～15日，去渣留液。每日2次，每次10～20毫升。

功效主治 益气安神。适用于神经衰弱、头晕失眠、肾虚所致须发早白、不思饮食、烦躁干渴、月经无定期。

三仙酒

原料组成 仙灵脾100克，威灵仙、仙茅各50克，优质米酒1升。

制用方法 将上3味药制为粗末，用纱布包好，浸入米酒内，密封贮存，每日摇荡1次，7日后即成。每服25毫升，每日早、晚各1次。

功效主治 温补肾阳。适用于肾阳不足型神经衰弱，症见阳痿早泄、遗精、腰酸腿软、少寐易醒、夜尿频多、肢冷畏寒、舌质淡、苔白、脉沉细无力。

益气养血酒

原料组成 人参30克，当归、麦

冬、五味子、熟地黄各 20 克，淫羊藿 15 克，白酒 1.5 升。

制用方法 将上药去杂，用冷开水冲洗一遍，晾干，制为粗末，以纱布包好，浸入白酒内，密封贮存，每日摇荡 1 次，30 日后即成。每服 5～10 毫升，每日 2～3 次。

功效主治 益气养血。适用于气血虚弱所致的神经衰弱、头晕目眩等。

灵芝酒

原料组成 灵芝 30 克，白酒 500 毫升。

制用方法 将上药切碎，置容器中，加入白酒，密封，浸泡 7 日后即可取用。每次服 20 毫升，日服 2 次。

功效主治 养血安神，益精悦颜。治神经衰弱、消化不良、咳嗽气喘等症。

眠安宁合剂　（中成药）

原料组成 大枣、丹参 800 克，首乌藤、熟地黄 400 克，远志 150 克，陈皮 200 克，白术 300 克。

制用方法 将以上 7 味，取陈皮用 70% 乙醇分 3 次浸渍，滤过，滤液

备用。其余丹参等 6 味加水煎煮 2 次，合并滤液，浓缩，静置沉淀，吸取上清液，浓缩；另取蔗糖制成单糖浆，与上述浓缩液合并，混匀，加苯甲酸钠搅拌，滤过，滤液向上述陈皮浸渍液合并，混匀即得。口服，每次 20 毫升，每日 2 次。

功效主治 养血安神。适用于神经衰弱性失眠、多梦、心神不宁、贫血头眩。

天麻补酒

原料组成 天麻 3 克，人参 15 克，三七 10 克，杜仲 20 克，白酒 1 升。

制用方法 将上药研为粗末，纱布袋装，扎口，白酒浸泡。7 日后取出药袋，压榨取液，并将药液与药酒混合，静置，过滤后即可饮用。每次服 10～20 毫升，日服 1～2 次。

功效主治 益气补肾，祛风活血。适用于神经衰弱、身体虚弱、身倦乏力、头晕目眩、或肢体麻木、筋骨挛痛等。

复方丹参酊

原料组成 丹参、合欢皮、五味

子各等份，50% 乙醇适量。

制用方法 将前 3 味研为粗末，置容器中，加入 50% 乙醇浸没药材，搅拌后盖严，浸泡 14 日后，过滤。药渣再加 30% 乙醇浸没药材，浸泡 7 日，过滤。两次滤液合并，静置 24 小时，过滤，并加蒸馏水 1 倍混匀，分装即得。每次服 5 ~ 10 毫升，日服 2 ~ 3 次。

功效主治 养血安神。治神经衰弱。

参茸天府酒

原料组成 天麻 321 克，枸杞、五味子各 31 克，茯苓 35 克，鹿茸 16 克，何首乌 27.5 克，人参 37 克。

制用方法 鹿茸制成片，其余天麻等 6 味粉碎成粗粉，与鹿茸片混合，加入白酒密闭浸泡，1 周内每天搅拌 1 次，以后每周搅拌 1 次，浸渍

30 天以上，滤过，压榨药渣，滤过；合并滤液，取白糖用白酒溶解，滤过，加入浸液内，搅匀；静置 10 天以上，滤过，灌装即得。口服，每次 15 毫升，每日 2 次。

功效主治 补气益肾。适用于气虚肾亏、神经衰弱、眩晕头痛。

金佛酒 （中成药）

原料组成 佛手 200 克，黄精、白术、丹参各 100 克。

制用方法 将以上 4 味，粉碎成粗粉，用白酒作溶剂，浸渍 48 小时后，加蔗糖，用适量白酒溶解后加入渗漉液中，搅匀，滤过即得。口服，每次 20 ~ 40 毫升，每日 1 ~ 2 次。

功效主治 理气解郁、宽胸活血、养血健胃。适用于睡眠不佳、脘闷肋胀、食欲减退等。

饮食养生

1. 宜吃高蛋白有营养的食物；宜吃维生素和矿物质含量丰富食物；宜吃高热量易消化食物。

2. 忌吃油腻难消化食物；忌吃油炸、熏制、烧烤、生冷、刺激食物；忌吃高盐高脂肪食物。

起居养生

　　注意睡眠环境，选择安静的卧室，睡前不做剧烈运动，喝热牛奶，忌饮咖啡、浓茶，可以用热水泡脚，听听轻音乐，舒缓神经。

预　防

　　正确认识自己，对自己的知识才能、身体素质、社会适应力等要有自知之明，避免做一些力所不及的事情，或者从事超越自己体力和精神极限的活动。培养豁达开朗的性格，善于自我调节，有张有弛。

名医药酒 老方大全

面瘫

　　面瘫是由支配面部肌肉的面神经受到损伤而引起的，所以也叫做面神经麻痹，中医称之为"口僻"或"口眼歪斜"。面瘫（口歪眼斜、面神经麻痹、面神经炎），多由风邪入中面部，痰浊阻滞经络所致，以突发面部麻木，口眼歪斜为主要表现的一类疾病。临床表现为突发性一侧口歪眼斜，闭目不能，口角下垂或耳后疼痛、耳鸣、流泪。其临床表现为病变时对侧表情肌瘫痪，口角下垂且向健侧偏斜、流泪或流涎、鼻唇沟变浅，或眼裂增大、额纹消失，或不能皱眉、闭目、露齿、鼓腮、吹口哨等。若久治不愈，新血不生，血虚不能濡养筋脉肌肉，而成抽搐、挛缩的内风之象。

牵正独活酒

　　原料组成　独活50克，白附子10克，大豆200克，白酒1升。

　　制用方法　将上述诸药研碎，放置适当的容器中，加入白酒，密封，隔水煮约1小时左右，或用酒煮至数沸后过滤去渣，备用。每次服10～15毫升，每日服2～3次，或早、晚随量饮之。

名医药酒老方大全

功效主治 祛风通络。适用于面瘫（口眼歪斜）。

注意事项 置于阴凉干燥处。

常春藤酒

原料组成 常春藤、白风藤各60克，钩藤28克，白酒2升。

制用方法 将上述诸药切碎，置于容器中，加入清酒，密封，浸泡15～20天后，过滤去渣，即可取用。每日服2次，每次服10～20毫升。

功效主治 祛风止痉。适用于口眼㖞斜（面瘫）。

附记 置于阴凉干燥处。

蚕沙酒

原料组成 晚沙砂、白附子各100克，川芎60克，白酒1升。

制用方法 将上述诸药捣碎，装入布袋，放置适当的容器中，加入白酒，密封，浸泡约1周后，过滤去渣，即可取用。每次服10～15毫升，每日服2～3次。

功效主治 祛风化痰，活血通络。适用于面瘫（口眼㖞斜）。

注意事项 服药期间避风，忌食生冷及一切刺激性食物。置于阴凉干燥处。

葛根桂枝酒

原料组成 葛根200克，桂枝、丹参各120克，炒白芍20克，甘草40克，白酒2升。

制用方法 将上述诸药粉成粗粉，然后放置适当容器中，加入白酒，密封，浸泡约半月后，过滤去渣，即可取用。每次温服15～30毫升，每日服2～3次。

功效主治 祛风通络、舒筋缓急。适用于项背强直、拘急。

附记 若兼用本药酒按摩，涂擦患部，每日3次，效果更佳，临床检验，对项背强直疗效甚佳。

定风酒

原料组成 天门冬50克，牛膝、川桂枝各15克，麦门冬、生地、熟地、川芎、秦艽、五加皮各25克，蜂蜜、红砂糖各50克，米醋50毫升，白酒1升。

制用方法 先将白酒和蜂蜜、红砂糖、米醋置于容器中，搅拌均匀，再将上述诸药中的前9味研成粗末，放入布袋中，然后再放入准备好的容器中，密封，隔水蒸煮 3 小时，取出置阴晾干燥处，浸泡 10 天后，过滤去渣，取用。每次服 30 ~ 40 毫升，每日早、晚各服 1 次。

功效主治 滋补肝肾、养血熄风、强壮筋骨。适用于平时头晕、头痛、耳鸣目眩、少寐多梦、突然发生口眼㖞斜、舌强语謇，或手足重滞，甚至半身不遂等症。可用于面瘫、中风后遗症。

注意事项 置于阴晾干燥处。

牵正酒

原料组成 独活 25 克，白附子、全蝎各 5 克，僵蚕 8 克，大豆 50 克，清酒 500 毫升。

制用方法 将上述诸药粗碎，置于容器中，加入清酒，密封，浸泡 3 ~ 5 天，或用清酒入药煎数沸。过滤去渣，即可取用。每次服 10 ~ 15 毫

升，每日服 3 次（临睡前 1 次）。

功效主治 祛风止痉、化痰通络。适用于面瘫、中风后遗症。

注意事项 避风。

熄风止痉酒

原料组成 天麻、钩藤、羌活、防风各 30 克，黑小豆 60 克，黄酒（或米酒）400 毫升。

制用方法 将上述诸药加工成粗粉，放置于适当的容器中，加入黄酒，密封，置火上微沸即止。过滤去渣，即可取用。每日 100 毫升，分 2 次服或徐徐灌服。

功效主治 熄风止痉。适用于面瘫、中风口喋、四肢强直、角弓反张、肌肤麻木。

注意事项 置于阴晾干燥处。

饮食养生

1. 宜吃含有维生素 C、B 族维生素的蔬菜；宜吃安神、养气、健脾的坚果粥；宜吃含有铁、钙丰富的水果。

2. 忌吃辛辣，刺激性的蔬菜；忌吃发性的肉食；忌吃海鲜。

起居养生

积极面对来自工作、家庭、社交、学习等各方面的压力，学会进行自我心理调适。注意休息，膳食要合理，远离风寒。

名医药酒 老方大全

名医药酒 老方大全

预 防

1 预防面瘫要从小处做起，避免空调、电扇直吹身体，感到有点凉了就要调整风向或关掉电器。

2 遇到大风和寒冷的天气，出门时要轻拍、轻按面部、耳后、颈部的一些重要穴位，增加自己的御寒能力。

3 要以乐观平和的精神状态面对工作和生活，减轻心理压力，避免过度劳累。如果面部出现麻木等不适，应该及早就医。

坐骨神经痛

坐骨神经痛主要表现为腰部、臀部烧灼样或针刺样疼痛，并沿大腿后侧、小腿后外侧放射至足背，行走、伸腰、咳嗽、打喷嚏时疼痛加剧，多由风寒湿邪侵犯坐骨神经所致。治以祛风散寒、除湿通络为主，常用独活、五加皮、蜈蚣、地龙、伸筋草、寻骨风等中药。

复方闹羊花酒

原料组成 闹羊花、羌活、独活、川牛膝、黑杜仲、灯芯草、小茴香、桂心末各9克，白酒500毫升。

制用方法 上药切片加水800毫升，文火煎至500毫升，加上桂心末，再加白酒，混合即成。口服。每次10毫升，每日3次，饭后服，1剂为一疗程。

功效主治 祛风除湿，散寒止痛，通行血脉。治疗风寒湿型坐骨神经痛。

坐骨神经病酒

原料组成 小茴香、木香各6克，陈皮10克，玄胡12克，穿山甲、川牛膝、独活各5克，甘草

3 克，白酒 500 毫升。

制用方法 上药共为细末或切成薄片，加入 500 毫升白酒中，浸泡 1 周后开始服用。口服。每次服 10 ~ 20 毫升，每日服 3 次，以饭前服为宜。

功效主治 活血化瘀、通络柔筋、祛痹止痛。用于坐骨神经痛日久痛缓，或巩固疗效之用。

三虫酒

原料组成 赤芍、蜈蚣各 6 克，全蝎、僵蚕各 4.5 克，穿山甲、当归各 9 克，麻黄、大黄、芒硝各 3 克，黄酒 500 毫升。

制用方法 将上药用黄酒煎服。口服。每月 1 剂，分 2 次服。

功效主治 散风导滞、搜风通络。用于坐骨神经痛。

蠲痹酒

原料组成 鹿筋 150 克，鹿衔草 100 克，地龙 60 克，川牛膝、制杜仲、枸杞各 50 克，蜂蜜适量，55 度白酒 1 升。

制用方法 上药除蜂蜜与白酒外，共研为粗粉和匀，装入布袋扎紧，与蜜、酒（取适量蜂蜜溶于白酒中搅匀即可）共入密闭容器内封闭严紧，浸渍 20 日，取出压榨过滤，经滤液低温（1 ~ 10℃），静置沉淀 5 日，取清汁，分装，密封，置阴凉处贮存备用。口服。每次 10 ~ 20 毫升，温服，每日 3 次，7 日为一个疗程。

功效主治 祛风除湿、强筋健骨、活血通络、散瘀止痛。用于坐骨神经痛。

舒心镇痛酒

原料组成 秦艽、羌活、当归、伸筋草、制南星、苡仁各 15 克，桂枝、全蝎各 10 克，木瓜、川牛膝各 20 克，海马 2 支，蜈蚣 4 条，白酒 1.5 升。

制用方法 将上药入盆中冷水浸湿，滤干水分后置入瓦罐，加进白酒，酒量离罐面 3.5 厘米许（约 1.5 升），罐面口上用白纸覆盖，然后用细沙包压在纸上面，将药罐移至文火上煎熬，见纸边冒汗（蒸汽露珠），随即端去药罐，冷却后滤去药渣，取液服用。口服。每日早晚各 1 次，每次服 20 ~ 30 毫升，服 15 日为一疗程。

功效主治 祛风通络、活血止痛、治坐骨神经痛。

名医药酒老方大全

名医药酒老方大全

归健追风酒

原料组成 当归、川牛膝各15克，千年健、追地风、木瓜各10克，60度白酒1升。

制用方法 将上药与白酒一起置容器中浸泡昼夜后，再隔水煎至沸3次。或浸泡10日后即可。备用。口服。每次服20～30毫升，依酒量可多可少，每日服3次。

功效主治 活血祛风、温经散寒、通络止痛。主治坐骨神经痛。

附记 引自《民间秘方治百病》。一般此药酒服至3～4日时疼痛可能加剧，但以后会慢慢减轻，可使疼痛消失。

活络酒

原料组成 当归、天麻、何首乌、防风、独活、牛膝、牡蛎、石斛、金银花各9克，川芎、秦艽、千年健各15克，川续断、杜仲、泽泻、桑寄生、油松节各12克，狗脊、川厚朴、桂枝、钻地风、甘草各6克，白酒1升。

制用方法 将上药与白酒一起置入容器中，密封，浸泡15日后即可取用。口服。每次服20～30毫升，

日服1～2次。

功效主治 祛风除湿，通络止痛，补益肝肾。主治风湿性关节炎、坐骨神经痛、陈旧性损伤疼痛。

附记 引自《实用伤科和中药与方剂》，屡用有效。

二乌酒

原料组成 制川乌、制草乌、金银花、牛膝、紫草、乌梅各30克，白糖250克，白酒1升。

制用方法 将上药与白酒、白糖一起置入容器中，密封浸泡10日后，过滤后即可取用。口服。每次服15～30毫升，日服3次。

功效主治 祛风除湿、清热凉血、通络止痛。用于原发性坐骨神经痛，以腰部、下肢持续性钝痛，抽搐为主。

附记 引自《民间秘方治百病》，验之临床多效。

狗骨药酒

原料组成 狗胫骨500克，当归、千年健、威灵仙、百步舒、杜仲、元胡、大枣（去核）、茜草各120克，制川乌、制草乌、细辛各15克，三棱、莪术各30克，红花50克，川牛

膝100克，白酒4升。

制用方法将狗胫骨洗净、捣碎，余药切碎，置容器中，加入白酒，密封，浸泡20～30日后，过滤去渣，即成。口服，每次空腹服15～30毫升，日服3次。

功效主治祛风除湿，活血化瘀，舒筋壮骨，通络止痛。主治坐骨神经痛。

附记作者家传秘方。作者应用，方中狗胫骨，另用水煎3次，取浓汁入酒中。凡孕妇及阴虚发热、消化性溃疡患者忌用。

风湿酒

原料组成枫荷梨30克，独活、桂枝、地枫皮、五加皮、白马骨、绣花针各15克，牛膝、淫羊藿、石菖蒲、大血藤、甘松、延胡索各9克，全蝎、蜈蚣各3克，50度白酒1.6升。

制用方法前15味切碎，置容器中，添加白酒，每日振摇1～2次，密封浸泡7～10日，去渣留液。口服。每日2次，每次10～15毫升。

功效主治祛风除湿，活血化瘀，通络止痛。主治关节炎、坐骨神经痛。

注意事项全蝎、蜈蚣有毒，地枫皮小毒。本酒不宜多服、久服，孕

妇忌服。

归芪双乌酒

原料组成当归、黄芪各60克，制川乌、制草乌、红花各15克，伸筋草、地龙、寻骨风各10克，米酒1升。

制用方法前8味研末，置容器中，添加米酒，每日振摇1～2次，密封浸泡30日，去渣留液。空腹口服，每日2次，每次10～20毫升。

功效主治祛风活血，通络止痛。主治坐骨神经痛。

注意事项乌头大毒，须炮制。本酒不宜多服、久服，孕妇及阴虚火旺者忌服。

四虫雪莲酒

原料组成白花蛇1条，全虫、雪莲花各15克，地龙、黑蚂蚁、威灵仙各20克，制乳香、制没药、当归各12克，制川乌、制草乌、川牛膝、红参各10克，白酒1升。

制用方法诸药切片装入盛白酒的陶瓷罐或玻璃瓶内浸泡，罐口密封，浸泡7日后启用。口服。每日服药3次，每次10～15毫升，2周为一疗程。

名医药酒老方大全

功效主治 祛风通络、散寒止痛、补肝益肾。用于坐骨神经痛。

复方鸡血藤酒

原料组成 鸡血藤 120 克，川牛膝、桑寄生各 60 克，白酒 1.5 升。

制用方法 将上药共研为粗末，纱布袋装，扎口，白酒浸泡，14 日后取出药袋，压榨取液，并将药液与药酒混合，再静置，过滤即得。口服。每次服 20 毫升，日服 2 次。

功效主治 养血活血、舒筋通络。主治筋骨不舒疼痛、腰膝冷痛、跌打损伤、风寒湿痹、手足麻木、坐骨神经痛。

附记 引自《民间百病良方》，孕妇忌服。

风寒湿痹

关节酸痛或部分肌肉酸重麻木，迁延日久可致肢体拘急，甚则关节肿大。又可分为以下三型：行痹、痛痹、着痹。外邪侵袭经络，气血闭阻不畅，引起关节、肢体等处出现酸、痛、麻、重及屈伸不利等症状，名为痹证。可包括风湿热、风湿性关节炎、类风湿性关节炎、纤维组织炎及神经痛等。

祛风湿骨痛酒

原料组成 海风藤、络石藤、鸡血藤、槲寄生各 600 克，木瓜 400 克，香加皮 200 克。

制用方法 将以上 6 味，粉碎成粗粉，用白酒 10 毫升作溶剂，浸渍 48 小时后，以每分钟 1~3 毫升的速度渗漉，收集漉液，静置，滤过即得。口服，每次 15~30 毫升，每日 1~2 次。

功效主治 祛风湿，通经络。适用于风湿性关节炎。

防风酒

原料组成 防风、当归、秦艽、肉桂、葛根各 20 克，麻黄 15 克，羌活、川芎各 10 克，白酒 250 毫升。

制用方法 将前 8 味切碎，入布袋，置容器中，加入白酒，密封，浸泡 7 日后，过滤去渣即成。口服。每次服 10~20 毫升，每日早、晚各服 1 次。

功效主治 祛风通络，散寒除湿。主治风痹、肢体关节酸痛、游走不定、关节屈伸不利，或见恶风、发热、苔薄白、脉浮。

注意事项 若见关节肿大、苔薄黄、邪有化热之象者慎用。

附记 引自《药酒汇编》，验之临床多效。

十七药酒

原料组成 牛膝、石斛、制附子各 90 克，白石英、磁石各 120 克，萆薢、丹参、防风、山萸肉、黄芪、羌活、羚羊角、酸枣仁各 30 克，生地、肉桂、云茯苓各 60 克，杜仲 45 克，白酒 3.5 升。

制用方法 将前 17 味共研为细末，入布袋，悬于瓷瓶中，加入白酒，密封，浸泡 10 日后即可取用。随饮增添，味薄为止。口服。每日早、晚各空腹温服 10 毫升。

功效主治 补肾清肝潜阳，祛风利湿安神。主治风湿痹痛、筋脉挛急、腰脚软弱无力、视听不明等症。

附记 引自《柳森可用方》，验之临床，确有良效。

参茸追风酒

原料组成 制川乌、制草乌、红花、当归、陈皮、生晒参、薄荷、鹿茸、淡竹叶、炮姜、甘草各适量。

制用方法 将以上 11 味，粉碎成粗粉；取 60 度白酒浸泡，加入蔗糖溶解，静置，滤过即得。口服。每次 15 毫升，每日 1~2 次。

功效主治 祛风散寒、舒筋活络、止痛。适用于四肢麻木、屈伸困难、筋骨疼痛、风寒湿痹等。

神农药酒

原料组成 寻骨风、川芎、丹参各 54 克，当归、苍术、伸筋草、路路通、金荞麦、木梳各 21 克，杜仲、五加皮各 38 克，老鹳草 42 克，大血藤 46 克，防风、木香、络石藤各 50 克，红花、钩藤、独活各 13 克，柴胡 29 克，搜山虎、牛膝、制草乌、射干、鸡血藤、三七、威灵仙、八角莲各 17 克，爬岩香、莲逢草、徐长卿各 8 克，老虎簕 42 克，三百棒 50 克，八棱麻、虎杖、山姜各 29 克，

名医药酒老方大全

香茶菜 28 克，菊叶三七 22 克，蜘蛛抱蛋、雄黄连各 34 克，拳参、八角枫、算盘子根各 12 克。

制用方法 将以上 43 味，粉碎成粗粉，加蔗糖 300 克，溶解于白酒中，静置，滤过，即得。口服。每次 25 毫升，每日 2 次。

功效主治 祛风散寒，活血化瘀，舒筋活络。适用于风寒湿痹、关节肿痛、肌肉劳损。

丁公藤风湿药酒

原料组成 丁公藤 1000 克，桂枝 30 克，麻黄 7.5 克，羌活、当归、川芎、白芷、补骨脂、乳香、猪牙皂、苍术、厚朴、香附、木香、白术、山药、菟丝子、小茴香、苦杏仁、泽泻、五灵脂各 3 克，陈皮 13 克，枳壳 20 克，黄精 8 克，蚕沙 6 克，白酒 4.25 升。

制用方法 先将丁公藤蒸 2 小时，然后与桂枝等 24 味药、白酒共置入容器中，密封浸泡 40 日后过滤即成。浸泡期间加温 2～5 次，每次令药酒达 35℃。口服，每次服 10～15 毫升，日服 2～3 次，也可外用搽患处。

功效主治 祛风除湿、消瘀止痛。用于风湿痹痛，表现有筋骨、肌肉、

关节疼痛，疼痛游走不定，肢体重着、麻木、屈伸不利。一般腰腿痛及跌打损伤亦可应用。

附记 方中丁公藤有一定的毒性，故要注意掌握服用量。若发现有中毒现象时（常有汗出不止，四肢麻痹等表现），一般可用甘草 10～15 克，水煎服，或用蜜糖 30～60 克，冲开水内服及用温水洗身，便可缓解症状。孕妇忌内服，外用时亦忌用于腹部。

双乌花酒

原料组成 制川乌、制草乌、花椒、红花、土鳖虫、穿山甲各 12 克，五加皮 30 克，羌活、独活各 20 克，黄酒 500 毫升。加减：上肢重者加桑枝 12 克，姜黄 15 克；下肢重者加川牛膝 12 克；坐骨神经痛者加制马钱子 9 克，小白花蛇 1 条；骨性关节炎者加鹿角霜 15 克，鹿衔草 15 克；创伤性关节炎者加三七 10 克，血竭 6 克。

制用方法 将上述中药浸入黄酒内，夏日泡 5 日，冬日泡 7 日，然后将浸出液装瓶密封备用。口服。每次 5～10 毫升，每日 3 次。15 日为一疗程，一疗程完后停药 3 日，再进行下一疗程。

功效主治 祛风散寒胜湿，通经活络，逐瘀止痛。用于各型风寒湿痹（急慢性风湿性关节炎、风湿性肌炎）。

注意事项 孕妇忌服。

大风引酒

原料组成 大豆（炒熟）100克，制附子16克，枳实、泽泻、陈皮、茯苓、防风各20克，米酒1升。

制用方法 将大豆用米酒加水煮煎至1升，置容器中，再将后6味捣碎入容器中，同煎（隔水煮）至沸。密封，浸泡3～5日后，过滤去渣即成。口服。每次服100～150毫升，日服3次。

功效主治 补肾助阳、祛风利湿。主治风湿痹、遍身胀满。

附记 引自《柳森可用方》，临床验证多效。

百药长寿酒

原料组成 当归、白芍、白术、白茯苓、牛膝、制杜仲、破故纸、茴香、五味子、陈皮、半夏、苍术、厚朴、枳壳、香附、官桂、羌活、独活、白芷、防风、乌药、秦艽、川草薢、晚蚕沙、干姜各30克，川芎15克，怀地黄、枸杞、干茄根各120

克，天门冬、麦门冬、制何首乌各60克，砂仁1.5克，大枣500克，烧酒3升。

制用方法 将前34味捣为粗末或切成薄片，入布袋，悬于酒坛中，加入白烧酒，密封，浸泡15天后，即可开封饮用。口服。每次服15～30毫升，日服3次。

功效主治 补肝肾、和脾胃、祛风湿、活血通络。用于肝肾不足、脾胃不和、风湿痹阻经络等所引起的身体虚弱、腰膝无力、食少腹满、胸闷恶心、筋骨疼痛等症。

二藤鹳草酒

原料组成 海风藤、常春藤各15克，老鹳草20克，桑枝30克，五加皮10克，白酒500毫升。

制用方法 将前5味切碎，置容器中，加入白酒，密封，浸泡3～7日后，过滤去渣即成。口服。于每晚服10～20毫升。

功效主治 祛风湿，通经络。主治风寒湿痹、关节疼痛、筋脉拘挛，手足麻木、沉重，活动不便。

附记 引目《药酒汇编》，验之临床，多效。

名医药酒 老方大全

风湿宁药酒

原料组成 鸡血藤、豨莶草、红藤、老鹳草各100克，苍术、菝葜、何首乌、地黄、桑枝、苍耳子、桂枝、寻骨风、白鲜皮、苦参、乌梢蛇各50克，五加皮、蚕沙、石菖蒲、细辛、高良姜、红花、白芷、川芎各25克。

制用方法 将以上23味粉碎成粗粉，用白酒作溶剂，浸渍48小时后，缓缓渗漉，收集漉液，静置，滤过，滤液加蔗糖搅拌溶解，滤过即得。口服。每次15~25毫升，每日2次。

功效主治 祛风活血，利湿通络。适用于风湿性四肢麻木酸痛。

鲁公酒

原料组成 山芋、踯躅花、制乌头各15克，茵陈、生天雄、防己、石斛各12克，细辛、柏子仁、牛膝、山茱萸、甘草（炒）、通草、秦艽、黄芪、生附子、瞿麦、杜仲（炒）、天门冬、泽泻、石楠叶、防风、远志、熟地黄、炮姜、桂心各9克，白酒4升。

制用方法 将前26味捣碎或切成薄片，置容器中，加入白酒，密封，浸泡10~14天后，过滤去渣即成。口服。每次服10~14毫升，日服3次。

功效主治 补肝肾，祛风湿，温经通络。用于诸痹、诸风、风眩心乱、耳聋目暗、泪出、鼻不闻香臭、口烂生疮、风肿痛病、喉下生疮、烦热、厥道口逆、胸胁肩膀痛、手酸不能务农、腰脊不能俯仰、脚酸不仁难以久立。八风十二痹、五缓六急、半身不遂、四肢偏枯、拘挛不可屈伸、贼风咽喉闭塞、硬便不利，或如锥所刺、行皮肤中无有常处、久久不治，及一应久寒积聚、风湿、五劳七伤、虚损百疾，并皆治之。

附记 本方亦可为散、为丸酒下之。

塞隆风湿酒

原料组成 塞隆骨适量。

制用方法 将塞隆骨粉碎，用白酒浸渍，过滤，装瓶即得。口服。每次30毫升，每日3次。疗程1个月，或遵医嘱。

功效主治 祛风散寒除湿、通络止痛、补益肝肾。适用于风寒湿痹引起的肢体关节疼痛、肿胀、屈伸不利，肌肤麻木，腰膝酸软等。

十四味羌活风湿酒

原料组成 羌活、独活、五加皮、防己、小茴香各 8 克，威灵仙、青蒿、白芷、桂枝各 10 克，川芎、栀子、当归尾各 6 克，麻黄 20 克，丁公藤 120 克，白酒 1.15 升。

制用方法 将以上 14 味药材，粉碎成粗粉，加白酒 230 克将药粉湿润 4～6 小时，用白酒作溶剂，浸渍 72 小时后，以每分钟 1～3 毫升的速度缓缓渗漉，收集漉液，加白酒至规定量，搅匀，静置 7 天，滤过即得。口服。每次 16 毫升，每日 2 次。

功效主治 祛风除湿，活血止痛。适用于风寒湿痹引起的四肢麻木、筋骨酸痛、腰膝乏力。

透骨祛风酒

原料组成 鲜狗骨（腿骨为佳，也可用猪骨代替）500～1000 克，乌梢蛇（鲜品更佳）100 克，附片、秦艽、木瓜、当归各 30 克，田三七 15 克，高粱白酒 1.5 升。

制用方法 先将狗骨打碎，放于瓦缸内用高粱白酒浸泡，同时将乌梢蛇放入，1 周后去除骨渣，将酒倒于另一能密封的容器内，放入其余中药，再浸泡 7 日左右即可使用。取医用清洁白纱布，叠为 4～8 层，其大小根据疼痛部位的面积而定，以能遮盖住疼痛范围为宜。使用时先将纱布覆盖于治疗部位皮肤上，用吸管或汤匙将药酒浇于纱布上，使其浸透，再将理发用电吹风调至中档，用温热风对准治疗部位热熏，熏治时间根据病情而定，疼痛部位较深者热熏时间可适当延长，并可反复用药，每次熏治约 15 分钟，一日 2 次。

功效主治 祛风除湿，温经散寒，养血通络，壮骨止痛。用于各种风湿疼痛和跌打损伤。

饮食养生

川芎白芷炖鱼头。配方：川芎、白芷、鳙鱼头、生姜、葱、盐、料酒各适量。制法：将川芎、白芷分别切片，与洗净的鳙鱼头一起放入锅内，加姜、葱、盐、料酒、水适量，先用武火烧沸后，改用文火炖熟。功效：祛风散寒，活血通络。

名医药酒 老方大全

起居养生

要防止受寒、淋雨和受潮，关节处要注意保暖，不穿湿衣、湿鞋、湿袜等。秋季气候干燥，但秋风送爽，天气转凉，要防止受风寒侵袭。冬季寒风刺骨，注意保暖是最重要的。

预防

经常参加体育锻炼，如保健体操、太极拳、做广播体操、散步等，对身体大有好处。凡坚持体育锻炼的人，身体就强壮，抗病能力强，很少患病，其抗御风寒湿邪侵袭的能力比一般没经过体育锻炼者强得多。

胁痛

胁痛是指以一侧或两侧胁肋疼痛为主要表现的病症。胁痛是由肝气郁结、瘀血内阻、痰火内结、外邪侵袭等原因引起，以一侧或两侧胁肋部发生疼痛为主要表现的病症。由于胁为肝所主，故胁痛主要与肝胆疾病有关。

总之，胁痛之病因，包括跌仆外伤、情志郁结、湿热内蕴、痰饮停蓄等，导致气滞血瘀、湿热痰浊阻遏胁络，肝胆失于疏泄条达，不通则痛，故发为胁痛。治疗本病的药酒较少，多用理气药配制而成，如香附根酒，适用于肝郁气滞的胁痛。

香附根酒

原料组成 用香附根60克。

制用方法 将香附根洗净切碎，用水、白酒各250毫升，浸泡3~5天，去渣。频频饮之，不拘时候。

功效主治 疏肝理气，解郁止痛。适用于胸胁胀痛、脘痛疼痛、食欲不振、月经不调、乳房胀痛、心中郁闷。

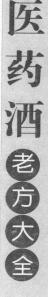

猪油酒

原料组成 猪油 70 克，生姜汁 100 克，酒 300 毫升。

制用方法 将上药用慢火煎，候减半，入酒相和，滤渣，分为 3 份。每日早午晚饭前各温服 1 份。

功效主治 治疗胁痛气急、面青肌瘦、大小便不通、筋脉拘急。

附记 引自《普济方》。

佛手露酒

原料组成 佛手 120 克，五加皮 30 克，青皮、木瓜各 12 克，小山栀、广陈皮各 15 克，高良姜、砂仁、肉桂各 9 克，当归 18 克，木香、公丁香各 6 克，白酒 10 升，冰糖 1500 克。

制用方法 将前 12 味捣碎，入布袋，置容器中，加入白酒，密封，用文火加热 30 分钟，过滤去渣，加入冰糖，待溶化后，贮瓶备用。口服，每次服 20 ~ 30 毫升，每日 3 次。

功效主治 疏肝理气，和脾温胃。用于肝郁气滞、脾胃不和、胸胁满闷心烦、气逆欲呕、食欲不振、胃脘胀痛等症。

注意事项 孕妇忌服。

香附归芍酒

原料组成 制香附 30 克，当归 15 克，赤芍、川红花各 9 克，柴胡、川芎、炙甘草各 6 克，低度白酒 250 毫升或黄酒 500 毫升。

制用方法 将前 7 味切碎，置容器中，加入白酒或黄酒，密封浸泡 7 天后，过滤去渣即成。或隔水煮沸后，静置 1 宿后即可。每次服 15 ~ 30 毫升（黄酒倍量），日服 2 次。

功效主治 活血化瘀，理气止痛。适用于胁痛，兼治胸胁痛。胸胁痛，加枳壳 9 克。

附记 引自《中国药酒配方大全》。

吴萸桃仁酒

原料组成 吴茱萸、桃仁各 9 克，葱白 3 根，白酒 80 毫升。

制用方法 将吴萸炒焦，桃仁去皮尖，共研细末，葱白煨热，入白酒煎 5 ~ 10 分钟，去渣即成。口服。每日 1 剂，分 2 次温服。

功效主治 温通血脉，肝脾不和，胁肋疼痛难忍等。

附记 引自《药酒汇编》，验之临床，常收良效。

腰腿痛

名医药酒 老方大全

腰腿痛是中老年人常见病症，本症与痹症既有联系，又有不同。在病因病机方面，两者均为风、寒、湿、虚、瘀等引起，但痹证的实证更多见，而腰腿痛则属虚者较多；痹证可以发生于身体的各部位，而腰腿痛则局限于腰背和膝腿。中医认为"腰为肾之府"，而肾之经脉从足部向上循行，经过膝腿入腹达腰，系于肾脏，故腰部和膝腿的疼痛不适常与肾有关。肾虚则腰膝酸软、疼痛。此外，如风寒湿邪侵及腰部经络，闭阻气血，也会出现腰部痛、胀、麻木、活动受限等症状。一般来说，腰腿痛与感受风寒显邪、劳力扭伤、久病体虚、房事过度有关，常用祛风除湿、温经通络、缓急止痛、滋补肝肾等法治疗。药酒对本病的治疗有其独特的优越性，酒既能温通经脉，散寒祛风除湿，又能行酒中诸药之势，使之达于病所，而且服用方便，能够坚持，利于治疗，所以患腰腿痛者，服用药酒的较多。治疗本类病症的药酒，常用地黄、附子、肉桂、肉苁蓉、牛膝、丹参、杜仲、川断、川芎、狗脊、枸杞、桑寄生、独活、羌活、白花蛇、五加皮、海风藤、当归等药物配伍。

痛灵酒

原料组成 生川乌、生草乌各50克，田三七、马钱子各25克。

制用方法 将生川乌、生草乌洗净切片晒干，以蜂蜜250克煎煮。马钱子去毛，用植物油炸。田三七捣碎，再混合加水煎煮2次，第一次加水1升，浓缩到300毫升，第二次加水1升，浓缩到200毫升，2次共取液500毫升，加白酒500毫升即成。内服。每次10毫升，每日3次，10日为一疗程。

功效主治 散风活血、舒筋活络，用于慢性腰腿痛。

健步酒

原料组成 生羊肠1具、桂圆肉、沙苑子、生薏苡仁、仙灵脾、仙茅各120克，白酒10升。

制用方法 先将羊肠洗净阴干，切成小段，余5味加工使碎，入布袋，置容器中，加入白酒，密封，浸泡21日后，过滤去渣即成。口服。每次服10～15毫升，日服2次。

功效主治 补肾壮阳，理虚健脾，散寒除湿。主治脾肾虚损，偏于肾阳不振的腰膝无力、肚腹不温、性欲减退及风湿痹痛、关节拘挛、不思饮食、健忘失眠等症。

附记 引自《药酒汇编》，验之临床，确有良效。

鸡肝苁蓉酒

原料组成 雄鸡肝、肉苁蓉各30克，巴戟天20克，白酒1升。

制用方法 将前3味切碎，置容器中，加入白酒，密封，经常摇动，浸泡数天后，过滤去渣即成。口服。每次服10～20毫升，日服2次。

功效主治 温阳，补肾，壮腰。用于腰膝酸痛、精神不振、少气懒言、头昏目花等。

附记 肾阳虚所致者，用之多效。

杜威酒

原料组成 制杜仲、熟地黄各200克，巴戟天、怀牛膝、狗脊、桑寄生、秦艽各100克，威灵仙140克，米酒（乙醇含量30%）20升。

制用方法 上药加米酒，置缸中冷浸50日，滤除药渣，加冰糖（可依患者需要而定），溶解而成。口服。每日饮50～100毫升，或酌依酒量定，睡前服。

功效主治 补肝肾、益气血、除风湿。用于治疗肝肾亏损之腰膝酸痛、筋骨萎软、风湿痹痛、筋脉拘挛。

双乌酒

原料组成 制川乌、制草乌、鸡冠花（或红花）各10克，川芎、当归、牛膝各15克，黄芪18克，白酒2升。

制用方法 上药切片，加白酒，浸泡1周后服用。口服。每次饮50～100毫升，早、晚各1次，一般服用2～3剂，酒量大者可适当多饮，如感觉口舌发麻宜减量。

功效主治 温经活血、益气止痛。用于各种腰腿痛而无关节红肿发热。兼肩臂痛者加羌活15克，颈项痛者加葛根30克，腰膝酸软者加杜仲10克。

腰痛酒

原料组成 杜仲30克，补骨脂20克，苍术、鹿角霜各15克，白酒1升。

制用方法 将上述药共研捣成粗粒状，用绢布袋装，浸于白酒中，密封置7天，过滤去渣即成。每天2次，空腹温服20毫升。

功效主治 温肾散寒，祛风除湿。用于风湿腰痛及长年腰腿疼痛。

金牙酒

原料组成 金牙石、莽草各20克，细辛、防风、蛇床子、茵芋、炮姜、生地各35克，制附子30克，独活、牛膝、石斛各40克，白酒1.5升。

制用方法 将前12味捣碎，置容器中，加入白酒，密封，浸泡7日后，过滤去渣即成。口服。每于食前随量温饮，勿醉。

功效主治 祛风逐寒，解痉止痛。主治风寒侵入机体、腰膝冷痛、筋骨挛急、腰脚不遂。

附记 引自《太平圣惠方》，验之临床，确有良效。

葱子酒

原料组成 葱子、杜仲（去粗皮，微炙黄）、牛膝、石斛、制附子、防风、肉桂、白术、五加皮、炒枣仁各20克，仙灵脾、川芎、川椒（去目及闭口者，微炒，去汗）各15克，乌蛇（酒浸去骨，炙微黄）30克。

制用方法 上药14味，共捣碎，置于净瓶中，用酒1.5升浸之，封口，经7日后开取，去渣备用。每次饭前，温饮1小盏。

功效主治 治疗肾虚腰膝疼痛、延及腿足、腰脊拘急、俯仰不利。

黑豆紫酒

原料组成 黑豆30克，川断20克，黄酒1杯。

制用方法 将川断研切细碎，黑豆炒香熟，两味一同加黄酒煎煮至半杯。每天1~2次，温热1次顿服。

功效主治 解痉止痛，可用于慢性腰痛或妊娠腰痛。

鹿角杜仲酒

原料组成 鹿角霜、杜仲各30克，补骨脂、薏苡仁、秦艽各20克，白酒 1.5 升。

制用方法 将前 5 味研为粗末，入布袋，置容器中，加入白酒，密封，每日振摇数下，浸泡 15 日后，过滤去渣，即成。口服。每次服 15 ~ 30 毫升，日服 2 次。

功效主治 温阳补肾，祛风除湿。主治腰膝酸痛、行走无力等症。

附记 引自《药酒汇编》，验之临床，确有良效。

狗脊黑豆酒

原料组成 狗脊 150 克，黑豆 120 克，白酒 1 升。

制用方法 将狗脊与黑豆轧碎，共浸于酒中，置火上用文火煮沸 3 ~ 5 分钟，取下待冷，加盖密封置 1 周，过滤去渣，装瓶备用。口服。每次 20 ~ 30 毫升，日服 2 次。

功效主治 补肾强腰，祛风湿。适用于腰膝无力、筋骨疼痛、行走不便。

白蛇草乌酒

原料组成 白花蛇、制川乌、制草乌、羌活、独活、川芎、防风、细辛、麻黄、香附、玄胡、制乳香、制没药、梧桐花、鲜生姜各 10 克，秦

艽、薏苡仁各 12 克，烧酒 1.5 升。

制用方法 上药 1 剂，浸于 45 ~ 70 度烧酒中，半月后用此药酒。以此酒醮手掌上在局部拍打，第一周每日拍 1 次，每次 10 分钟，以后每日 2 次，每次 15 分钟，拍打轻重以舒适为度。每用 1 周，将瓶中烧酒加满，使酒保持一定浓度。

功效主治 祛风，解痉，止痛。用于慢性肩背腰腿疼痛。

注意事项 对于皮肤有过敏，局部皮肤破损或有皮肤病者，不宜使用。

人参固本酒

原料组成 人参、制首乌、熟地黄、生地黄、枸杞、天门冬、麦门冬、当归各 60 克，白茯苓 30 克，白酒 6 升。

制用方法 将前 9 味捣碎或切成薄片，入布袋，置容器中，加入白酒，密封，置文火上煮约 1 小时后，离火待冷，置阴凉处，浸泡 7 天后，过滤去渣即成。口服。每次服 10 ~ 20 毫升，日服 2 次。

功效主治 补肝肾、填精髓、益气血。用于腰腿膝酸软、体倦乏力、

精神萎靡、失眠、食欲不振等症。

凤仙花枸杞酒

原料组成 凤仙花15克，枸杞50克，白酒500毫升。

制用方法 将凤仙花、枸杞浸入白酒内，密闭贮存，经常晃动，15日后即成。每服20~50毫升，每日1~2次，炖热温服。

功效主治 养肝补肾、祛风消肿、活血止痛。适用于风湿腰痛、肾虚腰痛。

川乌杜仲酒

原料组成 杜仲、羌活、制附子、萆薢、五加皮、续断、防风各40克，制川乌、地骨皮、肉桂、川芎、秦艽、石斛、桔梗各30克，炮姜、炙甘草、瓜蒌根各20克，花椒15克，细辛25克，白酒2升。

制用方法 前19味捣碎，置容器中，添加白酒，每日振摇1~2次，密封浸泡5~7日，去渣留液。空腹温饮。每日3次，每次10~15毫升。

功效主治 补肾壮阳、强腰止痛、祛风除湿。治肾虚腰痛、风寒腰痛、久坐湿地所致的腰痛、坠伤腰痛。

注意事项 川乌大毒，附子有毒，

均须炮制。细辛小毒。本酒不宜多服、久服，孕妇忌服。

千年健酒

原料组成 千年健100克，白酒1升。

制用方法 前1味粗碎，置容器中。添加白酒，每日振摇1~2次，密封浸泡7~10日，去渣留液。每日2次，每次服15~20毫升。

功效主治 祛风除湿，强筋壮骨，祛痹止痛。主治风湿痹痛、腰膝冷痛、筋骨乏力、下肢拘挛麻木。

车前葱枣酒

原料组成 车前草、葱白各7棵，大枣7枚，白酒500毫升。

制用方法 前3味切碎，置容器中，添加白酒，密封，隔水文火煮至250毫升，去渣留液。每日3次，每次饮服25~30毫升。

功效主治 利水清热，通阳解毒。治湿气腰痛。

当归牛膝酒

原料组成 当归、牛膝各15克，羌活、巴戟、石斛、生姜各10克，川椒2.5克，白酒750毫升。

名医药酒老方大全

制用方法 将上药共制粗末，用纱布包好，浸入白酒内，密封贮存，每日摇荡 1 次，7 ～ 10 日即成。每服10 毫升，每日 3 次，饭前温服。

功效主治 补肾壮腰，祛风除湿。适用于风湿腰痛、行立不利等。

加味地黄酒

原料组成 熟地黄 250 克，人参50 克，黄芪 100 克，当归、地龙各 30克，穿山甲片、三七各 20 克，白酒2 升。

制用方法 前 7 味研末，置容器中，添加白酒，每日振摇 1 ～ 2 次，密封浸泡 15 日，去渣留液。每日2 次，每次服 15 ～ 20 毫升。

功效主治 益气养血，疏通经络。治腰痛、坐骨神经痛。

注意事项 忌食萝卜、莱菔子、生葱、大蒜、藜芦等。

补肾酒

原料组成 黑大豆 120 克，熟地黄 60 克，杜仲、枸杞各 40 克，石斛、羌活、防风、肉桂、川芎各 20 克，牛膝、淫羊藿、当归、制附子、茵陈、茯苓、花椒、白术、五加皮、酸枣仁各 30 克，白酒 2 升。

制用方法 前 19 味捣碎，置容器中，添加白酒，每日振摇 1 ～ 2 次，密封浸泡 10 日，去渣留液。空腹温饮。每日 3 次，每次 10 ～ 15 毫升。

功效主治 补肾壮阳，祛风除湿。用于肾虚腰痛、腿脚肿痛、身体虚弱。

注意事项 附子有毒，须炮制。本酒不宜多服、久服，孕妇忌服。

威灵仙酒

原料组成 威灵仙 300 克，白酒4 升。

制用方法 威灵仙捣末，置容器中，添加白酒，每日振摇 1 ～ 2 次，密封浸泡 8 ～ 10 日，去渣留液。空腹温饮。每日 1 ～ 2 次，每次 10 ～ 20毫升。

功效主治 祛风除湿，通经活络。适用于风湿痹阻、腰脚疼痛、日久不愈，也可治诸骨鲠咽。

注意事项 孕妇及气虚血弱无风寒湿邪者忌服。

萆薢除湿酒

原料组成 萆薢、杜仲各 100 克，地骨皮 150 克，白酒 1.5 升。

制用方法 前 3 味粗碎，置容器中，添加白酒，密封，隔水蒸煮 2 小时，候冷，每日振摇 1～2 次，密封浸泡 3 日，去渣留液。每日 3 次，每次饮服 20～30 毫升。

功效主治 祛风除湿、壮腰止痛。主治风湿腰痛、壮腰止痛。

寄生地归酒

原料组成 桑寄生、牛膝、熟地黄、秦艽各 60 克，当归、杜仲各 30 克，米酒 2.5 升。

制用方法 前 6 味使碎，置容器中，添加米酒，每日振摇 1～2 次，密封浸泡 14 日，去渣留液。每日 2 次，每次饮服 10～30 毫升。

功效主治 补益肝肾、强筋壮骨、养血祛风。主治腰膝酸疼、筋骨乏力、风湿痹痛。

珍珠腰痛酒

原料组成 珍珠母 60 克，杜仲 50 克，红砂糖 30 克，黄酒 750 毫升。

制用方法 前 2 味捣碎，加清水适量，文火煮约 30 分钟，候冷，置容器中，添加黄酒、红砂糖搅匀，每日振摇 1～2 次，密封浸泡 14 日，去渣留液。每日 2～3 次，每次饮服

10～25 毫升。

功效主治 补肾养血，舒筋壮腰。适用于腰部酸痛、体倦乏力、虚劳羸瘦。

附记 偏肾阳虚，加肉苁蓉 50 克，改白酒浸药。

蒜豉桃仁酒

原料组成 蒜瓣 400 克，豆豉、桃仁各 50 克，好白酒 2 升。

制用方法 将蒜去皮拍碎，桃仁去皮尖炒研，豆豉炒香，候冷；将 3 味药一同用干净纱布包好，浸入白酒内，密封贮存，秋冬 7 日，春夏 3 日，即可饮用。初用 10 毫升，渐增至 20 毫升，每日 3～4 次，常令有酒气相续，但不要太醉。如酒尽，可再添入白酒 1500 毫升，另加入尖椒 30 克。

功效主治 散风祛寒，治血，舒筋活血。适用于初感腿脚软弱之力。

杜仲故纸酒

原料组成 杜仲 30 克，破故纸、苍术、鹿角霜各 18 克，白酒 1 升。

制用方法 将上述药加工成粗粉，浸入酒中 10 天，密封，经常摇动。开封后过滤去渣，取酒液饮服。每日 2 次，早、晚各服 2 小盅。

功效主治 强腰壮肾，温阳祛寒。适用于风湿腰腿疼痛。

附记 破故纸是补骨脂的别称，有补肾、强筋的骨作用。

首乌地冬酒

原料组成 制何首乌、熟地黄、生地黄、全当归、天门冬、麦门冬各60克，川牛膝、制杜仲各40克，白酒4升。

制用方法 将前8味加工捣碎或切成薄片，入布袋，置容器中，加入白酒，密封，经常摇动，浸泡7天后，过滤去渣，即成。口服。每次空腹温服10～15毫升，日服2次。

功效主治 补肝肾，益精血，强筋骨，利关节。用于腰酸、膝关节肿痛、肌肉萎缩等。

川乌活络酒

原料组成 川乌、草乌各30克，廷胡索、川芎、桑枝各20克，桂枝、牛膝各12克，白酒3升。

制用方法 上药装入布袋内，加水适量，煎煮15分钟后，加入白酒续煮5分钟。保持温度，在特制的治疗床上（床中央部留置方孔），熏洗腰部，每日1～2次，每次10～20分钟。也可将上药煎煮后，用毛巾蘸药汁外敷腰部，每日1～2次，每次10～20分钟。

功效主治 主治风湿性关节炎、腰腿疼痛。

注意事项 注意上法使用时防止烫伤皮肤。

饮食养生

1. 宜吃高蛋白食物；宜吃高维生素食物；宜吃高热量易消化食物。

2. 避免油腻难消化食物；避免油炸、熏制、烧烤食物；避免高盐高脂肪食物。

起居养生

生活节制，注意休息，劳逸结合，生活有序；保持乐观、积极、向上的生活态度；做到茶饭有规律，生存起居有常，不过度劳累，心境开朗；养成良好的生活习惯，忌烟酒。

名医药酒

老方大全

在工作学习和生活中应防止长时间的单一姿势，纠正不良姿势，防止过度劳累，特别是腰部的超负荷使用必然会造成腰部肌肉、韧带和关节等的部位损伤而出现腰痛，腿痛。

痿证

痿证是指肢体筋脉弛缓、手足痿软无力的一种病症。引起痿证的原因有热病伤阴、筋脉失养；或湿热浸淫筋脉肌肉；或肝肾阴亏，精血不足；或瘀血阻滞经络、筋脉失养等。中医根据具体的临床表现，还细分为皮痿、骨痿、筋痿、肉痿和脉痿等。《内经》有"脾主四肢肌肉"、"肝主筋"等说法，因此治疗痿证多以补脾、滋肝肾为主，同时配合活血化瘀通络，如伴有风湿者，还当祛风除湿。常用的药酒有当归酒、五加皮酒、海桐皮酒、二仙酒、枸杞根酒等，可根据临床表现分别选用。

芍药酒

原料组成 赤芍药 180 克，生地黄 100 克，虎骨 35 克（狗骨代 120 克），白酒 1 升。

制用方法 狗骨酒浸炙。上 3 味，共研粗末，置于净器中，加入白酒浸泡，密封 7 天后开取。每次空腹服 15 毫升，每日 3 次。

功效主治 强筋壮骨，舒利关节。

适用于足痿无力、骨节酸痛。

附记 引自《民间治病绝招大全》。

虎鹿二仙酒

原料组成 鹿筋 100 克，虎骨、枸杞、桂圆肉、蜂蜜各 50 克，怀牛膝、当归各 25 克，白酒适量。

制用方法 先将虎骨、鹿筋用开

水煮片刻，洗净，煎熬成膏；再将枸杞、桂圆肉、怀牛膝、当归等煎熬成膏；诸膏混合，加入蜂蜜，略熬成膏，以每 15 克膏加 100 毫升白酒的比例，用 50 度优质白酒搅拌浸泡。每天 1~2 次，每次取药液 3~6 克，加入 30 毫升黄酒，加热搅拌，顿服。

功效主治 补肝肾、益气血、祛风寒、强筋骨。用于肝肾不足、风寒内侵引起的腰膝酸软、举步无力、筋骨关节乏力疼痛等。

菖蒲酒

原料组成 石菖蒲 100 克，制杜仲 30 克，牛膝 20 克，白酒 1500 毫升。

制用方法 将前 3 味切碎，置容器中，加入白酒，密封。浸泡 7 天后，过滤去渣即成。口服。每次温服 10~20 毫升，日服 3 次。其药渣，晒干研细末，每用酒送服 3 克尤妙。

功效主治 通血脉，调荣卫，壮筋骨。用于三十六风十二痹、骨痿。

附记 《本草纲目》中有一味菖蒲浸酒。后世据此化裁使用，仅供参考：①石菖蒲 50 克、白酒 500 毫升。浸泡 7 日后即可取用。每服 20~30 毫升，日服 2~3 次。余同上。②菖蒲

1000 克，酒曲适量。将菖蒲入锅内加水 5 升煎至 3.5 升，出锅待冷，投酒曲（压细）入汁内搅匀，入坛内密封，保温，令发酵，10 日后可服用。每服 20~30 毫升，日服 2~3 次。亦可视酒量酌饮。

海桐薏苡仁酒

原料组成 海桐皮、牛膝、五加皮、独活、防风、杜仲、枳壳各 100 克，生地 120 克，白术、薏苡仁各 50 克，白酒 2.5 升。

制用方法 将上述药加工成粗颗粒，以干净布袋盛，扎紧口，置酒坛中，密封浸泡 2 周，去药袋，过滤即可。每天白天 3 次，晚间 1 次，每次 1 小盅，温服。

功效主治 除湿痹，强筋骨。用于手足痿软、筋脉拘挛、肢体疼痛无力、不能行走等。

黄芪酒

原料组成 黄芪、乌头、附子、干姜、秦艽、蜀椒、川芎、独活、白术、牛膝、肉苁蓉、细辛、甘草各 90 克，葛根、当归、石菖蒲各 75 克，山茱萸、桂心、钟乳、柏子仁、天雄、石斛、防风各 60 克，大黄、石

楠各 30 克，白酒 4 升。

制用方法 将前 25 味细判，置容器中，加入白酒，密封，浸泡 7～10日后，过滤去渣即成。口服。每次初服 10 毫升，不知可渐加至 50 毫升，日服 3 次。

功效主治 祛风湿、补肝肾、和血脉、壮筋骨。用于风虚脚痛、萎弱气闷、不能收摄。

附记 引自《备急千金要方》，验之临床，坚持服用，效果甚佳。用治痹症，效果亦佳。

枸骨根酒

原料组成 枸骨根 250 克，白酒 1 升。

制用方法 将枸骨根切碎，用纱布袋包，放酒瓶内，以白酒密封浸泡 7 天，过滤去渣，备用。每天 1～2次，每次温饮 15～20 毫升。

功效主治 祛风湿，舒筋止痛。用于足膝痿软、肩臂胸背拘挛疼痛、妇女产后头晕目眩等。

当归酒

原料组成 当归 100 克，鸡血藤

50 克，川红花 5 克，白酒 1500 毫升。

制用方法 将前 2 味切碎，与红花同置容器中，加入白酒，密封，浸泡 10～14 日后，过滤去渣即成。口服。每次服 15～25 毫升，日服 2 次。

功效主治 活血通络。主治筋骨萎弱、疼痛及妇女月经不调。

附记 笔者经验方。效佳。

菝葜酒

原料组成 菝葜 2.5 千克，细曲 250 克，白糯米 5 千克。

制用方法 将菝葜捣碎，以水 7.5升煮取 3.5 毫升，去渣澄清；再将细曲捣碎，将前药汁浸细曲 3 日浮起；将糯米净淘控干炊饭，候熟倾出，温度适中时，入前药汁 2.5 千克，并曲末拌匀，瓮中盛之。春夏 7 天，秋冬十余天，药酒成，压去糟渣，收贮备用。每次适量而饮，每日 5～6 次，常令酒力相续，不过 3～5 剂皆平复。

功效主治 祛风利湿、消肿止痛。适用于腿脚虚弱无力、肿胀酸痛。

附记 引自《圣济总录》。

饮食养生

1. 多吃蛋白质丰富食物；多吃含有维生素的食物；多吃纤维素多的食物；多吃菌类食物。

2. 不吃辛辣刺激食物；不吃高脂肪食物；不吃过咸的食物；不吃霉变食物。

起居养生

1. 生活节制，注意休息，劳逸结合，生活有序；保持乐观、积极、向上的生活态度，对预防疾病有很大的帮助。做到茶饭有规律，生存起居有常，不过度劳累，心境开朗，养成良好的生活习惯。

2. 保持乐观愉快的情绪。长期出现精神紧张、焦虑、烦躁、悲观等情绪，会使大脑皮质兴奋和抑制过程的平衡失调，所以需要保持愉快的心情。

预　防

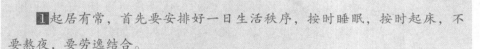

❶起居有常，首先要安排好一日生活秩序，按时睡眠，按时起床，不要熬夜，要劳逸结合。

❷避风寒、防感冒，肌无力患者抵抗力较差，伤风感冒不仅会促使疾病复发或加重，还会进一步降低机体对疾病的抵抗力。

❸饮食要有节，痿证的病机与脾气亏虚关系密切，故调节饮食更为严重，不能过饥或过饱，在有规律，有节度，同时各种营养要调配恰当，不能偏食。

❹注意适量运动，锻炼身体增强体质，但不能运动过量，特别是重症肌无力病人运动过量会加重症状，所以病人要根据自己的情况选择一些有助于恢复健康的运动。病情较重的病人或长期卧床不起病史的病人，应给予适当的按摩防止褥疮的产生。

名医药酒 老方大全

第九章

消化系统疾病

消化不良

消化不良是所有胃部不适的总称，往往表现为嗳气、胀满、上腹部或胸部啮咬样或烧灼样痛。引起消化不良的原因：偶尔的消化不良可以由进食过饱、饮酒过量、经常服用止痛药（如阿司匹林等）引起，在精神紧张时进食或进食不习惯的食物也可引起。慢性持续性的消化不良可以是神经性的即精神因素引起，也可以是某些器质性疾病如慢性胃炎、胃及十二指肠溃疡、慢性肝炎等消耗性疾病引起。

松萝瓜蒂酒

原料组成 杜衡、松萝各 3 两，瓜蒂 30 枚。

制用方法 上 3 味药，酒 1 升 2 合，渍 2 宿。早晨饮 1 合，取吐，不吐，晚再服 1 合。

功效主治 用治胸中有痰、头痛、食欲缺乏、气壮者。

青梅煮酒

原料组成 青梅 50 克，黄酒 120 毫升。

制用方法 将青梅洗净，放入瓷碗中，加黄酒，隔水蒸 20 ~ 30 分钟即可。每天 1 ~ 2 次，每次 20 毫升。

功效主治 和胃消积、行气止泻。适用于消化不良、腹泻溏稀等。

橙皮酊

原料组成 橙皮（粗粉）、乙醇（60%）各适量。

制用方法 取橙皮，用60%乙醇作溶剂，浸渍24小时后，以每分钟3~5毫升的速度缓缓渗漉即得。口服。每次2~5毫升，每日6~15毫升。

功效主治 芳香健胃。适用于胃脘疼痛、消化不良、食欲不振等。

草果山楂酒

原料组成 草果10克，山楂5克，白酒250毫升。

制用方法 前2味粗碎，置容器中，添加白酒，每日振摇1~2次，密封浸泡7~10日，去渣留液。口服。每日2次，每次10~15毫升。

功效主治 温中燥湿，化积消食。主治脾虚湿聚、食滞中脘、消化不良、脘腹胀痛、反胃。

注意事项 内热者忌服。

草豆蔻酊

原料组成 草豆蔻适量。

制用方法 取草豆蔻粉碎成粗粉，用60%乙醇浸渍，静置待澄清，滤过，即得。口服。每次2~4毫升，每日3次。

功效主治 温中化湿，行气止痛，健胃消食。适用于食欲不振、胃脘胀痛、恶心呕逆、吞酸嘈杂。

二术酒

原料组成 白术、苍术各106克，白酒400毫升。

制用方法 将二术切碎，置砂锅中加水400毫升煮取300毫升，离火，置容器中，加入白酒，密封，浸泡1日后，过滤去渣备用。每次服30~50毫升，日服3次，或随时随量饮之，勿醉。

功效主治 健脾胃、助消化、消胀止泻。主治脾虚所致的食欲缺乏、消化不良、胸腹胀满、泄泻等症。

厚朴大黄酒

原料组成 厚朴150克，大黄100克。

制用方法 上两味药切细，用酒2升，煮取1升，体壮者，大黄加倍，用酒3升，煮取2升。1次服完，体壮者服2次。

功效主治 治生肉停滞于胸膈中不化、吐之不出、形成宿食团块。

名医药酒 老方大全

菖蒲木瓜酒

原料组成 鲜石菖蒲、鲜木瓜、九月菊各 20 克，桑寄生 30 克，小茴香 10 克，烧酒 1.5 升。

制用方法 先将前 5 味切成薄片或捣碎，入布袋，悬于容器中，加入烧酒，密封，浸泡 7 日后，过滤去渣备用。口服。每日早晨温饮 10 毫升。

功效主治 清心、柔肝、补肾、助消化。主治阳虚恶风、消化不良、眩晕乏力等症。

西洋药酒

原料组成 红豆蔻（去壳），煨肉豆蔻（面裹煨，用粗纸包压去油），白豆蔻（去壳），高良姜（切片，焙），甜肉桂（去粗皮），公丁香（各研净细末，戥准五分）。

制用方法 先用上白糖霜 120 克，水 1 碗，入铜锅内煎化，再入鸡蛋清 2 个，煎十余沸，加入 0.5 升干烧酒，离火置稳便处，将药末入锅内打匀，以火点着烧酒片刻，即盖锅，火灭，用纱罗滤去渣，入瓷瓶内，用冷水冰去火气。饮服随量。

功效主治 治疗脾胃虚寒、气滞脘满、进食不化、呕吐恶心、腹泻作痛等症。

五香酒

原料组成 甘草、菊花、甘松、官桂、白芷、藿香、三奈、青皮、薄荷、檀香、砂仁、丁香、大茴香、细辛各 120 克，红曲、木香各 18 克，干姜 12 克，小茴香 15 克，白酒 4.5 升。

制用方法 先将前 18 味切薄片或捣碎，入布袋，置容器中，加入白酒（多年陈烧酒佳），密封，浸泡 10 天后过滤去渣即成。口服。每次服 10～20 毫升，每日早、晚各服 1 次。

功效主治 补脾健胃、散寒止痛、芳香辟秽、发表祛暑。用于脾胃气滞、虚寒脘满、食欲不振等症。并可用于寒凝气滞的小肠疝气及暑月感受风寒等症。

注意事项 若是感受暑热，温热之邪，病人不恶寒而怕热，多汗，口渴舌红的，则不可饮用该酒。忌食生冷、油腻食物。此外该酒辛香温燥的药物居多，凡阴虚火旺者不宜服，以免重伤阴液。

红茅药酒

原料组成 公丁香、白豆蔻、草豆蔻、良姜、零陵香、桂枝、红豆蔻、肉豆蔻、山药各6克，砂仁、白芷、枸杞、佛手各10克，当归30克，木香、檀香各2克，沉香4克，陈皮、肉桂各20克，红曲162克。

制用方法 将上述药物装入布袋，浸于5200毫升烧酒中加热，煮数沸再兑入1.5升蜂蜜，400克冰糖，溶化即成。每服适量，酒须烫热饮用。

功效主治 理脾和胃，温中散寒。适用于寒湿中阻、脾胃气滞的脘满痞塞、腹胀腹痛、不思饮食、消化不良等症。

状元红酒

原料组成 当归、广皮、青皮各15克，红曲、砂仁各30克，丁香、白蔻、山栀、麦芽、枳壳、厚朴各6克，藿香9克，木香3克，冰糖1克，白酒15升。

制用方法 将上述药物切成薄片后装入布袋内，兼容于白酒中，用文火煮30分钟后加入冰糖，取出放凉。口服。每次服20~50毫升，每日早、晚各服1次。

功效主治 醒脾开胃、化滞祛湿、疏肝理气。用于脾胃失和、肝气郁滞。无明显症状者服之亦有醒脾开胃、增加食欲的作用。

注意事项 孕妇忌服，阴虚津亏者不宜服用。忌油腻、湿面、豆腐、生冷等物。

附记 本方虽有当归滋阴养血，但总以温燥之品为主药，故适用于气滞而偏寒者。三更时分服饮之。

补脾和胃酒

原料组成 人参、怀山药各40克，白术50克，生姜20克，五味子、山茱萸、山楂各30克，白酒2.5升。

制用方法 将前7味切薄片或捣碎，入布袋，置容器中，加入白酒，密封，浸泡21日后过滤去渣即成。口服。每次服15~20毫升，每日早、晚饭后（约1小时后）各服1次。

功效主治 补脾胃、益气力、活血脉、助消化。主治脾胃虚弱、食欲不振、肾虚遗精、泄泻肢冷。

附记 引自《药酒汇编》，验之临床，确有良效。

名医药酒老方大全

名医药酒
老方大全

黄芪酒

原料组成 黄芪 60 克，黄酒 500 毫升。

制用方法 将上药研碎置容器中，加入黄酒，密封，浸泡 7 天，每日振摇 1 次。过滤去渣即成。口服。每次服 20 ~ 30 毫升，日服 2 次。

功效主治 补气健脾、固表止汗。用于脾胃虚弱、食少纳呆、消化不良、心悸气短、四肢无力、体虚多汗、气虚脱肛等症。

附记 若症情较重，宜倍量服之，并配用对症汤剂服之，效果尤佳。验之临床，须坚持服用，其效始著。脱肛者加升麻 5 克。

金橘酒

原料组成 金橘 600 克，蜂蜜 120 克，白酒 1.5 升。

制用方法 将前 1 味洗净，晾干，切片或捣碎，与蜂蜜一起置容器中，加入白酒，密封，浸泡 2 个月后即可饮用。口服。每次服 15 ~ 20 毫升，

日服 2 次。

功效主治 理气解郁、开胃消食；食欲缺乏、食滞胃呆，腹胀、咳嗽、痰稀白等症。

附记 引自《药酒汇编》。作者应用，常加入法半夏、砂仁各 15 ~ 30 克。验之临床，效果尤佳。

山楂桂圆酒

原料组成 山楂、桂圆各 250 克，大枣、红糖各 30 克，米酒 1 升。

制用方法 先将前 3 味洗净，去核，沥干，然后加工粗碎，置容器中，再加入红糖和米酒，搅匀，密封，浸泡 10 日后，过滤去渣，澄清即可。每次服 20 ~ 30 毫升，日服 2 次。

功效主治 益脾胃、助消化。主治肉食积滞、脾胃不和、脘腹胀满、消化呆滞、面色萎黄等症。

附记 本药酒作辅助治疗之用，可提高疗效。验之临床，单用本药酒，必须坚持服用，其效始著。

饮食养生

1. 多吃含消化酶的食物；多吃高纤维食物；饮食要以清淡为主。

2. 忌食辛辣刺激食物；忌胀气不消化食物；忌坚硬油腻食品。

起居养生

生活要规律，定时入睡，做好自我心理调理，消除思想顾虑，注意控制情绪，心胸宽阔。

预 防

戒烟酒，避免食用有刺激性的辛辣食物及生冷食物。养成良好的生活习惯。不暴饮暴食，避免吃不易消化的食物及饮用各种易产气的饮料。

名医药酒 老方大全

腹胀腹痛

腹胀是指腹部胀满；腹痛是胃脘以下至耻骨毛际以上部位发生疼痛。两者既可单独发生，也常常同时存在。腹胀、腹痛有虚证和实证区别。腹胀属虚者，多因脾胃虚弱、脾阳失运，致气机滞而不畅所致；腹胀属实者，则多因实热积滞结于肠胃所致。腹痛常因感受六淫之邪、虫积、食滞所伤、气滞血瘀，或气血亏虚、经脉失养等原因引起。

治疗本病的药酒，常用吴茱萸、丁香、附子、肉桂、姜、豆蔻等药物配成。多用于寒性腹痛腹胀，如吴茱萸酒、丁香煮酒等，寒实内结，胀满疼痛俱重者，又常加消积导滞、泻下除满的药物，如枳实、大黄等。因脾阳虚弱引起的虚性腹痛腹胀，常服用补脾健中、缓急理气的药酒，如长春酒、人参药酒等。

名医药酒 老方大全

虎杖桃仁酒

原料组成 桃仁 35 克，虎杖根 240 克，黄酒 2 升。

制用方法 将上述 2 味药共捣烂，置容器中，加入黄酒，密封，浸泡 3 天后，过滤去渣，备用。口服。每次服 50 毫升，日服 2~3 次。

功效主治 破瘀通经，祛风利湿。主治猝发腹痛症结、痛不可忍。

砂仁橘红酒

原料组成 砂仁 20 克，橘红 30 克，白酒 500 毫升。

制用方法 前 2 味粗碎，同入锅中炒热，候冷，置容器中，添加白酒，每日振摇 1~2 次，密封浸泡 7~10 日，去渣留液。口服。每日 1~2 次，每次 10~20 毫升。

功效主治 理气宽胸、和胃化痰。治疗脾胃虚弱、气滞不行、胸闷腹胀、食欲不振。

丁香山楂酒

原料组成 丁香 2 粒，山楂 6 克，黄酒 50 毫升。

制用方法 丁香、山楂使碎，同置容器中，添加黄酒，隔水文火蒸 10 分钟，去渣留液。温饮，每日 1 次，每次 1 剂。

功效主治 温中止痛。主治慢性肠炎，感寒腹痛、腹胀、吐泻。

注意事项 热病及阴虚火旺者忌服。

兰陵酒方

原料组成 沉香、郁金、木香各 15 克，当归 50 克，砂仁、陈皮、花椒各 100 克，杏仁 200 克，鲜生姜 400 克，白面 40 克，糯米面 10 克，酒曲适量。

制用方法 将上药共研末，和白面、糯米作曲，如常法酿酒。口服。每次温服 10 毫升，日服 2 次。

功效主治 温中散寒，理气止痛。用于心腹胀痛冷痛。

鹿角巴戟天酒

原料组成 鹿角片 50 克，巴戟天 100 克，黄芪、当归、熟地、益母草各 30 克，白酒 1 升。

制用方法 将上述药物拣洗干净，放酒坛中，倒入白酒，加盖密封，每 5 天摇动 1 次，浸泡 30 天，滤取上清液饮服。每天 2~3 次，每次 15~20 毫升；或随酒量饮服，不令醉。

功效主治 温阳散寒，益气理血。用于因阳虚引起的少腹冷痛、痛经，以及血栓闭塞性脉管炎、四肢关节青紫疼痛、手足冷痛等。

姜附酒

原料组成 干姜60克，制附子40克，黄酒1升。

制用方法 将上述药物粗加工成颗粒状，用细纱布袋盛，扎紧口；将黄酒倒入干净酒器中，放入药袋，加盖密封，置阴凉干燥处，并经常摇动，10天后开封，去掉药袋，过滤备用。每天早、中、晚各1次，每次空腹温饮15~30毫升。

功效主治 温中散寒，回阳通脉，温肺化饮。适用于脘腹冷痛、呃逆呕吐、泄泻、完谷不化、寒饮喘咳、肢冷汗出等症。

四香救急水

原料组成 木香、丁香、大茴香、猪牙皂、肉豆蔻、陈皮、石菖蒲、荜拨各5克，生大黄15克，厚朴、苍术各8克，藿香6克，细辛、吴茱萸各4克，肉桂、高良姜、白豆蔻各3克，樟脑10克，薄荷脑1.5克，白酒800毫升。

制用方法 前17味研末，同置容器中，添加白酒，每日振摇1~2次，密封浸泡20日，去渣留液，加入樟脑、薄荷脑溶解。口服。不拘时候，每次10~15毫升。

功效主治 提神醒脑。主治胸腹胀闷不适、恶心呕吐、晕船晕车、水土不服、腹痛泄泻。

注意事项 樟脑有毒，猪牙皂、细辛、吴茱萸有小毒。本酒不宜多服、久服，孕妇及阴虚津亏者忌服。

阿硼酒

原料组成 阿魏、硼砂各90克，白酒1.2升。

制用方法 将前2味共研细末，纳入猪膀胱内，再将白酒注入，然后将膀胱口扎紧，待用。取贮药膀胱缚于患者脐部，令其仰卧，待药酒被完全吸收为止。不应，第二天如上法再敷之。

功效主治 温通逐水、顺气消胀。主治单腹胀。

附记 验之临床，确有卓效。

苁蓉强壮酒

原料组成 肉苁蓉50克，川牛膝40克，菟丝子、制附子、肉豆蔻各20克，补骨脂（炒）、楮实各25克，椒红、巴戟天（炒）、木香、蛇床子各15克，鹿茸（炙）10克，白酒1.5升。

制用方法 将前14味共捣碎或切成薄片，入布袋，置容器中，加入白酒，密封浸泡7日（春夏5日），过滤去渣即成。口服。每次空腹温服10毫升，日服2次。

功效主治 补益肝肾、聪耳明目、强壮筋骨。用于肝肾虚损、腹胁疼痛、下身虚冷等。

参薯七味酒

原料组成 白术50克，人参、怀山药各40克，山茱萸、山楂、五味子各30克，生姜20克，白酒2.5升。

制用方法 将以上诸药捣碎，装入布袋，置容器中，加入白酒，隔水以文火煮沸，取出待冷，密封，浸泡3日后开封，过滤去渣，贮瓶备用。亦可用白酒浸泡约3周后去渣即可取用。口服。每次饭后服15~20毫升，每日早晚各服1次。

功效主治 补脾益肾，益气力和血脉。主治脾胃虚弱、食欲不振、肾虚遗精、泄泻肢冷、劳嗽气喘等症。

注意事项 如肾虚遗精明显者，方中山茱萸、五味子的用量可加倍使用。

饮食养生

1. 适宜食物：金橘、佛手柑、槟榔、胡荽、青菜、豇豆、山楂、杨梅、紫苏叶、砂仁、白豆蔻、大麦芽、橘子皮、刀豆、大白菜、蕹菜、冬瓜、瓠子、番茄、苦瓜、茴香、薤白、橙子及茶叶等。

2. 不适宜食物：番薯、糯米、蚕豆、菱角、栗子、黄豆、芋头，含气的食物。蛋奶类，打起泡沫的奶油，还有汽水和容易产气的食物。容易产气的食物有卷心菜、豆类、白薯、蜂蜜、韭菜、生蒜、芹菜等。

起居养生

多活动，特别饭后应适当活动，促进肠道活动，以缓解症状。少食多餐，多食用蔬菜、高纤维食品。限制食用易产气的食品和引起便秘的食品。如豆类、牛奶、坚果、干果等。有腹水的病人应食用高蛋白、高热量、高维生素、低钠饮食。

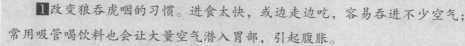

预防

1 改变狼吞虎咽的习惯。进食太快，或边走边吃，容易吞进不少空气；常用吸管喝饮料也会让大量空气潜入胃部，引起腹胀。

2 克服不良情绪。焦躁、忧虑、悲伤、沮丧、抑郁等不良情绪都可能使消化功能减弱，或刺激胃部制造过多胃酸，其结果是胃气增多，腹胀加剧。

3 适当锻炼身体。每天坚持 1 小时左右的适量运动，不仅有助于克服不良情绪，还可帮助消化系统维持正常功能。

噎膈

噎膈是指吞咽食物哽噎不顺，饮食难下，或纳而复出的疾患。噎即噎塞，指吞咽之时哽噎不顺；膈为格拒，指饮食不下。噎虽可单独出现，而又每为膈的前驱表现，故临床往往以噎膈并称。噎膈的病因复杂，主要与七情内伤、饮食不节、久病年老有关，致使气、痰、瘀交阻，津气耗伤，胃失通降而成。

噎膈酒

原料组成 荸荠 120 克，厚朴、陈皮、白豆蔻、橘饼各 30 克，蜂蜜 60 克，、白糖、冰糖各 120 克，烧酒浆、烧酒各 1.5 升。

制用方法 将前 5 味捣碎，置容器中，加入白酒浆、冰糖和烧酒，密封，浸泡 10 余日，过滤去渣，加入白糖、蜂蜜搅拌溶化后即成。口服。

每次服 20 ～ 30 毫升，或酌情适量饮用，日服 2 ～ 3 次。

功效主治 养胃和中，理气通膈。主治噎膈轻症、吞咽梗塞不畅。

启膈酒

原料组成 丹参、沙参各 18 克，茯苓、砂仁壳、川贝母（去心）各 10 克，荷叶蒂 4 个，郁金、杵头糠各 6 克，黄酒 1 升。

制用方法 将前 8 味捣碎，置砂锅内，加入黄酒，煮至 600 毫升，过滤去渣，即可服用。口服。每日 50 毫升，分 2 次饮服。

功效主治 养胃和中、活血通膈。主治噎膈。

佛手酒

原料组成 佛手片、桂圆、干荸荠、莲子肉、大枣、柿饼、橄榄、薏苡仁各 60 克，大麦烧酒 5 升。

制用方法 将前 8 味捣碎切片，置容器中，加入烧酒，密封，浸泡约 1 周后过滤去渣，即可取用。口服。每次服 15 ~ 20 毫升，日服 2 ~ 3 次。

功效主治 健脾养胃，通膈开胃。主治翻胃噎膈。

除噎酒

原料组成 浙贝母、砂仁、木香、陈皮各 6 克，白酒 500 毫升，白砂糖 300 克。

制用方法 前 4 味切成薄片或捣碎，同置容器中，添加白酒、白砂糖，密封，隔水文火蒸 30 分钟，候冷，去渣留液。清晨口服，每日 1 次，每次 20 ~ 30 毫升。

功效主治 理气开胃。主治吞咽时如有物梗塞、食欲不振、脘满。

注意事项 燥热者忌服。

马蹄香酒

原料组成 马蹄香 200 克，白酒 3 升。

制用方法 将上药研成细末，入白酒熬制稀糊状膏，备用。口服。每服 3 匙，白酒调下，日服 3 次。

功效主治 理气开胃、散风逐寒、消痰行水、活血平喘。主治噎食膈气。

附记 引自《本草纲目》。一方用马蹄香 120 克，白酒 300 毫升。验之临床，多获良效。

厚朴降逆酒

原料组成 荸荠 60 克，厚朴、陈皮、白蔻仁、橘红各 15 克，白砂糖、冰糖、蜂蜜各 60 克，白酒 1.5 升。

制用方法 前 5 味粗碎，同置容器中，添加白酒、白砂糖、冰糖、蜂蜜溶解，每日振摇 1 ~ 2 次，密封浸泡 14 日，去渣留液。口服。每日 3 次，每次 30 ~ 50 毫升。

功效主治 养胃和中、理气降逆。主治噎膈轻症、饮食不下、食后呕吐、胸部哽噎不舒。

呃逆

呃逆是不自主而且强有力的一侧或者两侧膈肌的阵发性痉挛，伴有吸气声，发出短促而且特别的声音。顽固性呃逆以其发作频繁、症状典型、持续时间大于 24 小时、常规治疗无效为特点。呃逆是由迷走膈神经、交感神经、膈肌与呼吸辅助肌等共同参与的神经肌肉反射动作，与暴饮暴食、酗酒、冷空气刺激、精神及神经因素等有关系。

姜汁葡萄酒

原料组成 生姜 150 克，葡萄酒 1.5 升。

制用方法 将生姜捣烂如泥，置容器中，加入葡萄酒，密封，浸泡 3 天，滤出姜渣，即可服用。口服。每次服 50 毫升，日服 2 次。

功效主治 健胃祛湿，散寒止痛。主治嗳气呃逆、寒性腹痛等症。

注意事项 热性呃逆忌服。

附记 验之临床，每收良效，一般轻者 1~2 次，重者 4~6 次即愈。

红曲砂仁酒

原料组成 红曲、砂仁各 60 克，当归、广皮、青皮各 30 克，丁香、麦芽、白蔻仁、山栀、厚朴、枳壳各 12 克，藿香 18 克，木香 6 克，白酒 35 升，冰糖 2 千克。

制用方法 将前 13 味药粉成小块，装入布袋，置容器中，加入白酒，密封，用文火隔水蒸 2 小时后，过滤去渣，加入冰糖，溶解即成。取出放凉，即可饮用。每次服 10~20 毫升，每日早、晚各服 1 次。

功效主治 理气健脾，化滞除胀。主治肝郁气滞、脾胃失和所致的呃逆、嗳气、胸腹胀而不适、食欲不振等症。

注意事项 阴虚津亏者及孕妇忌服。

干姜附子酒

原料组成 干姜 60 克，制附子 40 克，白酒 1 升。

制用方法 前 2 味捣碎，置容器中，添加白酒，每日振摇 1~2 次，密封浸泡 7 日，去渣留液。空腹温饮。每日 3 次，每次 10 ~ 20 毫升。

功效主治 温中散寒，回阳通脉，温肺化饮。主治心腹冷痛、呃逆呕吐、泄泻、痢疾、消化不良、寒饮喘咳、痰白清稀、肢冷汗出。

注意事项 附子有毒，须炮制。本酒不宜多服、久服，孕妇、阴虚火旺及火热腹痛者忌服。本酒加丁香，则理气止痛作用更强；加人参，则益气补中作用更好。若属急症，可直接煎煮服用。

苏半酒

原料组成 紫苏子 50 克，姜半夏 30 克，丁香 10 克，白酒 500 毫升或加生姜 10 克，红糖 50 克。

制用方法 将前 3 味切薄片或捣碎，置容器中，加入白酒，密封，浸泡 7 天后，过滤去渣备用。口服。每次服 15 ~ 20 毫升，日服 2 次。

功效主治 降逆止呃，或佐温中散寒。用于呕逆、嗳气、恶心呕吐、腹胀等症。

注意事项 热性呃逆忌服。

熟地枸杞酒

原料组成 熟地黄 44 克，枸杞 40 克，山药 36 克，茯苓 32 克，山茱萸 20 克，甘草 24 克，黄酒 1 升。

制用方法 前 6 味粗碎，置容器中，添加清水 200 毫升及黄酒，文火煮 30 分钟，候冷，每日振摇 1 ~ 2 次，密封浸泡 3 ~ 5 日，去渣留液。睡前口服，每日 1 次，每次 15 ~ 30 毫升。

功效主治 补益肝肾，养血填精。主治阴虚阳盛、呃逆不止；胃阴不足、腰酸遗精、口燥咽干、盗汗；外感温病、余热未清、唇舌焦黑、口渴引饮。

荸荠降逆酒

原料组成 荸荠（捣碎）120 克，川厚朴（姜炒）、陈皮、白蔻仁（炒）、橘饼各 30 克，白糖、冰糖各 120 克，蜂蜜 60 克，白酒 3 升。

制用方法 将前 4 味和橘饼入布袋，置容器中，加入白酒（或白酒、烧酒各半），密封、浸泡 10 余日后，过滤去渣，再加入白糖、冰糖和蜂蜜，待溶化后，再过滤，澄清备用。口服。每次服 30 ~ 50 毫升，每日 3 次。

功效主治 和胃降逆。用于呃逆、饮食不下、食后呕吐、胸膈哽噎不舒等症。

附记本药酒滋脾养胃，温和不燥，顺气降逆，补而不腻，使清气上升，胃气和降，则呃逆，噎膈等症可止，功力非凡，颇具效验。验之临床，确有良效。

薄荷酊

原料组成薄荷叶 50 克，薄荷油 50 毫升，90% 乙醇适量。

制用方法先将薄荷叶置容器中，加入乙醇，密封，浸泡 1～3 日，过滤去渣，冲入薄荷油混匀，加乙醇至 1 升即得。口服。每次空腹服 0.5～1 毫升。用时加冷开水稀释后服用，每日 1 次。

功效主治治疗祛风健胃、嗳气、呃逆、恶心呕吐、腹胀等症。

附记引自《中药制剂汇编》。薄荷油是指薄荷挥发油，是用薄荷全草蒸馏，收取薄荷脑后所得的母液，商业名称为薄荷素油。

饮食养生

饮食方面要做到规律、合理，即以高蛋白、高维生素食物为主。选择营养价值高的植物或动物蛋白，如蛋类、鱼类、瘦肉、各种豆制品等。

起居养生

调整日常生活与工作量，有规律地进行活动和锻炼，避免劳累。

预防

1 放弃碳酸饮料。苏打水中的碳化合物包含空气，当这些空气进入到胃中，会产生很多气体，从而出现打嗝。

2 慢点吃东西。吃得越慢，气体越难以进入胃中。吃得快则相反。

3 在咽下食物的时候尽量咀嚼彻底。每一口咀嚼 20 次可以有效减少气体进入胃中。

4 避免嚼口香糖。吞咽唾沫使得气体进入胃中。如果必须咀嚼口香糖的话，确保嚼的时候嘴是闭着的。

5 避免吃一些产生气体的食物。比如洋葱、牛奶、冰淇淋、酒精饮料、薄荷和巧克力。

名医药酒老方大全

呕吐

呕吐是将食物及痰涎等胃内容物经口腔排出体外的一种病症。呕吐是机体的保护反应，而频繁剧烈呕吐可引起水、电解质紊乱及营养障碍。呕吐常见于西医学中神经性呕吐、胆囊炎、胰腺炎、肾炎、幽门痉挛或梗阻以及某些急性传染病等。

中医认为，呕吐乃胃失和降、气逆于上而致发，并有实证与虚证之分。实证多有外邪、饮食所伤，虚证多为脾胃功能减退所致。而二者又相互夹杂，实中有虚，虚中有实，故临床多运用扶正祛邪的方法以期达到治疗目的。

核刺酒

原料组成 鲜核桃 500 克，刺梨根 300 克，白酒 2 升。

制用方法 将前 2 味加工粗碎，置容器中，加入白酒，密封，浸泡约 1 月后，过滤去渣，即可服用。口服。每次服 10～15 毫升，日服 2～3 次。

功效主治 补气、消炎、止痛。主治慢性胃肠炎、腹痛。

松萝酒

原料组成 松萝 100 克，乌梅、栀子各 14 枚，常山 150 克，甘草（炙）50 克。

制用方法 上药切细，以酒 3 升

渍 1 宿，平旦合水 3 升煮取 2 升，去滓。顿服，亦可再服，得快吐止。

功效主治 主治胸中痰积热。

注意事项 忌海藻、菘菜、生葱。

回阳酒

原料组成 肉桂、公丁香、樟脑各 30 克，白酒 500 毫升。

制用方法 将前 3 味捣碎或切成薄片，入布袋，置容器中，加入白酒，密封，每日振摇 1 次，浸泡 15 天后，过滤去渣备用。口服。每次用温开水冲服 10 毫升，日服 2 次。同时亦可用药棉球蘸药酒外搽肚脐和腿痛处。

功效主治 回阳救逆，温经散寒。

用于急性腹痛、呕吐、泄泻、两腿挛急疼痛等症。

附记 验之临床，内外合用，奏效颇捷。

伏龙肝酒

原料组成 伏龙肝（灶心土）、红糖各 15 克，生姜 10 克，新竹筷（碎）1 对，苦酒、白酒各 50 毫升。

制用方法 先将生姜、竹筷用水 1 碗煮沸 15 分钟，再入红糖、苦酒和烧酒，煮沸，再将伏龙肝煅红投入药中。过滤去渣，取药液澄清备用。口服，趁热 5 次服尽。

功效主治 温中散寒，和胃止呕。用于突然受冻感寒、头痛、恶寒、呕吐腹痛、妊娠恶阻之呕吐腹痛、食不下等。

附记 本药酒主要用于受寒饮冷所致的呕吐、腹痛，脘腹痞满不适等症，颇有效验。

玉露酒

原料组成 薄荷叶 2.5 千克，天门冬（去心）、麦门冬（去心）、天花粉各 30 克，白茯苓（去皮）、柿霜各 120 克，绿豆粉、白砂糖各 750 克，硼砂 15 克，冰片 6 克。

制用方法 将以上 6 味中药捣碎，置密封锅内，蒸约 2 小时，取出晒干，抖出群药，复加余药和白糖，共研细末、备用。每次服药末 2 ~ 5 克，用酒（或黄酒）送服，日服 2 ~ 3 次。

功效主治 清热滋阴，理脾化痰。主治诸疾痰饮、咳喘下坠、乍寒乍热、头目晕胀、咽喉肿痛，不拘老少，并皆主之。

附记 诸物不忌。验之临床，颇有效验。

复方半夏酒

原料组成 制半夏 100 克，葱白、生姜、陈皮各 250 克，白酒 2 升。

制用方法 前 4 味晾干、捣碎，置容器中，添加白酒，每日振摇 1 ~ 2 次，密封浸泡 15 日，去渣留液。口服。每日 3 ~ 4 次，每次 10 ~ 15 毫升。

功效主治 解表散寒、温中止呕。主治急性呕吐、腹胀不适。

注意事项 半夏有毒，须炮制。本酒不宜多服、久服，孕妇忌服。

萸根麻陈酒

原料组成 吴茱萸根 15 克，火麻仁 50 克，陈皮 25 克，黄酒 1 升。

名医药酒 老方大全

制用方法 前 3 味捣碎，置容器中，添加黄酒，密封浸泡 1 日，文火煮沸，去渣留液。空腹口服，每日 2 次，每次 15～30 毫升。

功效主治 温脾润肠、降逆止呕、杀虫。脾胃虚热、呕吐、腹痛、寄生虫病；产后虚弱、大便秘结、呕吐痰涎、头额冷痛。

注意事项 吴茱萸小毒。本酒不宜多服、久服，孕妇忌服。

高良姜酒

原料组成 高良姜 70 克，藿香 50 克，黄酒 500 毫升。

制用方法 先将高良姜用火炙出焦香，打碎，藿香切碎，置砂锅中，加入黄酒，煮沸至 3～4 沸，过滤去渣即成。每次服 15～20 毫升，日服 2 次。霍乱 1 次顿服 150～200 毫升。

功效主治 暖胃散寒，芳香化浊，理气止痛。主治胃寒呕吐、脘腹冷痛、霍乱吐痢等症。

附记 只取高良姜 70～150 克，余同上，效果亦佳。

干姜酒

原料组成 干姜 60 克，黄酒 1 升。

制用方法 将干姜切碎，置容器内，加入黄酒，文火煮沸至 600 毫升，过滤去渣，即可服用。口服。每次服 5～20 毫升，日服 2～3 次。

功效主治 温中逐寒，回阳通脉。主治心腹冷痛、吐泻、肢冷脉微、寒饮喘咳、风寒湿痹、阳虚呕吐、吐血、便血；老人冷气心痛、举动不得。

注意事项 验之临床，上述各症，凡症属阳虚者，多用之亦有效。

附记 热性诸症忌服。

椒酒

原料组成 硫黄 100 克，川椒 200 克，诃子（略捣碎）30 克，白酒 50 升。

制用方法 上 3 味，各用生绢袋盛之，以无灰酒渍之，7 日即可服，饮 1 杯即加 1 杯生酒在内，川椒 90 日一换，诃子 72 日一换，硫黄则长用，病除即止。适量饮服。

功效主治 温中行气，制酸止呕。用于治反胃、胃寒吞酸等。

注意事项 阴虚火旺者及孕妇忌服。

名医药酒老方大全

肠梗阻

肠梗阻的主要表现为腹痛、腹胀、呕吐、停止排便和排气，多因肠管气血瘀结、通降功能失常所致，治以理气活血、通腑散结为主，辨证给予补中益气、润肠通便、安蛔止痛等，常用大黄、厚朴、芒硝、山楂、莱菔子、枳壳、木香等中药。

木瓜牛膝酒

原料组成 木瓜、牛膝各 50 克，白酒 500 毫升。

制用方法 前 2 味粗碎，置容器中，添加白酒，每日振摇 1 ~ 2 次，密封浸泡 7 日，去渣留液。口服。每日 2 次，每次 10 ~ 15 毫升。

功效主治 祛风除湿、舒筋活络、通便散结。主治粘连性肠梗阻、风湿痹阻、关节僵硬、活动不便、周身骨痛。

猪胆白酒汤

原料组成 猪胆 1 个，白酒 30 毫升（视病人酒量大小亦可略多或略少）。

制用方法 将其混合于碗中置小锅内炖热，一次服下。若无新鲜猪胆，亦可用干品（其效稍缓），但一次需用 2 个，先将胆囊剪开，用热酒将其里面的胆汁浇在碗里，按上法炖热后即可化开。1 次服完。

功效主治 理气通腑。用于急性肠梗阻。

附记 服药后不久，即可见肠蠕动加快，腹内气响 2 ~ 4 小时许，即可放矢气而通下。

沉香酒

原料组成 沉香 6 克，蜂蜜、猪脂各 120 克，低度白酒 300 毫升。

制用方法 前 3 味粗碎，置容器中，添加白酒，密封浸泡 2 日，去渣留液。空腹温饮。每日 2 次，每次 15 ~ 20 毫升。

功效主治 降气止痛、补中益气、润肠通便。主治老年性肠梗阻（中气不足）。

通草白术酒

原料组成 通草60克，白术9克，莱菔子9克，白酒1.5升。

制用方法 上药用文武火煎至200毫升。频频饮服。

功效主治 健脾理气通腑。用于急性肠梗阻。

大黄楝皮酒

原料组成 大黄9克，槟榔8克，使君子、苦楝皮各15克，黄酒500毫升。

制用方法 前4味使碎，置容器中，添加黄酒，每日振摇1～2次，密封浸泡7日，去渣留液。空腹温饮。每日2次，每次20～30毫升。

功效主治 驱虫通便。主治蛔虫性肠梗阻。

注意事项 苦楝皮有毒。本酒不宜多服、久服，孕妇忌服。

麸荚葱姜酒

原料组成 麦麸500克，皂荚250克，葱白10～15根，生姜30克，白酒750毫升。

制用方法 前4味粗碎，置热锅中，文火炒约15分钟，再将白酒徐徐兑入混匀，使麦麸湿润，装入布袋。外用。不拘时候，每次用药袋热覆腹部，冷后换袋，直至肛门排气、腹胀消失。

功效主治 温肠散结通便。主治肠梗阻。

注意事项 皂荚小毒。本酒不宜内服、多用、久用，孕妇忌用。

饮食养生

1. 宜吃半流饮食，宜吃富含蛋白质及铁质的食品。
2. 忌吃油腻食品，忌吃发物，忌吃粗糙食物。

起居养生

注意适当休息，勿过劳。掌握动静结合，休息好，有利于疲劳的恢复。运动可以增强体力，增强抗病能力。

预 防

1 机械性肠梗阻：治疗原发病（如：小儿先天性肠狭窄，肠壁肿瘤，肠石，蛔虫团，腹外疝嵌顿等），防止病情进展，出现肠梗阻。

2 粘连性肠梗阻：多继发于腹腔手术后，腹膜炎，损伤，出血等，因此术后尽可能早期下床活动，很有必要。

3 肠梗阻的病因很多，预防方面能做到的有患蛔虫症的儿童应积极驱虫治疗，有疝者宜及时修补，腹部手术时操作轻柔，有报道术后在腹腔内放置羧甲基纤维素及口服维生素 E 可以减少肠粘连的发生。

名医药酒老方大全

便秘

便秘是指大便次数明显减少，或排除困难，也指粪便坚硬或有排便不尽的感觉。一般来说，如粪便在肠内停留过久并超过 48 小时以上者，即认定便秘。便秘分为器质性便秘和功能性便秘两种。器质性便秘可有多种器质性病变引起，如结肠、直肠及肛门病变，老年营养不良、全身衰竭、内分泌及代谢疾病等均可引起便秘；功能性便秘则多由功能性疾病如肠道易激综合征、滥用药物及饮食失节、排便、生活习惯所致。便秘的临床表现出有大便秘结不能排除以外，还可伴见腹胀、腹痛、食欲减退、嗳气反胃等症状。

复方大黄酊

原料组成 大黄、草豆蔻、陈皮各适量。

制用方法 取以上 3 味，用 60% 乙醇作溶剂浸渍 24 小时后进行渗漉，收集漉液，静置，俟澄清，滤过，即得。口服。每次 2～5 毫升，每日 3 次。

功效主治 健胃消食。适用于胃

脘疼痛、消化不良、食欲不振、便秘等。

便结一次通

原料组成 阴干桃花 250 克，白芷 30 克，50 度粮食酒 1 升。

制用方法 上药加酒密封 1 个月，每 5 日摇动 1 次。每次口服 14～18 毫升。儿童酌减。

功效主治 通便。用于治大便干结、便秘。

附记 有医师观察用本法治 128 例，结果均在用一次后治愈。

马奶酒

原料组成 新鲜马奶。

制用方法 将新挤的新鲜马奶盛于沙巴（用大牲畜皮制的酿袋）中，用奶杆加以搅拌，使其发酵至微带酸味，且具酒香时即可饮用。若天气炎热，发酵过度或保存不善，易变质。每日饮马奶酒 250～500 毫升。

功效主治 温补气血。用于治便秘、腹泻、肺结核、气喘、肺炎。

附记 马奶酒自古有之。明代李时珍《本草纲目》曰："汉时以马乳造酒……气味甘、冷、无毒"。

大黄流浸膏

原料组成 本品为大黄经加工制成的流浸膏。

制用方法 取大黄粗粉用 60% 乙醇作溶剂，浸渍 24 小时后，缓缓渗漉，收集初漉液另器保存，继续渗漉，至渗漉液色淡为止，收集续漉液，浓缩至稠膏状，加入初漉液，混匀，用 60% 乙醇稀释，静置，待澄清，滤过即得。口服。每次 0.5～1 毫升，每日 1～3 毫升。

功效主治 刺激性泻药，苦味健胃药。适用于便秘及食欲不振。

秘传三煮酒

原料组成 枸杞、生地黄各 500 克，火麻子仁 300 克，白酒 3.5 升。

制用方法 将前 3 味捣碎或切成薄片，入布袋，置容器中，加入白酒，密封，浸泡 7 天后过滤去渣即可饮用。口服。每次服 30～50 毫升，日服 3 次，中病即止。

功效主治 滋阴润燥。用于阴虚血少、头晕口干、大便偏干燥等症。

附记 验之临床，本方用于肠燥便秘，效果颇佳。本方还可用于身体羸弱、面色萎黄、倦怠无力、头昏目眩、口干食少等症。

地黄羊脂酒

原料组成 地黄汁 70 毫升，生姜汁 50 毫升，羊脂 150 克，白蜜 75 克，糯米酒 1 升。

制用方法 将糯米酒倒入坛中，置文火上煮沸，边煮边徐徐下羊脂，化后再加入地黄汁、生姜汁、搅匀，煮数十沸后离火待冷。再将白蜜炼熟后倒入酒内搅匀，密封，置阴凉处，浸泡 3 天后开封过滤，即可取用。口服。每次服 20~30 毫升，日服 2~3 次。

功效主治 补脾益气、调中开胃、滋阴生津、润燥通便。主治肠燥便秘、虚劳形瘦、脾胃虚弱、食欲不振、烦热口渴、阴虚干咳等症。

注意事项 治非一日之功，必须久治。凡腹痛便溏以及阳虚怕冷者忌服。

双耳冰糖酒

原料组成 白木耳、黑木耳各 20 克，冰糖 40 克，糯米甜酒 1.5 升。

制用方法 前 2 味温水泡发，沥干切丝。糯米甜酒用文火煮沸，入双耳丝，煮约 30 分钟，候冷，密封浸泡 1 日，去渣留液，入冰糖混匀。口

服。每日 2 次，每次 15~20 毫升。

功效主治 滋阴生津、益气补脑、体虚气弱、大便燥涩、虚热口渴、食欲不振、腰酸。

竹酒

原料组成 嫩竹 120 克，白酒 1 升。

制用方法 半嫩竹切成片状或碎屑状，与白酒一起置入容器中，密封浸泡 12 天即成。其间搅拌 2 次。或锯取保留 2 个竹隔的小嫩竹节，在一端竹节上开 1 个小孔，注入白酒，用塞子塞紧小孔，防止酒液外渗，在室温下静置 15 天即成。早、晚各 1 次，每次饮服 20 毫升。

功效主治 清热利窍。适用于便秘、原发性高血压、痔疮等。

附记 引自《中国食品》。

和合酒

原料组成 甜杏仁、蜂蜜各 60 克，地黄汁 150 克，大枣 30 克，生姜汁、花生油各 40 克，白酒 1500 毫升。

制用方法 取鲜生地按用量榨取汁，备用；将大枣洗净去核，同甜杏仁捣烂成泥备用；再取生姜榨取汁，倒入瓷坛，加入白酒和花生油搅匀；

最后将蜂蜜炼熟，乘热同大枣、杏仁泥装入药坛内搅匀，置文火上煮鱼眼沸离火，待冷后倒入生地黄汁，加盖密封，置阴晾干燥处。每日摇晃几次，经 7 天后开封，过滤取汁饮服。每日 3 次，每次可适量饮服。

功效主治 补脾益气、调中和胃、养阴生津、润肺滑肠、养身益寿。适用于脾胃不和、气机不舒、食欲不振、肺燥干咳、肠燥便秘等症。

饮食养生

1. 宜吃高纤维素含量饮食；宜吃植物性食品；宜吃有益菌促生物质。

2. 忌吃辛辣刺激调料及酒类食物；忌吃酸味浓的食品；忌吃含咖啡因多的食物。

起居养生

进行适当的体力活动，加强体育锻炼，比如仰卧屈腿，深蹲起立，骑自行车等都能加强腹部的运动，促进胃肠蠕动，有助于促进排便。

预防

饮食中必须有适量的纤维素。每天要吃一定量的蔬菜与水果，早晚空腹吃苹果一个，或每餐前吃香蕉 1~3 个。

便血

消化道出血，由肛门排出即为便血。便血颜色可为鲜红色、暗红色、柏油样大便。症状为大便前后或便后下血，或单纯下血，或与粪便混杂而下。其病因多见于消化道溃疡出血、胃肠息肉、小肠出血、肿瘤、肛周疾病下血，以及某些血液病、急性传染病、寄生虫病等。本处所指的便血是由痔疮破损、肛裂、肛窦炎、直肠结肠炎黏膜损伤所致。

中医学认为，便血均由胃肠之脉络受损所致，临床上主要分为肠中积热（夹湿），或者脾气虚损，不能统摄血行所致。

萱草生姜酒

原料组成 萱草根 9 克，生姜 3 克，黄酒 50 毫升。

制用方法 前 2 味切细，入香油炒热，添加黄酒，去渣留液。温饮。不拘时候，随量饮用。

功效主治 凉血止血。治疗便血。

仙人二草酒

原料组成 仙人掌草 1000 克，生甘草 50 克，黄酒 1500 毫升。

制用方法 将上药捣碎，置容器中，加入黄酒，密封，浸泡 5 日后，过滤去渣备用。口服。每次空腹服 20 ~ 30 毫升，日服 2 次。

功效主治 清热凉血。主治肠风下血。

附记 引自《民间百病良方》。验之临床，多效。

刺五加酒

原料组成 刺五加 65 克，白酒 500 毫升。

制用方法 将上药切碎或切成薄片，置容器中，加入白酒，密封，浸泡 10 日后，过滤去渣即成。口服：每次空腹 20 毫升，日服 2 ~ 3 次。

功效主治 凉血活血、通络止痛。用于肠风痔血、跌打损伤、风湿骨痛。

茄子酒

原料组成 茄子 1 只，米酒 500 毫升。

制用方法 选个大、子多成熟的茄子，用湿纸包裹，放灰火中煨熟，取出，置砂罐内，趁热倒入米酒，以蜡纸密封罐口，静置 3 日，去茄子，饮酒。每日 2 次，随量空腹饮服。

功效主治 功效与主治：凉血止血。用于久痔，大便出血。

白茅地榆酒

原料组成 生地榆、白茅根各 50 克，赤芍 30 克，甘草 15 克，黄酒 500 毫升，白砂糖 250 克。

制用方法 前 4 味捣碎，置容器中，添加黄酒，密封，隔水文火煮 1 小时，入白砂糖溶解，再每日振摇 1 ~ 2 次，密封浸泡 3 日，去渣留液。空腹口服，每日 2 次，每次 20 ~ 30 毫升。

功效主治 凉血止血。主治肠风、便血、尿血。

注意事项 忌辛辣食物。

名医药酒 老方大全

饮食养生

1. 豆类含纤维的有大豆、赤豆、绿豆、蚕豆、青豆等。

2. 蔬菜类含纤维的有青菜、菠菜、油菜、马铃薯、萝卜、西红柿、黄瓜等。

3. 粮食类含纤维的有大米、小麦、玉米等。

4. 水果类有苹果、梨、杏、山楂、杨梅、柑、香蕉等。

起居养生

保持大便通畅，防止和治疗便秘。适量吃些含纤维素较多的蔬菜，如韭菜、芹菜、白菜、菠菜等，水果以香蕉为最佳。每天早晨饮适量凉开水，吃好早餐，有助于排便；生活有规律，每日定时排便，保持肛门周围清洁。

预防

1 养成定时大便的习惯，大便以稀糊状为佳。

2 减少增加腹压的姿态，如下蹲屏气，忌久坐久立久行和劳累过度。

3 忌食辛热油腻粗糙多渣的食品，忌烟酒咖啡。

4 多食具有清肠热滋润营养黏膜通便止血作用的食品，如生梨汁、藕汁、荸荠汁、芦根汁、芹菜汁、胡萝卜、白萝卜（熟食）、苦瓜、茄子、黄瓜、菠菜、金针菜、卷心菜、蛋黄、苹果、无花果、香蕉、黑芝麻、胡桃肉、白木耳等。

5 要心情开朗，勿郁怒动火，心境不宽、烦躁忧郁会使肠黏膜收缩血行不畅。

6 减少房事，房事过频会使肠黏膜充血，加重出血。

泄泻

腹泻又称泄泻，是指排便次数增多，粪便稀薄或伴有黏液、脓血、未消化食物。根据病的起因及症状有急性腹泻与慢性腹泻之分。

起病急、病程在 2 个月以内者称为急性腹泻，常由急性肠道传染病、食物中毒、胃肠功能紊乱及食物不当所致。起病缓慢，常反复发作，病程超过 2 个月者称为慢性腹泻，常由胃部疾病如慢性萎缩性胃炎致胃酸缺乏、慢性肠道感染、慢性肠道疾病、肝与胆及胰腺病变、内分泌及代谢性疾病，神经功能紊乱等引起。腹泻严重者可造成胃肠分泌液的大量丢失，产生水与电解质平衡的紊乱以及营养物质的缺乏所带来的各种后果。

名医药酒老方大全

大蒜酒

原料组成 大蒜 1 个（去衣捣烂），红糖 10 克，白酒 50 毫升。

制用方法 将上 3 味同煎至沸，去渣备用。口服。每次顿服，日服 1～2 剂。

功效主治 祛风散寒，解毒止泻。用于感受风邪、发病突然。证见恶风、自汗。头痛发热、泄泻如水。

注意事项 阴虚火旺，贫血和有眼、口齿、喉舌疾病者忌服。

附记 《中药制剂汇编》中的大蒜酒，即本方去红糖、白酒改用 95%

乙醇。用渗漉法制成酊剂 100 毫升。每次口服 5 毫升。用治肠炎、痢疾等症，效佳。

荔枝酒

原料组成 鲜荔枝肉（连核）500 克，陈米酒 1 升。

制用方法 将上药置于容器中，加入陈米酒，放于阴凉处，密封，浸泡约 1 周后即可服用。每次服 20～30 毫升，日服 2～3 次。

功效主治 益气健脾、养血益肝。主治脾胃虚寒、中气不足所致的泄泻、食欲不振、女性子宫脱垂；胃脘痛；寒疝等症。

注意事项 忌多饮，小儿禁服。常随证加味：如泄泻加党参、白术各50克；子宫脱垂加黄芪50克，生麻10克；胃脘痛加高良姜50克，青木香30克；寒疝加小茴香、吴茱萸各50克。验之临床，效果尤佳。

参术酒

原料组成 人参、生姜各20克，炙甘草、大枣各30克，白茯苓、炒白术各40克，黄酒1000毫升。

制用方法 将前6味捣碎或切成薄片，置容器中，加入黄酒，密封，浸泡3~5天后，过滤去渣即成。口服。每次服10~15毫升，日服2次。

功效主治 益气健脾、养胃止泻。用于脾胃虚弱，中气不足所致的食少便溏、面色苍黄、语言低微、四肢无力等症。

附记 临床应用，可随证加味：如湿痰较重加半夏30克，陈皮20克；兼有呕吐痞闷、胃脘疼痛，再加木香20克，砂仁25克。

白药酒

原料组成 白茯苓、白术、天花粉、怀山药、芡实、牛膝、薏苡仁各

60克，白豆蔻35克，白酒20升。

制用方法 将以上诸药捣碎，入布袋，置容器中，加入白酒，密封隔日摇动1次，浸泡约半月后，过滤去渣即可取用。每次服15~20毫升，日服2~3次。

功效主治 健脾燥湿。主治脾虚食少、食后腹满、小便不利、大便溏泄者。

附记 为了矫味，可加适量白糖。验之临床，确有良效。

腹痛水

原料组成 儿茶酊400克，辣椒酊30克，蟾酥酊47.5克，薄荷油7.5克。

制用方法 将以上4味，取薄荷油溶解于乙醇中，徐徐加入单糖浆搅匀，再依次加入儿茶酊、蟾酥酊、辣椒酊，混匀，滤过即得。口服。每次5~10毫升，每日2~3次，服时振摇。

功效主治 温中止痛、解毒辟秽、和胃止泻。适用于胃痛、腹痛、恶心腹胀、恶心腹胀、呕吐泄泻、急性胃肠炎、胃痉挛。

双白花粉酒

原料组成 茯苓、白术、天花粉、

山药、芡实、牛膝各 15 克，白豆蔻 9 克，白酒 5 升。

制用方法 前 7 味使碎，置容器中，添加白酒，每日振摇 1～2 次，密封浸泡 14 日，去渣留液。口服。每日 2 次，每次 15～20 毫升。

功效主治 健脾和胃，益气养血。主治急、慢性肠炎，脾胃虚弱、饮食缺乏、食后腹满、消化不良、小便不利、大便溏泄、形体消瘦。

附记 可加少量白砂糖矫味。

姜附温脾酒

原料组成 干姜、甘草、大黄各 30 克，人参、制附子各 20 克，黄酒 1 升。

制用方法 前 5 味捣碎，置容器中，添加黄酒，每日振摇 1～2 次，密封浸泡 5 日，去渣留液。温饮。每日 2 次，每次 10～20 毫升。

功效主治 温中散寒，通便。主治慢性结肠炎、胃溃疡、脾胃虚寒、脘腹冷痛、泄泻、腹部胀满、食欲不振。

注意事项 附子有毒，须炮制。本酒不宜多服、久服，孕妇忌服。忌食萝卜、莱菔子、生葱、大蒜、藜芦等。

附子理中液

原料组成 附子、党参、白术、干姜、甘草各适量。

制用方法 将以上 5 味，粉碎成粗粉，附子、干姜用 85% 乙醇浸渍，渗滤，收集渗滤液。白术用 70% 乙醇浸渍渗滤，收集渗滤液。合并渗滤液，回收乙醇，浓缩备用。党参、甘草加水煎煮两次，滤过，合并煎液，浓缩备用，将以上两种浓缩液合并，调整含醇量，静置 7 天，吸取上清液，放置 5 天，取上清液摇匀，灌装即得。口服。每次 5 毫升，每日 2 次。

功效主治 温中健脾。适用于脾胃虚寒、脘腹冷痛、呕吐泄泻、手足不温等。

苓术酒

原料组成 白术 500 克，茯苓 250 克，黄酒 2.5 升。

制用方法 前 2 味粗碎，置容器中，添加黄酒，每日振摇 1～2 次，密封浸泡 10 日，去渣留液。空腹口服，每日 3 次，每次 30 毫升。

功效主治 健脾养胃，和中燥湿，宁心安神。主治泄泻、食少腹胀、消化不良、痰饮咳嗽、水肿、小便不利。

名医药酒

老方大全

黄疸

黄疸是以目黄、身黄、小便黄赤为主要特征的病症。其病因多为疫毒之邪，湿热、寒湿，或劳倦内伤，或嗜酒过度，以致肝胆脾胃功能失调所致。由于湿阻中焦，脾胃升降功能失常，影响肝胆的疏泄，以致胆汁不循肠道，渗入血液，溢于皮肤而发为黄疸。本病相当于西医学中的病毒性肝炎、胆硬化、胆囊炎、胆结石等。

中医学认为，黄疸可分为阳黄与阴黄两种类型。阳黄起病急，病程短，色黄鲜明，舌苔黄腻，脉弦数；阴黄起病缓，病程长，黄色暗滞或黧黑。本病的治疗方法以祛湿邪、利小便为原则。

艾豆二黄酒

原料组成 生艾叶 1 把，麻黄（去节）2 两，大黄 6 分，大豆 1 升。

制用方法 上药切碎，清酒 5 升，煮取 2 升。分 3 次服。

功效主治 治疗饮酒无节制所引起的黄疸。

栀子茵陈酒

原料组成 栀子、茵陈各 1 束。

制用方法 上药用无灰酒 2 大碗、蒸至八分。三更时分服饮之。

功效主治 可治疗黄疸。

注意事项 忌油腻、湿面、豆腐、

生冷等物。

丝瓜药酒

原料组成 丝瓜根 10 条，黄酒 1 升。

制用方法 将丝瓜根洗净、捣烂、置容器中，入黄酒煎煮减半，去渣，放冷备用。或捣烂取汁，冲入黄酒中即可饮用。每次服 20 毫升，日服 2 ~ 3 次。

功效主治 清热利湿。主治黄疸，眼睛、周身黄如染色。

茱萸麻橘酒

原料组成 吴茱萸根 8 克，大麻子（拣净）10克，陈橘皮（汤浸去白炒）24克，白酒500毫升。

制用方法 上药先捣碎或切成薄片，橘皮、麻子如泥，然后拌茱萸根，用酒浸1宿，慢火上微煎，绞去滓。每晚空腹温服50毫升，5次服尽。

功效主治 健脾调中。用于治脾劳热，有白虫在脾中为病，令人好呕。

青蒿酒

原料组成 青蒿5千克，糯米、酒曲各适量。

制用方法 将青蒿洗净切碎，水煎取浓汁，糯米做饭，与酒曲一同按常法酿酒。酒熟即成。口服。不拘量服，勿醉，日服2~3次。

功效主治 清热凉血，解暑，退虚热。主治骨蒸潮热、无汗、夜热早凉、鼻衄、夏日感冒、黄疸、胸痞呕恶、小便不利等症。

麻黄醇酒

原料组成 麻黄（去节）3两。

制用方法 上药用醇酒5升，煮取2升。每次温服1盏，汗出则愈。

功效主治 治伤寒瘀血不解、郁发于表、发为黄疸。

注意事项 秋冬用酒煮，春夏用水煮。

猪胆酒

原料组成 猪胆1个，白酒50毫升。

制用方法 将猪胆汁冲入白酒内，拌匀即成。口服。每日1剂，分3次空腹温服之。

功效主治 清热利胆退黄。用于黄疸。

附记 验之临床，确有一定效果。可作辅助治疗之用。如系黄疸型肝炎，方中白酒改用黄酒为宜。

灯草根酒

原料组成 灯草根120克，黄酒300毫升。

制用方法 将上药切碎，与黄酒入瓶中，隔水煮1~2小时，静置1宿，去渣取酒待用。口服。每次空腹温服5~30毫升，日服3次。

功效主治 清热利湿，湿热。用于黄疸。

附记 引自《本草纲目》。原文用酒水各半，余同上。验之临床，确有良效。

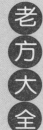

名医药酒 老方大全

饮食养生

1. 以半流质饮食为主；食物要富含优质蛋白质；含微量元素的食物。

2. 忌油炸、油煎类食物；各种糖及糖类制品；各种腌制食物。

预 防

新生儿黄疸预防与保健：孕母期间注意饮食卫生，忌酒和辛热之品，不可滥用药物。如孕母有黄疸病史可口服黄疸茵阵冲剂。自确诊的服至分娩，服药时间以两个月以上为宜。婴儿出生后，宜密切观察皮肤黄疸情况，以便及时诊断和治疗。注意过早出现，或过迟消退，或黄疸逐渐加深，或退而复现等情况，以便及时控制感染。

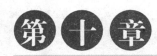

泌尿系统疾病

泌尿系结石

　　泌尿系结石以腰腹绞痛难忍或隐痛不止为主要特征，多因湿热瘀阻所致，治以清热利湿化瘀为主，辨证给予行气活血、理气止痛、清热解毒、健脾补肾等，常用滑石、石韦、延胡索、鸡内金、海金沙、金钱草等中药。

金钱草酒

原料组成 金钱草100克，海金沙30克，黄酒500毫升。

制用方法 前2味使碎，置容器中，添加黄酒，文火煎至400毫升，去渣留液。口服。每日3次，每次1/3剂。

功效主治 清热利湿，排石通淋。主治沙石淋（输尿管、膀胱、尿道结石）。

石韦木通酒

原料组成 川木通、甘草各6克，车前子、瞿麦、茯苓各12克，石韦、滑石、冬葵子、金钱草、海金沙各30克，鸡内金9克，黄酒1升。

制用方法 前11味（除鸡内金外）研末，置容器中，添加黄酒，文火煎至800毫升，去渣留液，入鸡内金末混匀。口服。每日3次，每次1/3剂。

功效主治 清利湿热，排石通淋。主治沙石淋。

猕猴桃酒

原料组成 猕猴桃 250 克，白酒 1 升。

制用方法 将上药去皮，置容器中，加入白酒，密封，每日振摇 1 次，浸泡 30 日后，去渣，备用。每次服 20 ~ 30 毫升，日服 2 次。

功效主治 清热养阴，利尿通淋。热病烦渴、热壅反胃、尿涩、尿道结石、黄疸、痔疮等。

附记 引自《药酒汇编》，验之临床，用治上述各症，均有较好的疗效。

消石酒

原料组成 川金钱草 150 克，滑石、生鸡内金、广郁金、风化硝各 100 克，元胡 90 克，核桃仁 80 克，白酒 1 升。

制用方法 先将川金钱草，水煎 2 次，取汁待用；再将后 6 味捣碎；置容器中，加入白酒，密封，浸泡 5 ~ 10 日后，过滤去渣即得。或将生鸡内金研细末，过滤后冲入。每次空腹服 20 ~ 30 毫升，日服 3 次。服时兑入金钱草水 50 毫升，冲淡饮服。

功效主治 清热利湿、消石排石、理气止痛。治疗泌尿系结石、疼痛难忍。

附记 经验方，屡用效佳。忌食油腻及辛辣食物。

胡桃仁酒

原料组成 胡桃仁 200 克，生鸡内金、滑石各 100 克，冰糖（或白糖）120 克，白酒 1 升。

制用方法 先将胡桃仁、鸡内金放入香油（约 200 毫升）中炸酥，研末，连同药油、滑石、冰糖置容器中，加入白酒，密封，浸泡 3 ~ 5 日后开封取用。口服。每次用川金钱草 50 克煎水冲服药酒 15 ~ 30 毫升，日服 2 ~ 3 次。

功效主治 清利通淋，润肠排石。用于泌尿系结石。

饮食养生

1. 患有本病的患者饮食中应禁食含胆固醇高的动物肝脏、肾脏、脑、海虾、蛤蟹等。

2. 少食含草酸、钙高的食品，如菠菜、油菜、海带、核桃甜菜、巧克力、代乳粉、芝麻酱、腌带鱼等。

3. 最好不要喝酒、浓茶、浓咖啡。

4. 患有本病的患者饮食中宜以清淡、低蛋白、低脂肪为主。

5. 饮食应多样化，富含营养和维生素的食物，如新鲜的蔬菜、黄瓜、豆角、绿豆芽；新鲜水果，如苹果雪梨、西瓜、葡萄、橙、柑等。

6. 养成多饮水的习惯，一般每天应饮水 1.5 ~ 2 升为好，还可饮果汁、淡茶及其他饮料，如菊花晶、茅根竹蔗晶、夏桑菊等，可大量通淋。

7. 可食沙参淮山鲤鱼粥：鲤鱼 250 克，淮山 30 克，北沙参 30 克，白米 50 克。常法煲粥，调味食。

起居养生

1. 保持乐观愉快的情绪。长期出现精神紧张、焦虑、烦躁、悲观等情绪，会使大脑皮质兴奋和抑制过程的平衡失调，所以需要保持愉快的心情。

2. 生活节制。注意休息、劳逸结合，生活有序，保持乐观、积极、向上的生活态度对预防疾病有很大的帮助。做到茶饭有规律，生存起居有常、不过度劳累、心境开朗，养成良好的生活习惯。

3. 合理膳食。可多摄入一些高纤维素以及新鲜的蔬菜和水果，营养均衡，包括蛋白质、糖、脂肪、维生素、微量元素和膳食纤维等必需的营养素，荤素搭配，食物品种多元化，充分发挥食物间营养物质的互补作用，对预防此病也很有帮助。

预　防

注意膳食结构，尿石的生成与饮食结构有一定的关系。因此，注意调整膳食结构能够预防结石复发。根据尿石成分的不同，饮食调理应该采取不同的方案。如草酸钙结石患者宜少食草酸钙含量高的食品，如菠菜、西红柿、马铃薯、草莓等。

名医药酒 老方大全

遗尿

遗尿指在清醒状态下尿液不受控制地外溢，多因肾虚所致，治以补肾为主，辨证给予温肾壮阳、固精缩尿、清泻肝胆、清热利湿、行气利水等，常用益智仁、肉桂、吴茱萸、桑螵蛸、菟丝子等中药。

鸡肝肉桂酒

原料组成 雄鸡肝60克，肉桂30克，白酒750毫升。

制用方法 将前2味切碎，置容器中，加入白酒，密封，经常摇动。浸泡7日后，过滤去渣即成。残渣暴晒干研细末，随酒送服。口服。每次服15~25毫升，每晚临睡前服1次，并送服药末3~5克。

功效主治 补肝肾，温阳止遗。主治遗尿、遗精。

附记 引自《药酒汇编》。验之临床，连续服用，每收良效。

仙茅山药酒

原料组成 仙茅、山药各15克，益智仁10克，白酒500毫升。

制用方法 前3味粗碎，置容器中，添加白酒，每日振摇1次，密封浸泡10日，去渣留液。口服。每日2次，每次10~20毫升。

功效主治 补肾，壮阳，止遗。主治遗尿、腰膝酸软、畏寒怕冷。

注意事项 仙茅有毒。本酒不宜多服、久服，孕妇及阴虚火旺者忌服。

龙虱酒

原料组成 龙虱20克，白酒300~500毫升。

制用方法 将上药拍碎，置容器中，加入白酒，加盖置文火上煮鱼眼沸，取下候冷，密封，浸泡21日后，过滤去渣即成。口服。每次服10~20毫升，每晚临睡前服1次。

功效主治 补肾，固精，活血。主治遗尿、夜尿增多。

桑螵菟丝酒

原料组成 小茴香、桑螵蛸各30克，菟丝子20克，白酒500毫升。

制用方法 前3味使碎，置容器

中，添加白酒，每日振摇 1 ~ 2 次，密封浸泡 7 日，去渣留液。空腹口服，每日 2 次，每次 10 ~ 20 毫升。

功效主治 补肾，壮阳，止遗。主治遗尿、小腹不温、腰膝酸困。

益丝酒

原料组成 菟丝子、益智仁各 30 克，白酒 300 毫升。

制用方法 将前 2 味捣碎，置容器中，加入白酒。密封，每日振摇 1 次，浸泡 7 天，过滤去渣，即成。口服。每次服 15 ~ 30 毫升，日服 2 次。

功效主治 温肾固摄。用于治疗遗尿、遗精。

注意事项 阴虚火旺者忌服。

饮食养生

1. 宜吃清热的利尿的食物；宜吃含糖低的食物；宜吃水分充分的食物。

2. 忌吃发物性的食物；忌吃盐味过重的食物；忌吃燥性过重的食物。

起居养生

鼓励患儿消除紧张怕羞情绪，建立战胜遗尿的信心，积极配合服药和各种其他治疗。

预 防

勿使患儿过度疲劳和情绪激动，控制睡前饮水量。每晚尿床的患儿，夜间按时唤醒排尿，逐渐养成自控排尿的习惯。

尿潴留以全日尿量明显减少、小便点滴而出甚则闭塞不通为主要特征，多由肾虚膀胱失司、三焦气化不利所致，治以通利小便为主，辨证给予清热利湿、活血化瘀、健脾补肾、宣肺利水、温肾化气等，常用肉桂、制附子、淡竹叶、牛膝、商陆、车前草等中药。

尿潴留

名医药酒老方大全

商陆酒

原料组成 商陆 24 克，黄酒 250 毫升。

制用方法 将上药切薄片，入布袋，置容器中，加入黄酒，密封，浸泡 3 ~ 5 天后，去渣即成。口服。每次服 20 ~ 40 毫升，日服 3 次。

功效主治 泻下利水，消肿散结。用于水肿胀满、大便秘结、小便不利等。

天星酒

原料组成 满天星、鲜车前草各 20 克，黄酒适量。

制用方法 将前 2 味洗净，用布包好，放在淘米水内（泡米一平碗），榨出绿水，与等量黄酒，加入白糖 20 ~ 30 克，待溶解后即成。口服。1 次顿服，未通再服。

功效主治 清热利水，通利小便。

牛膝酒

原料组成 鲜牛膝叶 1 把，白酒适量。

制用方法 前 1 味粗碎，置容器中，添加白酒，文火煮沸，去渣留液。口服，不拘时候，随量饮用。

功效主治 活血化瘀。主治小便不利、茎中痛欲死；妇人血结腹坚痛；口舌生疮；闭经、痛经、妇人腹中症瘕不散。

注意事项 中气下陷、脾虚泄泻者及孕妇忌服。牛膝用淮牛膝佳。

酸浆草酒

原料组成 酸浆草（鲜品）500 克，黄酒 100 毫升。

制用方法 将上药洗净，榨取自然汁，与等量黄酒调和即成。口服。每次服 30 ~ 50 毫升，不应再服。

功效主治 清热解毒，利尿。用于小便不通、小腹气胀满闷。

附记 验之临床，确有奇效。用治难产效果亦佳。

菟苁通胞酒

原料组成 菟丝子、肉苁蓉、秦艽、车前草各 50 克，白茅根 10 克，红花 15 克，白酒 500 毫升。

制用方法 前 6 味切碎，置容器中，添加白酒，每日振摇 1 ~ 2 次，密封浸泡 5 ~ 7 日，去渣留液。口服。每日 3 次，每次 15 ~ 30 毫升。

功效主治 补肾壮阳，祛风除湿，

清热利水。主治胞痹、小腹胀满、小便艰涩不利。

竹叶酒

原料组成　淡竹叶 30 ～ 100 克，白酒 500 毫升。

制用方法　将上药捣碎，入布袋，置容器中，加入白酒，密封，浸泡 3 日后，去渣，即成。口服。不拘时，适量饮用。

功效主治　清心火，除烦热，利小便。

附记　引自《本草纲目》。本药酒中所用的淡竹叶，是禾本科多年生草木植物淡竹叶的茎叶，与古人所用的竹叶，在植物来源上有所区别，功效上也各有其特点。

明矾酒

原料组成　明矾（透明者佳）8 克，白酒 1 升。

制用方法　将白酒投入茶杯或碗内，投入明矾研磨 5 分钟，待用。外用：用手指蘸矾酒，在患者脐部揉按约 15 分钟。如有酒量，也可同时口服 5 ～ 10 毫升。

功效主治　利小便。用于小便不通。

附记　内外合用，效果尤佳。

淋症

淋症即尿路感染，多由病菌侵入泌尿系统所致，包括肾盂肾炎、膀胱炎、尿道炎等。本病的主要症状为尿频、尿急、尿痛、发热、畏寒、腰部酸痛，或有血尿、脓尿，容易反复发作。尿中白细胞增多，或有红细胞，尿培养有致病菌，病原菌多为大肠杆菌。本病多以女性常见。

中医学认为，肾气不足，湿热蕴结于下焦，是引起本病的主要原因。而湿热的产生却是多方面的，如过食肥甘厚味、嗜酒所致脾失健运；肝气郁结、气郁化火，脾受肝制，湿浊内蕴；劳伤过度，脾肾两亏，皆可导致本病。

名医药酒老方大全

茄叶酒

原料组成 茄子叶 20 ~ 30 克，黄酒 100 毫升。

制用方法 将上药洗净，熏干研末，备用。每次取药末 10 克，用黄酒 50 ~ 60 毫升煎沸，待温服之，每日服 2 次。

功效主治 清热活血，消肿止痛。主治血淋疼痛。

南藤酒

原料组成 南藤 120 克，白酒 2 升。

制用方法 将南藤洗净，切碎，置容器中，加入白酒，密封，浸泡约半月后，过滤去渣，即可服用。口服。每次服 10 ~ 15 毫升，日服 2 次。

功效主治 祛风除湿，抗衰老，强腰脚。主治热淋、茎中痛、手术后疼痛。

鸡眼草酒

原料组成 鸡眼草 60 克，米酒 1 升。

制用方法 将鸡眼草洗净，切碎，放入砂锅中，加水适量，和米酒煮沸后，改用文火煎取 500 毫升，过滤去

渣，即可服用。口服。每次服 20 ~ 40 毫升，日服 2 ~ 3 次。

功效主治 清热解毒，健脾利湿。主治热淋等。

三黄参归酒

原料组成 黄芪、黄精、熟地黄、杜仲、枸杞、党参各 16 克，当归 8 克，川芎 6 克，大枣 20 克，何首乌、菟丝子各 10 克，白酒 1 升。

制用方法 将以上诸药共为粗末，装入布袋，置容器中，加入白酒，密封，浸泡约 2 周后，过滤去渣，即可服用。口服。每次服 20 ~ 30 毫升，日服 2 ~ 3 次。

功效主治 补气助阳，健脾益肾。主治疲乏无力、小便淋漓、腰膝背痛、动则气促等。

螺蛳酒

原料组成 螺蛳 250 克，白酒 300 毫升。

制用方法 将上药洗净，连壳放入砂锅内炒热，以白酒淬之，然后用文火煎至 100 毫升。取食螺肉，仍以此药酒送服。口服。每日 1 剂，分 2 次服。

功效主治 清热解毒，祛风利湿。

主治五淋、白浊等。

地榆木通酒

原料组成 生地榆、白茅根各 50 克，木通、车前子各 30 克，低度白酒 500 毫升。

制用方法 将前 4 味切碎成片，置容器中，加入白酒，密封，隔水煮 30 分钟，浸泡 1 ~ 2 宿，过滤去渣，即成。口服。每次服 15 ~ 30 毫升，日服 3 次。

功效主治 凉血清热，利尿通淋。用于热淋、血淋，兼治血尿。

注意事项 忌食油腻、油炸及辛辣之物。

附记 亦可水煎服，每日 1 剂，每次服 20 ~ 40 毫升，1 日 3 次。

石韦酒

原料组成 石韦 30 克，甘草、木通各 6 克，车前子、瞿麦、赤茯苓各 12 克，滑石、冬葵子、川金钱草、海金沙各 30 克，鸡内金 9 克（研细末冲），黄酒 1 升。

制用方法 将以上诸药（除内金外）粉碎为粗末，置容器中入黄酒以文火煮至 800 毫升，过滤去渣，冲入鸡内金，待用。口服。每次服 15 ~ 20

毫升，日服 3 次。

功效主治 清利湿热，排石通淋。主治沙石淋。

附记 多年使用，效果甚佳。

腹水草酒

原料组成 腹水草 10 ~ 15 克，白酒 20 ~ 30 毫升。

制用方法 将上药洗净、切碎，放入砂锅中，加水 50 毫升，煎沸后，再加入白酒文火煎至减半，过滤去渣，待用。口服。每日 1 剂，分 2 次服。随制随服。

功效主治 行水散瘀，解毒消肿。用于淋病、白浊等。

车前草酒

原料组成 鲜车前草 60 克，黄酒 200 毫升。或加陈皮、白糖各适量。湿热毒甚加龙胆草 30 克。

制用方法 鲜车前草洗净，切碎用黄酒煎服，过滤去渣，即可取用。口服。每月 1 剂，分 2 ~ 3 次服。

功效主治 清热，利湿，消胀。主治热淋、小腹胀满。

注意事项 用黄酒煎，比水煎效速。

名医药酒 老方大全

水肿

水肿指全身或局部浮肿，多因肺脾肾功能失调、水液潴留泛滥所致，治以温肾健脾宣肺为主，辨证给予疏风、清热、利湿、通阳等，常用白术、川木通、桑白皮、茯苓、猪苓、制附子、通草、灯芯草等中药。

小芥子酒

原料组成 小芥子 500 克，白酒 3 升。

制用方法 上药捣末，绢袋盛，加入白酒，密封，浸之 7 日。口服。空腹温服，每次服 30～50 毫升，日服 2 次。

功效主治 祛痰，利水。用于心腹胀满及鼓胀。

皂荚酒

原料组成 皂荚（去皮炙黄）300 克，白酒 1500 毫升。

制用方法 将上药捣碎，用白酒浸透煎沸，密封浸泡 1～2 日后，过滤去渣，即成。每次服 30～50 毫升，日服 3 次。

功效主治 利水消肿。

桃皮木通酒

原料组成 桃皮 1.5 千克，木通 500 克，糯米、酒曲各适量。

制用方法 先将桃皮用清水 15 升煎至 5 升，一半渍木通，一半喷饭，按常法酿酒。待酒熟后，过滤去渣，即可取用。口服。每次服 50 毫升，日服 2～3 次。

功效主治 利水消肿。主治水肿，小便不利等。

附记 此方适合于工业生产，家庭炮制可适当调小剂量。

独活姜附酒

原料组成 独活 300 克，制附子 30 克，干姜 100 克，白酒 1.5 升。

制用方法 将以上诸药捣碎，装入布袋，置容器中，加入白酒，密封，浸泡约1周，过滤去渣，备用。口服。每次服10～20毫升，日服1～2次。

功效主治 温中散寒，祛风除湿，消肿止痛。主治风寒湿痹、脚气水肿、腰脊风寒、心腹冷痛等。

附记 验之临床，常收到一定效果。关节或局部水肿者忌服。

抽葫芦酒

原料组成 抽葫芦、黄酒各适量。

制用方法 将上药入黄酒煮1小时，去渣即成。或将抽葫芦，研为细末，备用。每次服用15～30毫升，或服药末9克，以黄酒30毫升送服。日服2次。

功效主治 利水消肿。治疗腹大，全身肿。

附记 引自《医林改错》，验之临床，用之多效。

二桑酒

原料组成 桑白皮100克，桑葚250克，糯米5千克，酒曲适量。

制用方法 将桑白皮切碎，加水10千克煎至一半，再入桑葚同煮至3.5升，糯米蒸饭，与药汁、酒曲（研末）拌匀，置容器中，如常法酿酒。酒熟后即可取用。口服。每次服30～50毫升，日服2～3次。验之临床，连服效佳。

功效主治 补虚泻实。主治肝肾不足、水热交阻水肿。这种水肿病兼有大、小便不利等症。

芫花菟丝酒

原料组成 芫花、菟丝子各1千克，白酒5升。

制用方法 前2味捣碎，置容器中，添加白酒，每日振摇1～2次，密封浸泡3～5日，去渣留液。口服。每日2次，每次30～50毫升。

功效主治 温阳补肾，利水消肿。主治猝肿、头面遍身皆肿。

注意事项 芫花有毒。本酒不宜多服、久服，孕妇、发热、体弱、消化道疾患者忌服。

桃皮酒

原料组成 桃皮（削去上黑，取里黄皮）1.5千克，麦曲20克，秫米2千克。

制用方法 上药用水3000毫升，煮桃皮成1.5升，用汁渍麦曲，汁渍饭酿如酒法，热漉去滓。每次20毫升，每日3次，耐酒者增加，以体内

名医药酒 老方大全

有热为佳。

功效主治 利水消肿。用于小便不利。

附记 桃皮：又名桃茎白皮，为蔷薇科植物桃去掉栓皮的树皮，其味苦辛、性平无毒，能治水肿，痧气腹痛，肺热喘闷，痈疽，瘰疬，湿疮等。

黑豆浸酒

原料组成 黑豆 1 千克（炒黑），火麻仁（蒸熟）2 千克，白花蛇（酒浸炙微黄）、五加皮、苍耳子（炒微黄）各 250 克，牛蒡子（略炒微黄）1 千克，白酒 1.5 升。

制用方法 将前 6 味捣碎或切成薄片，入布袋，置瓷瓶中，加入白酒，密封，浸泡 7 日后，过滤去渣，即成。口服。每次食前温服 15～30 毫升，日服 3 次。

功效主治 祛风宣肺，润肠消肿胀。用于风肿。

注意事项 阴水忌服。

通草灯芯酒

原料组成 通草 250 克，灯芯草 30 克，秫米、酒曲各适量。

制用方法 前 2 味粗碎，置容器中，添加清水，文火煎汁，入秫米煮熟，与曲末拌匀，密封，置阴凉干燥处，常规酿酒，酒熟后去糟留液。口服。不拘时候，随量饮用。

功效主治 利水渗湿，清热通经。主治水肿、淋证、胸热心烦、小便短少、乳汁不通。

注意事项 气虚无湿热及孕妇忌服。

大生地酒

原料组成 大生地、牛蒡根（去皮）各 240 克，杉木节、牛膝各 100 克，独活、丹参、地骨皮各 60 克，火麻仁 120 克，防风 40 克，白酒 3 升。

制用方法 将以上诸药捣碎，装入布袋，置容器中，加入白酒，密封，浸泡约 1 周后，过滤去渣，即可服用。口服。每于饭前随性饮服（一次不超过 50 毫升，日服 2～3 次）。

功效主治 清热凉血，活血祛风，温经通络。主治足腰虚肿、烦热疼痛、行步困难。

鲜桑葚酒

原料组成 鲜桑葚 100 克，白酒 500 毫升。

制用方法 将鲜桑葚洗净、捣汁装入纱布袋内，扎紧袋口，将纱布药袋放入酒瓶中，加入白酒，封口浸泡3日即成。口服。每次服30~50毫升，日服3次。

功效主治 补肾阴，利水消肿。用于治水热内阻而引起的水肿，小便不利、关节作痛、耳鸣、目眩、口渴、头发白等症。

大豆消肿酒

原料组成 大豆、杏仁（去皮煎熬）各500克，黄芪100克，防风150克，白术250克，木防己、茯苓、麻黄（去节）、甘草（炙）各200克，

生姜300克，清酒10升。

制用方法 以上9味切片，用水3升先煮豆取1升，去滓，加入酒及药煮取7升。分7次服，1日1夜服尽，当下，小便极利。

功效主治 宣肺，健脾，利水。用于风水，举身肿满、短气欲绝。

注意事项 忌醋、海藻、菘菜、桃李、雀肉等。

附记 方中大豆、黄芪、白术、茯苓、甘草、生姜，温中健脾利水；麻黄、杏仁、防风，宣肺通调水道。全方利中寓补，攻补兼顾，适宜于年迈体弱，心肺功能不佳引起的水肿。

饮食养生

1. 多食用含丰富纤维素和维生素的水果、蔬菜；饮食要多样化，杂食五谷粗粮。

2. 应忌食或少食刺激性饮食；不宜食用香燥煎烤的食物；忌食油腻、生冷及热性食品。

起居养生

避免久站久坐，在家或办公时，每隔一段时间起身走动。生活规律，不要过度劳累。

预防

常运动，勤作脚板肌肉帮辅运动，预防及消除腿部肿胀。

肾结核

肾结核多发生在 20 ~ 40 岁的青壮年，约占 70%。男性较女性为多，约为 2 : 1。临床表现：肾结核在早期往往无明显症状，只在尿液检查时可发现异常，如尿液酸性，含少量蛋白，有红细胞、白细胞，可查到结核杆菌。

马齿苋酒

原料组成 马齿苋 1.5 千克，黄酒 1.25 升。

制用方法 将马齿苋捣烂，置容器中，加入黄酒，密封，浸泡 24 小时后，过滤去渣，即成。口服。每次饭前服 10 ~ 15 毫升，日服 3 次。如病人有饮酒习惯者可每服 15 ~ 30 毫升。

功效主治 温肾补虚，活血化瘀。主治肾结核、白带等症。

附记 引自《医学文选，祖传秘方验方集》，验之临床，确有卓效。

百部二子酒

原料组成 百部 100 克，菟丝子 150 克，车前子 90 克，杜仲 50 克，白茅根 15 克，白酒 700 毫升。

制用方法 将以上诸药加工使碎，置容器中，加入白酒，密封，浸泡约半月后，过滤去渣，即可服用。口服。每次饭前温服 15 ~ 30 毫升，日服 2 ~ 3 次。

功效主治 补肾壮腰，杀虫利水。主治肾结核。

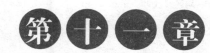

第十一章

心脑血管疾病

高血压

高血压指连续 3 次测量动脉血压都高于正常（140/90 毫米汞柱），多由风、火、痰、瘀、虚引起阴阳平衡失调所致。治以调和阴阳为主，辨证给予平肝潜阳、补益肝肾、益气养血、祛痰化浊等。常用菊花、黄芪、枸杞、地龙、桑寄生、杜仲、决明子、磁石等中药。

香菇酒

原料组成 干香菇 50 克，柠檬 3 枚，蜂蜜 250 克，白酒 1.8 升。

制用方法 将柠檬洗净，带皮切片；香菇去杂洗净，放入酒坛内。加入蜂蜜、白酒，密封，置于阴凉处贮存，每日摇荡 1 次，30 日即可。每次服 15～20 毫升，每日 2 次。

功效主治 降血压，降血脂，增进食欲。适用于高血压、高脂血症等。

菊花醪

原料组成 甘菊花 10 克，酒酿适量。

制用方法 将洁净的甘菊花剪碎，与适量酒酿放在小锅内，搅拌均匀，煮沸即可。每日 2 次，顿服。

功效主治 清肝明目。适用于肝阳上亢型高血压和眩晕等病症的食疗。

附记 本酒对肝阳头痛也有一定作用。

杜仲酒

原料组成 杜仲60克，白酒500毫升。

制用方法 将杜仲捣碎，浸入酒内，密封贮存，7~10日即可。每次服10~20毫升，每日2~3次。

功效主治 补肝益肾，强腰膝，降血压。适用于高血压。

注意事项 外感发热、阴虚火旺、牙龈肿痛、目赤、尿黄者忌服。

复方杜仲酊

原料组成 黄芩、双花、生杜仲、桑寄生各400克，通草20克，当归200克，红花4克，白酒4升。

制用方法 将上述诸药加工粉碎成粗粉，置于容器中，加入白酒，密封，浸泡约半月后过滤，即可服用。成人每次服20~50毫升，每日服2次。

功效主治 镇静，降压。适用于高血压。

附记 亦可用杜仲60克，白酒1升，密封浸泡7天，每次服10~20毫升，每日服2次。用治高血压症、肾虚腰痛。

双地菊花酒

原料组成 地骨皮、生地黄、甘菊花各50克，糯米1.5千克，酒曲适量。

制用方法 将地骨皮、生地黄、甘菊花放入砂锅内，加水漫过药面10厘米，煎取浓汁，再与淘洗干净的糯米煮成米饭，候冷，加入酒曲，搅拌均匀，置于洁净容器内，密封，保温发酵4~6日，滤取酒液，贮瓶即可。每次服10~20毫升，每日3次。

功效主治 滋阴养血，补身延年。适用于高血压眩晕、中老年体弱、目暗多泪、视物模糊等。

松花酒

原料组成 松花粉100克，白酒1千克。

制用方法 将松花粉用绢布袋装，扎紧袋口，浸于酒中，密封浸泡10天，经常摇动。启封去药袋，即可。每次饭后饮服10~15毫升。

功效主治 养血祛风，益气平肝。适用于风眩头晕、高血压等。

附记 松花粉又名松黄，为马尾松的雄花花粉。性微温，味甘，含有多种氨基酸、糖类、维生素及油脂等。

具有软化血管、降血压功效，可防治心血管病、中风和神经衰弱等病。

桑葚酒

原料组成 桑葚 100 克，糯米 500 克，甜酒曲 20 克。

制用方法 将桑葚捣烂，加入 4 倍量的水，煎取浓汁（约 100 毫升），待用。糯米水浸蒸熟，置于容器中，加入酒曲（研末），药汁搅拌均匀，密封，如常法酿酒。10 天后药酒酿成，去渣即可取用。每次服 15 毫升，每日服 2~3 次，或不拘时。

功效主治 滋阴补肾，益肝明目，生津止渴，润肺。适用于眩晕、耳鸣目眩、失眠、消渴、便秘，可用于高血压、神经衰弱、糖尿病、习惯性便秘、须发早白等。

注意事项 脾胃虚寒泄泻者忌服。

补益杞圆酒

原料组成 枸杞、龙眼肉各 60 克，白酒 500 毫升。

制用方法 将以上 2 味药捣碎，置于容器中，加入白酒，密封，经常摇动，浸泡 7 日后，过滤去渣即可。每次服 10~15 毫升，每日服 2 次。

功效主治 补肝肾，益精血，养心脾。适用于头晕目眩、目昏多泪、腰酸肢倦、健忘、失眠、食欲缺乏、神志不安等症。

附记 引自《中国医学大辞典》。验之临床，久服效佳。如无明显症状者，坚持常服，有滋补强壮之功，故可保健强身。

饮食养生

1. 多吃一些蔬菜、水果，尤其是深色蔬菜；适当增加海产品摄入，如海带、紫菜、海产鱼类等；多吃含钾丰富的食物；宜吃钙含量丰富食物；多吃含维生素 C 丰富的食物。

2. 控制热能，控制主食及脂肪摄入量，尽量少吃或不吃糖果点心、甜饮料、油炸食品等高热能食品；减少烹调用盐量，尽量少吃酱菜等盐腌类食品；少吃肥肉及各种动物性油脂。

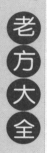

名医药酒 老方大全

合理调节患者的饮食，多以清淡为主，坚持少盐，忌烟酒的原则。保持心态开朗，避免受到各种不良刺激的影响。

预 防

运动对高血压的重要性：有句话说："年轻时，用健康换取金钱，年老时，用运动换取健康。"运动除了可以促进血液循环，降低胆固醇的生成外，并能增强肌肉，骨骼与关节僵硬的发生。运动能增加食欲，促进肠胃蠕动，预防便秘，改善睡眠。有持续运动的习惯，最好是做到有氧运动，才会有帮助，有氧运动同减肥一样可以降低血压，如散步，慢跑，太极拳，骑自行车和游泳都是有氧运动。

高脂血症

高脂血症是指血浆脂原浓度明显超过正常范围的一种慢性疾病，一般以测定血浆胆固醇和甘油三酯含量为诊断本病的结论。

血脂增高，是脂质代谢紊乱的结果。病因可有遗传、环境以及饮食失调等引发。其临床表现主要为：头痛、四肢麻木、头晕目眩、胸部闷痛、气促心悸等症状。高脂血症可分为原发性和继发性两种，前者较罕见，属遗传性脂质代谢紊乱疾病；后者多为未控制的糖尿病、动脉粥样硬化、肾脏综合征、黏液性水肿、甲状腺功能低下、胆汁性肝硬化等疾病所伴发的并发症。

香菇柠檬酒

原料组成 香菇 5 克，柠檬 1 枚，白酒 500 毫升，蜂蜜 80 克。

制用方法 将以上 2 味药洗净，晾干、切片，置于容器中，加入白酒密封，浸泡 7 日后去柠檬，继续浸泡 7 日，加入蜂蜜，混匀即可。每次服 20 毫升，每日服 2 次。

功效主治 健脾益胃。适用于高脂血症、高血压病。

附记 引自《药酒汇编》，验之临床，久治效佳。

绿茶蜂蜜酒

原料组成 绿茶（一般为龙井茶、碧螺春或信阳毛尖，下同）150 克，蜂蜜 250 克，米酒 1 升。

制用方法 将绿茶、蜂蜜浸入米酒内，密封，置于阴凉处，每日摇动 2 次，15 日后即可。每次于饭后饮服 10 ~ 20 毫升，每日 3 次。

功效主治 降压降脂，强心利尿。适用于高脂血症。

消脂酒

原料组成 山楂片、泽泻、丹参、香菇各 30 克，白酒 500 毫升，蜂蜜 150 克。

制用方法 将上述诸药切成薄片，置于容器中，加入白酒，密封，浸泡半月后，过滤去渣，加蜂蜜溶解即可取用。每次服 20 ~ 30 毫升，每日服 2 次。

功效主治 健脾益胃，活血消脂。适用于高脂血症，置于阴凉干燥处。

金乌酒

原料组成 制首乌、金樱子、黄精各 15 克，黑豆（炒）30 克，白酒 1 升。

制用方法 将以上药研成粗末，用纱布袋装，扎口，白酒浸泡。14 日后取出药袋，压榨取液，并将榨得的药液与药酒混合，静置，过滤即可。每日早、晚，各服 1 次，每次服 20 毫升。

功效主治 养血补肾，乌须发。适用于心血不足、肾虚遗精、须发早白、血脂血糖过高者。

附记 引自《中国药物大全》，屡用有效。

龙眼首乌酒

原料组成 龙眼肉、何首乌、鸡血藤各 250 克，黄酒 1.5 升。

制用方法 将龙眼肉、何首乌、鸡血藤洗净晒干，放入净瓶中，加入黄酒，密封浸泡，10 日后即可饮服。每日早、晚各 1 次，每次 10 毫升。

功效主治 补肾养血，降脂宁心，生发乌发。适用于高脂血症、斑秃、脱发、白发及壮年早衰等。

山楂麦冬酒

原料组成 山楂片 50 克，麦冬 30 克，低度白酒 1 升。

制用方法 将山楂片、麦冬浸入白酒内，密封，每日摇动 1 ~ 2 次，7 日后即可饮用。边饮边添加白酒（约再添 500 毫升）。每次 1 小杯，每日 1 次。

功效主治 活血，化瘀，清热，降血脂。适用于高脂血症。

玉竹长寿酒

原料组成 当归、何首乌（制）、党参各 20 克，玉竹、白芍各 30 克，白酒 10 升。

制用方法 将以上药共研为粗粉，用纱布袋装，扎口，白酒浸泡。7 日后取出药袋，压榨取液，并将药液与药酒混合，静置后过滤即可。每次服 10 ~ 20 毫升，每日服 2 次。

功效主治 益气血，健脾胃，延年益寿。适用于气阴不足、身倦乏力、食欲缺乏、血脂过高者。

附记 引自《中国药物大全》，屡用有效。

饮食养生

1. 调整合理饮食，减少饱和脂肪酸和胆固醇的摄入量。

2. 根据病情询问医生，听从医生指导。

起居养生

高脂血症的人饮食应有节制，粗细粮搭配，木耳、海带、紫菜、香菇、大蒜、洋葱等食物，有利于降低血脂和防治动脉粥样硬化，可以多吃一些。

预防

1 调整合理饮食，减少饱和脂肪酸和胆固醇的摄入。

2 调整生活，工作方式 积极参加体育活动，避免久坐不动，控制体重，戒烟限酒。

3 有冠心病，糖尿病及原发性高脂血症家族史者，应每年定期做血脂、血糖、肝功能等全面检查。

4 40 岁以上男性，绝经期后女性，应每年定期做血脂全面检查。

5 为能够早期和及时地发现高脂血症，建议所有 20 岁以上的成年人，应该定期检查血浆总胆固醇水平，对于所有的胰腺炎患者，均应测定血浆三酰甘油水平。

名医药酒 老方大全

心悸

心悸是惊悸和怔忡的合称，是一种自觉心脏悸动的不适感或心慌感，心律失常，心率过快或过慢时都可有心悸感。一般多呈阵发性，每因情绪波动或劳累过度而发作。同时，可伴有失眠、健忘、眩晕、耳鸣、心前区痛、发热、晕厥或抽搐、神经紊乱等症状。

麦冬柏仁酒

原料组成 麦冬 30 克，柏子仁、当归、龙眼肉、白茯苓各 20 克，生地 22 克，白酒 1.5 升。

制用方法 将以上药共制粗末，用纱布包好，浸入白酒内，密封贮存，每日摇动 1 次，10 日后即可。每次服 25 毫升，每日 2 次。

功效主治 滋阴养血，补心安神。适用于阴血不足、心神失养引起的心烦、心悸、精神疲倦、失眠健忘等。

名医药酒老方大全

安神酒

原料组成 龙眼肉 250 克，60 度白酒 1.5 升。

制用方法 将龙眼肉置于容器中，加入白酒，密封。放置 30 日后，过滤去渣，取其滤液备用。每次服 15～20 毫升，每日早、晚各 1 次。

功效主治 益心脾，补气血，安心神。适用于虚劳羸弱、惊悸、失眠、怔忡健忘、精神恍惚等。

定志酒

原料组成 人参 30 克，远志、石菖蒲各 40 克，茯苓 25 克，柏子仁 20 克，朱砂 10 克，60 度白酒 1.5 升。

制用方法 将前 5 味药均研成粗碎末，用医用纱布包袋，置于容器中，加入 60 度白酒 1500 毫升，密封。放置 10 日后，去药袋，加入朱砂（另研细末）搅拌均匀，澄清取汁备用。每次空腹服 10～15 毫升，每日早、晚各服 1 次。

功效主治 补益心脾，安神定志，明目。适用于心悸健忘、体倦神疲。

龙眼二仁酒

原料组成 茯苓、柏子仁（去

油）、当归身、麦冬各 30 克，生地黄 45 克，酸枣仁 15 克，龙眼肉 60 克，白酒 3 升。

制用方法 将以上 7 味药装入纱布袋内，与白酒一起置于容器中，密封浸泡 15 日以上。密封浸泡期间可加温 2～3 次，以利有效成分析出。每日早、晚各服 30 毫升。

功效主治 养心安神。适用于心悸怔忡、倦怠乏力、面色无华、烦躁、失眠、多梦易醒。

注意事项 脾胃虚弱，症见腹满肠鸣，泄泻者忌服。

人参北芪酒

原料组成 人参 100 克，生晒参 45 克，东北黄芪 250 克，60 度白酒 4.5 升。

制用方法 将生晒参切薄片，置于容器中，加入 65 度 4.5 升白酒，密封。放置 15 日后，过滤取液备用。东北黄芪加水煎 1 次（每次加水 500 毫升），合并煎液，滤过后浓缩至 500 毫升。将生晒参浸渍液与黄芪浓缩液混合，注入于容器中，放置 7 日，然后分装 10 瓶，每瓶放入洗刷干净的人参 1 支（约 10 克左右），密封待用。每次服 20～30 毫升，每日服 2～3 次。

功效主治 补气强身。适用于神疲懒言、动则气短、心悸、健忘、自汗出、畏寒肢冷等。

附记 高血压、发热患者忌服。

补心酒

原料组成 枸杞、茯苓、当归身、龙眼肉各 30 克，麦冬 60 克，生地 48 克，甜酒 5 升。

制用方法 将上述诸药捣碎，装入布袋，放入适当的容器中，加入甜酒，密封，浸泡约 1 周后，即可饮用。每次服 30～50 毫升，每日早、晚各服 1 次。

功效主治 补血养心，安神定志。适用于心血不足、惊悸怔忡、头晕失眠、健忘等症。

六味养心酒

原料组成 麦冬 30 克，生地 22 克，柏子仁、桂圆肉、当归、白茯苓各 15 克，白酒 1.25 升。

制用方法 将上述药共研制成粗末，用纱布包好，浸入白酒内，密封贮存，7～10 日即可。每次服 10～15 毫升，每日 2 次。

功效主治 滋阴补血，养心安神。适用于心悸失眠、神疲乏力等。

桑龙药酒

原料组成 桑葚子、龙眼肉各 120 克，60 烧酒 5 升。

制用方法 将以上 2 味药置一较大容器中，加入 60 度烧酒 5 升，密封放置 15 日后，过滤去渣，即可取用。每次服 10～20 毫升，每日 2～3 次。

功效主治 滋阴养血，养心安神，补益脾气。适用于心脾两虚、阴虚血少所致的心悸失眠、体弱乏力、耳聋、目暗等。

人参五味子酒

原料组成 生晒参 45 克，人参 150 克，五味子 200 克，60 度白酒 5 升。

制用方法 将五味子研碎用纱布包，生晒参切薄片，共置于一大容器中，加入 60 度白酒 5 升，密封。放置 7 日后，过滤去渣，将滤液分装成 10 瓶，每瓶中放入人参 1 支（约 15 克左右，先洗刷干净），密封放置备用。每次服 20 毫升，每日服 1 次。

功效主治 补气强心，滋阴敛汗。

名医药酒老方大全

名医药酒 老方大全

适用于虚劳体倦、心悸气短、汗多肢倦、头晕心悸、健忘等。

扶衰五味酒

原料组成 五味子、栀子、丹参各20克，龙眼肉、党参各30克，60度白酒1.5升。

制用方法 将以上5味药加工为粗末，用医用纱布包好，置于容器中，加入60度白酒1.5升，密封。放置14日后，过滤取滤液备用。每次服10~20毫升，每日早、晚各服1次。

功效主治 补气血，滋肺肾，养心安神。适用于心悸不安、怔忡健忘、体虚乏力、烦躁失眠等。

侧金盏酒

原料组成 侧金盏12~20克，白酒2升。

制用方法 将筛选好的侧金盏进行切碎处理，放置适当的容器中，加入白酒，密封，浸泡约1周后，过滤

去渣，即可服用。每次服5~10毫升，每日服2~3次。

功效主治 补气血，安心神。适用于心悸、充血性心力衰竭。

养神酒

原料组成 山药、当归身各120克，大熟地180克，枸杞、白茯苓、木香、大茴香各30克，薏苡仁、酸枣仁、续断、麦冬各90克，丁香、莲子肉各12克，桂圆肉500克，白酒2升。

制用方法 将白茯苓、山药、薏苡仁、莲子肉研成细末，其余药物制成饮片，一起入布袋置于容器中，加入白酒，密封，隔水加热药材浸透，取出容器，静置约半月后即可取用。每次服25~50毫升，每日服3次，不拘时。

功效主治 安神定志。适用于心脾两虚、精神不足之神志不安、心悸失眠等症。平素气弱血虚者亦可服用。

饮食养生

1. 宜吃果糖含量高的食物；宜吃维生素C含量高的食物；宜吃叶酸含量高的食物。

2. 忌吃含有酒精的食物；忌吃含有茶多酚的食物；忌吃含有咖啡因的食物。

预防

情志调畅，饮食有节，避免外感六淫邪气，增强体质等，是预防本病的关键。积极治疗胸痹心痛、痰饮、肺胀、喘证及痹病等，对预防和治疗心悸发作具有重要意义

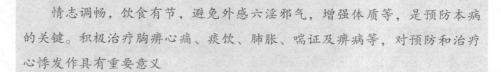

心绞痛是冠状动脉供血不足所引起的临床综合征。冠状动脉供血不足，常发生于劳动或情绪激动时，持续数分钟。本病多见于男性，多数病人在 40 岁以上。

心绞痛临床常表现为，突然发生的胸骨中上部的压榨痛、紧缩感、窒息感、烧灼痛、重物压胸感，胸疼逐渐加重，数分钟达高潮，并可放射至左肩内侧、颈部、下颌、上中腹部或双肩。伴有冷汗，以后逐渐减轻，持续时间为几分钟，经休息或服硝酸甘油可缓解。不典型者可在胸骨下段，上腹部或心前压痛。有的仅有放射部位的疼痛，如咽喉发闷，下颌疼、颈椎压痛。老年人症状常不典型，可仅感胸闷、气短、疲倦。

心绞痛

吴萸肉桂酒

原料组成 吴茱萸 15 克，肉桂 3 克，白酒 120 毫升。

制用方法 将以上药用白酒煮至 60 毫升，去渣，待用。每日 1 剂，分 2 次温服。

功效主治 温中散寒。适用于突发性心腹部绞痛、呕吐、身冷等症。

附记 引自《药酒汇编》，本药酒对于寒凝、阳虚所引起之绞痛，用之颇验。

灵脂酒

原料组成 五灵脂（去沙及炒）、玄胡索、没药（炒）各 30 克，白酒 500 毫升。

制用方法 将以上 3 味药共研细末，待用。或研粗末，置于容器中加入白酒，密封，浸泡 14 日后滤去渣即可。散剂：每次服 6 克，用白酒（温）15～20 毫升送服。酒剂：每次服 15～20 毫升，日服 2 次。

功效主治 活血化瘀，通络止痛。适用于心绞痛。

附记 引自《奇效良方》，验之临床，确有良效。

丹参元胡酒

原料组成 丹参 50 克，元胡 25 克，韭菜汁 15 毫升，白酒 500 毫升。

制用方法 将以上 2 味药切薄片，置于容器中，加入白酒和韭菜汁，密封，浸泡 7 日后，过滤去渣即可。每次服 15～30 毫升，每日服 2 次。

功效主治 活血化瘀，理气止痛。适用于心绞痛。

桂姜酒

原料组成 肉桂 10 克，干姜 20 克，白酒 200 毫升。

制用方法 将以上 2 味药切薄片，置于容器中，加入白酒，密封浸泡 5～10 日后，过滤去渣备用。每次服 15～20 毫升，每日服 2 次。

功效主治 温散止痛。适用于心绞痛（寒凝引起者）。

附记 作者经验方。

瓜蒌薤白酒

原料组成 全瓜蒌 35 克，薤白 20 克，白酒 500 毫升。

制用方法 将瓜蒌蒸至稍软，压扁，切成小块；薤白去杂洗净，入沸水中煮透，捞出晾干。将瓜蒌、薤白用干净纱布包好，浸入白酒内，密封贮存，30 日后去渣即可。每次取酒 15 毫升，加入 30 毫升的凉开水，口服，每日 2 次。

功效主治 通阳散结，行气祛痰。适用于心绞痛、冠心病等。

丹参三七酒

原料组成 丹参 50 克，三七 30 克，冰片 2 克，白酒 1 升。

制用方法 将丹参、三七粉碎成粗粉，用纱布袋装扎口，白酒浸泡。

14 日后取出药，压榨取液。将榨取的药液与药酒混合，再加入冰片，搅拌均匀，待其溶解后静置，过滤即可。每次服 5 毫升，每日服 3 次。

功效主治 活血化瘀，行气止痛。适用于血瘀气滞、胸中憋闷、心痛气短。

附记 引自《中华人民共和国药典》，屡用有效。小剂量药酒对冠心病人是适宜的，但不能任意加大服用量。

冠心病

冠心病以阵发性心前区疼痛、胸闷、心悸等为主要特征，多因脏腑虚损、气滞血瘀、痰浊内生、心脉痹阻所致，治以补虚祛邪为主，辨证给予益气、养阴、温肾、活血、理气、清心、养心等，常用大蒜、山楂、瓜蒌、延胡索、川芎、太子参、五爪龙等中药。

冠心酒

原料组成 三七粉、栀子各 10 克，丹参 15 克，瓜蒌、豆豉各 30 克，冰糖 200 克，60 度白酒 500 毫升。

制用方法 将以上 5 味药碎为粗末，用医用纱布包好，置于容器中，加入 60 度白酒 500 毫升和冰糖 200 克，密封，每日摇晃数次。放置 7 日后，过滤去渣即可。每次服 20 毫升，每日服 2 次，预防时可以每晚睡前服 1 次。

功效主治 活血化瘀，开胸散结，清热除烦，祛痹止痛。适用于冠心病的预防及治疗。

活血养心酒

原料组成 丹参 120 克，白酒 1 升。

制用方法 将丹参切薄片，装入布袋放置适当的容器中，加入白酒，密封，浸泡约半月后，去药袋过滤即可服用。每次服 15～20 毫升，每日服 2～3 次。

功效主治 调经顺脉。适用于心绞痛、妇女月经不调、血栓性脉管炎等。

附记 临床用之效果较好。

山楂丹参酒

原料组成 山楂、延胡索、丹参各 30 克，白酒 1 升。

制用方法 将以上药切成小片，与白酒一起置于容器中，密封浸泡 15 日以上即可饮用。每日早、午、晚各服 1 次，每次服 15～30 毫升。

功效主治 活血化瘀。适用于冠心病、高脂血症。

附记 引自《药酒化编》，屡用效佳。凡脾胃虚弱，症见腹满，肠鸣，泄泻者不宜服用。

冠心活络酒

原料组成 当归、冬虫夏草各 18 克，人参、红花、川芎、橘络、薤白各 15 克，白酒 1 升，白糖 150 克。

制用方法 将以上药研成粗末，装入纱布袋扎口，白酒浸泡。15 日后过滤去渣，滤液中溶入白糖备用。饮服，每日 2 次，每次 20～30 毫升。

功效主治 益气活血，通络宣痹。适用于冠心病（气虚血瘀型）以及心胸隐痛、胸闷气短、动则喘息、心悸心慌。

丹参雪莲虫草酒

原料组成 雪莲花 50 克，冬虫夏草 25 克，丹参 30 克，白酒 500 毫升。

制用方法 将雪莲花、冬虫夏草、丹参加工粉碎，装入纱布袋扎好口，放入白酒中，密封，浸泡半月后即可饮用。每次 15 毫升，每日服 2 次。

功效主治 补虚壮阳。适用于心阳不足而致冠心病，或阳痿、性欲减退等症。

灵芝丹参酒

原料组成 灵芝 30 克，丹参、三七各 5 克，60 度白酒 500 毫升。

制用方法 将以上 3 味药研为粗末，用医用纱布包好，置于容器中，加入 60 度白酒 500 毫升，密封，每日摇晃数下。放置 15 日后，过滤去渣即可。每次服 20 毫升，每日服 2 次。

功效主治 益精神，治虚弱，活血止痛。适用于冠心病、神经衰弱等。

瓜葛红花酒

原料组成 瓜蒌皮、葛根各 25 克，檀香、红花各 15 克，桃仁、延胡索各 20 克，丹参 30 克，白酒 1 升。

制用方法 将以上药切碎研成粗末，装入纱布袋扎口，白酒浸泡 1 个月后即可饮用。每日晚上服 10 毫升。

功效主治 祛痰化瘀，通络止痛。适用于痰瘀闭阻型冠心病及胸闷心痛、体胖痰多、身重困倦等。

附记 引自《中华临床药膳食疗学》，屡用有效。

山楂瓜蒌酒

原料组成 山楂 50 克，瓜蒌 30 克，米酒 1 升。

制用方法 前 2 味捣碎，置容器中，添加米酒，每日振摇 1 ~ 2 次，密封浸泡 3 日，去渣留液。口服。每日 3 次，每次 5 ~ 10 毫升。

功效主治 活血化瘀、祛痰消滞。痰阻血滞型冠心病，心前区痞闷胀痛、头晕、食欲缺乏、腹胀、心悸。

注意事项 如不能喝米酒，可将药焙干成末，每次服 15 克，每日 3 次，温开水送服。

双参山楂酒

原料组成 人参 6 克（或党参 15 克），丹参、山楂各 30 克，白酒 500 毫升。

制用方法 将以上药研成粗末，用纱布袋装扎口，白酒浸泡。15 日后过滤，去渣，留液备用。每次服 10 ~ 15 毫升，每日服 2 ~ 3 次。

功效主治 益气活血，通脉止痛。适用于冠心病、气虚血瘀型胸痹证。

附记 引自《中国药膳学》，屡用有效。

饮食养生

1. 多吃富含钾元素食物，如豆类及其制品，马铃薯、紫菜、海带、香菇、蘑菇、山药、春笋、冬笋、木耳、荞麦，以及香蕉、西瓜等。以利缓和钠，保护心肌细胞。

2. 多吃能降血脂食物，如牛奶、羊奶、黄豆、赤小豆、绿豆、蚕豆、豌豆、扁豆、芸豆、豆芽、胡萝卜、菜花、韭菜、大蒜、大葱、洋葱、生姜、番茄、香菇、鲜菇、紫菜、海带、鱼类、柑橘、苹果、山楂、花生等。

3. 少吃或不吃甜食。

4. 避免进食油炸食品及鱼子、蛋黄等。

5. 少吃含糖分高的食物。

6. 不抽烟。

起居养生

　　生活护理的内容主要有生活环境、睡眠等方面。良好的环境使病人精神愉快，促进病体恢复。注意病人的睡眠护理，不要夜间工作，养成规律性睡眠。另外，冠心病的护理也要因时而异，要根据不同季节特点进行护理，如春天百病生长，室内应注意定期消毒，开窗通风；夏天应注意保持室内空气凉爽；秋天应保持室内湿润；冬天应注意保暖等。

预　防

　　１起居有常，早睡早起，避免熬夜工作，临睡前不看紧张、恐怖的小说和电视。

　　２身心愉快，忌暴怒、惊恐、过度思虑以及过喜。

　　３控制饮食，饮食且清淡，易消化，少食油腻、脂肪、糖类。要多食蔬菜和水果，少食多餐，晚餐量少，不宜喝浓茶、咖啡。

　　４戒烟少酒，吸烟是造成心肌梗死、中风的重要因素，应绝对戒烟，少量饮啤酒、黄酒、葡萄酒等低度酒可促进血脉流通，气血调和，但不能喝烈性酒。

　　５劳逸结合，避免过重体力劳动或突然用力，饱餐后不宜运动。

　　６体育锻炼，运动应根据各人自身的身体条件、兴趣爱好选择，如打太极拳、乒乓球、健身操等。要量力而行，使全身气血流通，减轻心脏负担。

卒中后遗症

名医药酒老方大全

卒中是中医学的疾病名称。也是人们对急性脑血管疾病的统称和俗称。本病是一种以脑部缺血及出血性损伤症状为主要临床表现的疾病，又称脑卒中或脑血管意外，具有极高的病死率和致残率。主要分为出血性脑中风（脑出血或蛛网膜下腔出血）和缺血性脑中风（脑梗死、脑血栓形成）两大类。出血性脑中风早期死亡率很高，约有半数病人于发病数日内死亡，幸存者中多数留有不同程度的运动障碍、认知障碍、言语吞咽障碍等后遗症。缺血性脑中风患者临床上以偏瘫为主要后遗症。多发生于50岁以后，男性略多于女性。

全蝎酒

原料组成 全蝎、白僵蚕、白附子各30克，白酒500毫升。

制用方法 将全蝎、白僵蚕、白附子加工研碎，用纱布袋装扎好，放入白酒中，密封，浸泡7日后即可饮用。每次10毫升，每日服2次。

功效主治 祛风通络，化痰止痉。适用于中风后口眼㖞斜等症。

复方白蛇酒

原料组成 白花蛇、炙全蝎各30克，赤芍、当归、独活各100克，天麻60克，糯米2.5千克，酒曲适量。

制用方法 将糯米蒸熟，拌酒曲，用传统酿法造酒，备用。再将以上6味药研为粗末，装入布袋，置于容器中，加入酿造酒，密封，隔水煮沸，取出埋入地下7日后启封，过滤去渣即可。每次温服30~50毫升，每日2次。

功效主治 祛风湿，通经络，平肝止痛。适用于中风偏瘫、口眼㖞斜、风湿痹痛等。

牛膝酒

原料组成 牛膝、秦艽、薏苡仁、独活、制附子、五加皮、肉桂、丹参、杜仲、酸枣仁、淫羊藿各30克，天冬 45 克，细辛 15 克，晚蚕沙（微炒）60 克，白酒 1 升。

制用方法 将以上 14 味药细磨，装入布袋，置于容器中，加入白酒，密封，浸泡 7 日后，过滤去渣即可。不拘时，每次温服 10～15 毫升，常令酒气相接为佳。

功效主治 祛风湿，补肾阳，舒筋活络。适用于中风偏瘫、半身不遂、顽麻不仁、筋脉拘急、不能运动。

天仙熄风酒

原料组成 牛蒡子、天麻各 250 克，当归 90 克，枸杞 2 千克，牛蒡根 500 克，天麻子 1 千克，枳壳、牛膝、秦艽、苍术（米泔水浸、蒸熟）、羌活、防风、桔梗、晚蚕沙各 60 克，白酒 15 升。

制用方法 将以上 14 味药共研为粗末，置于容器中，加入白酒，密封，浸泡 7 日，过滤去渣。每日早、中、晚及午夜各温服 30～50 毫升。

功效主治 柔肝熄风，宣畅血脉，燥湿健脾，温经通络。适用于半身不遂、手足拘挛。

注意事项 忌食鱼、面等食物。

黑豆鸡白酒

原料组成 黑豆 500 克，鸡屎白 200 克，白酒 2 升。

制用方法 将白酒置于容器中，再将以上 2 味药共炒令烟出，趁热投入酒中，密封，浸泡 48 小时，过滤去渣，即可取用。徐徐灌服，以效为度。

功效主治 活血祛风，温经通窍。适用于中风口噤。

八仙庆寿酒

原料组成 川乌、草乌、当归、薄荷、炮姜、竹叶、陈皮、甘草各 30 克，陈醋 500 毫升，河水、井水各 1 升，红糖 1 千克，烧酒 5 升。

制用方法 将以上 8 味药研成细末，装入粗布袋，放入酒坛，加入酒、醋、糖及水，密封浸泡 7 日，然后隔水加热 2 小时，待冷后去掉药袋，滤清备用。每次饮 10 毫升，每日服 3 次。

功效主治 活血祛风，散寒健脾。适用于风寒筋骨酸痛、屈伸不利、半身不遂等症。

注意事项 孕妇忌服。

黑豆丹参酒

原料组成 黑豆 63 克，丹参 38 克，黄酒 500 毫升。

制用方法 将黑豆、丹参加工粗碎，放入黄酒中，密封，以灰火煨之，至酒减半（250 毫升）时，去渣即可饮用。每次 20 毫升，每日服 4 次（早、中、晚、夜各一次）。

功效主治 活血祛瘀，利湿除痹。适用于中风手足不遂等症。

全蝎祛风酒

原料组成 全蝎、人参、紫桑葚、钩藤各 20 克，鸡血藤、木瓜、五加皮各 15 克，白酒 500 毫升。

制用方法 将以上 7 味药切碎，置于容器中，加入白酒，密封，浸泡 15～30 日，过滤去渣，贮瓶备用。每日中、晚各服 10～15 毫升。

功效主治 祛风活络，益气舒筋，除痹痛，利关节。适用于低血压症、关节痹痛、麻木瘫痪、半身不遂。

皂角南星酒

原料组成 皂角刺、天南星各 50 克，白酒 500 毫升。

制用方法 将以上 2 味药切碎，置于容器中，加入白酒，密封，隔水煮沸后，浸泡 7 日，过滤去渣即可。每次 30 毫升，每日服 3 次。

功效主治 祛风痰，利湿毒。适用于中风口眼㖞斜、头痛、头风、咳嗽痰喘、肠风便血等。

石楠防风酒

原料组成 石楠叶、独活各 20 克，防风 15 克，茵陈、制川乌、肉桂各 9 克，制附子 10 克，牛膝 6 克，白酒 750 毫升。

制用方法 将以上 8 味药捣碎，置于容器中，加入白酒，密封，浸泡 7 日后，过滤去渣，即可服用。每次 10～15 毫升，每日服 2 次。

功效主治 祛风湿，活血脉，壮筋骨，温中止痛。适用于半身不遂、筋脉拘挛、肢体疼痛、腰脊不能俯仰、肚腹冷痛等。

复方黑豆酒

原料组成 黑豆 250 克，丹参、桂枝、制川乌各 150 克，黄酒 3 升。

制用方法 将黑豆炒熟趁热投入酒中。余 3 味药粗碎，同黄酒置于容器中。密封，用灰火煨，常令其热，待酒约减半，即去渣取酒，备用。每日早、中、晚及临睡时各温服20～30毫升。

功效主治 活血祛瘀，利湿除痹，温经通络。适用于中风后半身不遂。

饮食养生

1. 宜吃蛋白质含量高的食物；宜吃铁元素含量高的食物；宜吃维生素C和B族维生素含量高的食物。

2. 忌吃辛辣刺激性的食物；忌吃了寒凉性的食物；忌吃盐分过重的食物。

起居养生

1. 饮食应营养丰富、易于消化，必须满足蛋白质、维生素、无机盐和总热能的需要。

2. 多饮水、多食半流质食物。瘫痪病人应有充足的水分供应，病人清晨饮1～2杯盐水可预防便秘。日常膳食中也应有干有稀、有饭有汤，常食稀粥，对少数不愿饮水者，可适当吃一些多汁的新鲜水果。多饮汤水可预防便秘及泌尿系统感染的发生。

3. 为增加胃肠蠕动，食物不可过于精细，要适当进食含纤维高的食品，以预防便秘发生。

4. 忌浓茶、酒类、咖啡和辛辣刺激性食物。

预防

中风病因以内伤积损为主，即脏腑失调，阴阳偏胜，而饮食不节，嗜酒肥甘，饥饱失宜，易致脾失健运，聚湿生痰，痰郁化热，阻滞经络，是诱发中风的主要原因之一。饮食上以清淡、少油腻、易消化、低糖为原则，还应根据脏腑的偏盛偏衰有所补泻，如肝肾阴虚，肝阳偏旺者，宜多食黑木耳、黑芝麻等补益肝肾。属气虚血滞者宜多食薏米粥、人参、黄芪粥等健脾益气。属瘀热郁滞者要禁酒，高血压者进低盐饮食，合并肥胖者要减肥控制体重等。

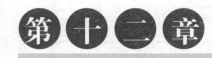

其他科疾病

名医药酒老方大全

中暑

中暑是发生于夏季或高温作业的一种急性病症，长时间受到烈日暴晒或气温过高是导致本病的主要因素。本病患者以老年人、身体虚弱者及长期卧床的病人与产妇为多见。临床表现轻者可见头痛、头晕、恶心、呕吐等症状，严重者可突然昏迷、肢厥、面色苍白、呼吸不匀、血压降低、高热、出汗等症状。本病属于中医学"暑厥""暑风""闭证"的范围。

中医学认为，中暑是因感受夏令暑热病邪而引起。因夏日暑气当令，气候炎热，人或元气有亏，暑邪即乘虚袭入而发病。暑邪有轻重，体质有差异，故有的燔灼阳明，有的触犯心包，有的引动肝风，更有的阴损及阳，而导致阴阳离决。

竹瘤樟脑酒

原料组成 苦竹瘤、樟脑各60克，白酒1升。

制用方法 将苦竹瘤切成薄片，与樟脑同置密闭容器内，按浸漉法浸漉10~15天，制成酸剂1升即得。

功效主治 清暑化湿浊。适用于中暑。

名医药酒老方大全

苹果山楂酒

原料组成 苹果10克，山楂5克，白酒250毫升。

制用方法 前2味洗净，晾干，捣碎，置容器中，加入白酒，密封，浸泡7~10天后过滤去渣即得。

功效主治 温中燥湿，化积消食。适用于中暑。

杨梅消暑酒

原料组成 杨梅500克，白糖80克。

制用方法 杨梅洗净加白糖，共装入瓷罐中捣烂，加盖，约7~10日，自然发酵成酒，再用纱布绞汁，即成约12度的杨梅熏酒，然后倒入锅中煮沸，待冷装瓶，密闭保存。

功效主治 防暑止泻。适用于中暑。

附记 引自《偏方大全》。

胡麻生姜酒

原料组成 胡麻子200克，生姜60克，生龙脑叶20克，黄酒500毫升。

制用方法 渍麻子，煎熟，略炒，加生姜、龙脑叶，同入炒，细研，置容器中，加入黄酒，密封，浸渍7日后，过滤去渣即成。

功效主治 解暑热。适用于中暑。

苦竹瘤樟脑酒

原料组成 苦竹瘤、樟脑各60克，白酒1升。口服，每次服5毫升，用冷开水送服。

制用方法 将苦竹瘤切成薄片后，与樟脑同置密闭容器内，按浸漉法浸漉10~15天，制成酸剂1000毫升，即得。

功效主治 消暑化湿浊。适用于中暑引起的头晕、恶心、腹痛、肠胃不适等。

薄荷清暑酒

原料组成 大黄20克，小茴香、桂皮各10克，辣椒5克，干姜、樟脑各25克，薄荷油25毫升，白酒1升。

制用方法 前5味捣为粗粉或切成薄片，混匀，用白酒作溶解媒，按渗漉法渗漉，至渗出的漉液过800毫升左右，即停止渗滤，药渣压榨出余液，与渗滤液合并，加樟脑与薄荷油，振摇或搅拌使之溶解，置于阴凉处静置过夜，如有沉淀，

则用棉花滤去再添加白酒至1升。| 适用于中暑。
分装备用。

功效主治 导浊清暑，开窍止痛。

饮食养生

在夏天，人体维生素需要量比普通标准要高一倍，因此可以多吃一些新鲜蔬菜和水果。夏季人体营养消耗大，代谢机能旺盛，所以要常吃些富含优质蛋白质，又易于消化的食品。多喝汤，多饮茶，多吃粥，多吃蔬菜、瓜果。

起居养生

采用多次少量饮水的方式，及时补充人体丢失的水分。注意营养，忌食生冷瓜果。

预防

预防中暑应从根本上改善劳动和居住条件，隔离热源，降低车间温度，调整作息时间，供给含盐0.3%清凉饮料，宣传中暑的防治知识，特别是中暑的早期症状。对有心血管器质性疾病，高血压，中枢神经器质性疾病，明显的呼吸、消化、内分泌系统疾病，肝、肾疾病患者，应列为高温车间就业禁忌人群。

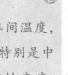

狐臭

本病又称"腋臭"，为大汗腺臭汗症，主要发生于腋窝。本病是在遗传的基础上，由革兰阳性细菌分解大汗腺的汗液，产生短链脂肪酸而有特异性臭味。外阴、肛门及乳晕等处亦可有臭味。狐臭主要见于青壮年，表现为腋下有一股特殊的汗臭味。

氯己定酊

原料组成 氯己定 4 克，95% 乙醇 100 毫升，香水适量。

制用方法 前 1 味置容器中，添加乙醇溶解，加香水混匀。外用。10 日 1 次，每次用消毒棉球蘸此酊涂擦患处。

功效主治 解毒敛汗，主治狐臭。

丁香白芷酊

原料组成 丁香、小辣椒各 15 克，白芷 20 克，冰片 3 克，50% 乙醇 300 毫升。

制用方法 前 4 味研末，置容器中，添加乙醇，每日振摇 1 ~ 2 次，密封浸泡 10 日，去渣留液。外用。每日 2 ~ 4 次，每次先用温开水洗净患处，再用消毒棉球蘸本酒涂擦患处。

功效主治 芳香祛湿，疏通经络。主治狐臭。

注意事项 孕妇禁用。忌烟、酒及辛辣物。

冰片酊

原料组成 冰片 10 克，75% 乙醇 100 毫升。

制用方法 取 1 只洁净干燥的棕色玻璃瓶，将冰片、酒精同置瓶内，密封后摇匀，浸泡 7 天，制成气味清凉浓烈、无色透明的酊剂即成。本品外用，先将患处洗净擦干，再用棉签蘸取药液涂搽患处。每日 1 次，连用 8 ~ 10 次为 1 个疗程。使用前应将药液摇匀。

功效主治 清凉祛虫，杀菌敛汗。主治狐臭。

注意事项 忌食辛辣燥烈之物。

狐臭酒

原料组成 枯矾 20 克，密陀僧、滑石各 15 克，樟脑 10 克，轻粉、冰片各 5 克，95% 医用乙醇 250 毫升。

制用方法 制前 6 味共研细末，置容器中，加入 95% 乙醇，密封，浸泡 1 周后，过滤取汁，贮瓶备用。外用，先用温开水洗净患处，再用棉球蘸药液搽患部，每日涂擦 3 ~ 5 次，以愈为度。

功效主治 解毒敛汁，杀虫止痒。适用于狐臭。

藁本苦酒

原料组成 藁本、川芎、细辛、杜衡、辛夷各 3 克，白酒 100 毫升。

制用方法 前5味研末，置容器中，添加白酒，密封浸泡1日，文火煎10分钟，去渣留液。外用。不拘时候，每次用消毒棉球蘸本酒涂擦患处。

功效主治 芳香避臭，主治狐臭。

注意事项 细辛小毒。本酒不宜内服、多用、久用，体虚多汗、咳嗽咯血者及孕妇忌用。

饮食养生

1. 宜吃富含水分的蔬果瓜类；宜多饮乳酸饮品。

2. 忌吃高蛋白质食物；忌吃臭味食品；忌吃油炸食品。

起居养生

1. 衣着要透气凉爽，出汗后及时擦干，并外用爽身粉、外用药物。

2. 忌辛辣刺激食物，戒烟戒酒。

3. 每天用肥皂水清洗几次，破坏细菌生长环境。

4. 要保持心情开朗，且不宜做剧烈运动。

预防

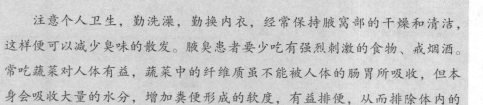

注意个人卫生，勤洗澡，勤换内衣，经常保持腋窝部的干燥和清洁，这样便可以减少臭味的散发。腋臭患者要少吃有强烈刺激的食物、戒烟酒。常吃蔬菜对人体有益，蔬菜中的纤维质虽不能被人体的肠胃所吸收，但本身会吸收大量的水分，增加粪便形成的软度，有益排便，从而排除体内的细菌和毒素，有效减少细菌经汗腺从皮肤排出体外，可以减轻狐臭，这是有效的腋臭的预防措施。

名医药酒 老方大全

肿瘤

肿瘤分良性和恶性，恶性者又称癌症。癌之病名见于《卫济宝书》。古代将生于体内的肿瘤归于癥瘕积聚范畴。究其病因，往往与气滞、血瘀、痰凝、瘀毒、虚亏等有关。对于患肿瘤者，在一定阶段亦可以用药酒进行治疗，特别是对康复期患者较为适宜。一些具有抗肿瘤作用的中药，如露蜂房、全蝎、山慈菇、蟾蜍皮、壁虎、猕猴桃根、甘遂、黄药子等经过酒浸制成药酒，对治疗癌症有一定疗效，但应注意，不少抗肿瘤药物具有一定毒性，用时要在医生的指导下服用，切勿胡乱服用，或过量饮用，以防中毒。

抗癌药酒

原料组成 核桃青果、刺五加各100克，白酒500毫升。

制用方法 将前2味捣碎，置容器中，加入白酒，密封，浸泡20日后，过滤去渣即成。每次服10毫升，日服2次。

功效主治 抗癌，用于肠癌等消化道癌症等。

海藻水蛭酒

原料组成 海藻30克，水蛭6克，黄酒适量。

制用方法 将前2味共研细末，

备用。每取药末2克，加入黄酒50毫升煮沸，待温，顿服。日服2次。

功效主治 消肿除瘤。适用于噎膈、直肠癌等。

三橘酒

原料组成 青橘叶、青橘皮、橘核各15克，白酒250毫升。

制用方法 将前3味切碎，置容器中，加入黄酒和水250毫升，煎至200毫升，过滤去渣即成。每日1剂，分2次温服。

功效主治 开郁散结，通络消肿。主治乳癌初期、乳房结核。

鲜橙酒

原料组成 鲜橙 8 个，米酒 20 毫升。

制用方法 取上药去皮绞汁，冲入米酒即成。每次服 1 剂，日服 2 次。

功效主治 疏肝行气，通血脉，止痛。主治乳腺伴有肿块者。

秤砣梨酒

原料组成 秤砣梨 30～60 克，白酒 500 毫升。

制用方法 将上药洗净，捣碎，置容器中，加入白酒，密封，浸泡 15～20 日后，过滤去渣即成。每次服 10 毫升，日服 2 次。

功效主治 清热解毒，祛风活血。适用于子宫颈癌、子宫肿瘤等。

蟾蜍酒

原料组成 活蟾蜍 5 只，黄酒 500 毫升。

制用方法 将蟾蜍置容器中，加入黄酒，隔水蒸煮 1 小时，去蟾蜍取酒，冷藏备用。每次服 10 毫升，日服 3 次。

功效主治 解毒，止痛，消肿。适用于阴茎癌、肿痛明显者等。

蜂房全蝎酒

原料组成 露蜂房、全蝎各 20 克，小慈菇、白蚕各 25 克，蟾蜍皮 15 克，白酒 450 毫升。

制用方法 将前 5 味捣碎，置容器中，加入白酒，密封，浸泡 7 日后，即可取用。酒尽添酒，味薄即止。每次空腹服 15 毫升，日服 3 次。

功效主治 攻毒，杀虫。适用于食管癌、胃癌等。

复方壁虎酒

原料组成 壁虎 50 克（夏季可用活壁虎 10 条，其作用迅速，效果与干品相同），泽漆 100 克，蟾皮、锡块各 50 克，黄酒 1 升。

制用方法 将前 4 味置容器中（禁用铝铁制品），加入黄酒，密封，每日振摇 2 次，浸泡 5～7 日后即可服用。酒尽添酒，味薄即止。每次服 25 毫升，日服 3 次。饭前半小时服用。天冷时可温服。能进食后，每次再调服壁虎粉 2 克及蟾皮粉 1 克。

功效主治 攻毒杀虫，治噎膈。主治食管癌。

名医药酒老方大全

名医药酒

老方大全

猕猴桃根酒

原料组成 猕猴桃根 250 克，白酒 500 毫升。

制用方法 将上药洗净，切成小段，置容器中，加入白酒，密封，浸泡 1 周后即可取用。每次服 15～30 毫升，日服 3 次。常服有效。

功效主治 解毒杀虫。适用于消化道癌瘤。

香蓼子酒

原料组成 蓼子（水红花子）60 克，麝香 1.5 克，阿魏、急性子、大黄各 15 克，甘遂 9 克，巴豆 10 粒，白酒 500 毫升。

制用方法 将前 6 味捣碎，同白酒一起纳入猪膀胱内，扎口，7 日后即可外用。外敷痛处，痛止停药。

功效主治 活血化瘀，散结止痛。用于癌瘤疼痛剧烈。

石蝉草酒

原料组成 石蝉草 250～500 克，白酒 1 升。

制用方法 前 1 味切碎，置容器中，添加白酒，每日振摇 1～2 次，密封浸泡 10～15 日，去渣留液。口服。每日 3 次，每次 10～15 毫升。

功效主治 祛瘀散结抗癌。适用于肺癌、胃癌、食管癌、肝癌、乳腺癌。

南瓜蒂酒

原料组成 南瓜蒂 200 克，黄酒 250 毫升。

制用方法 南瓜蒂烧灰存性，研末。口服。每日 2 次，每次用黄酒冲服药末 10 克。

功效主治 疏肝解郁，养血散结。适用于乳腺癌初期、乳房胀痛有块、两胁胀痛、遇精神刺激症状加重。

角莲闹羊酒

原料组成 八角莲、闹羊花各 25 克，红天葵 50 克，白酒 500 毫升。

制用方法 前 3 味切碎，置容器中，添加白酒，每日振摇 1～2 次，密封浸泡 7 日，去渣留液。口服。每日 2～3 次，每次 10～15 毫升。

功效主治 清热解毒，活血化瘀。主治乳腺癌。

注意事项 八角莲、闹羊花有毒。本酒不宜多服、久服，孕妇及体虚者忌服。可用此酒外擦患部。

黄药子酒

原料组成 黄药子500克，白酒1.5升。

制用方法 前1味捣碎，置容器中，添加白酒，密封，糠火煨2小时，候冷，每日振摇1～2次，密封浸泡7日，去渣留液。口服。每日2次，每次20～30毫升。

功效主治 软坚散结，清热解毒，凉血止血。主治瘿瘤、瘰疬；咳嗽、气喘、咯血、百日咳；子宫颈癌、食管癌、胃癌、甲状腺肿瘤。

注意事项 黄药子有毒。本酒不宜多服、久服，脾胃虚弱者、孕妇及肝功能损害者慎服。

水蛭酒

原料组成 水蛭100克，黄酒500毫升。

制用方法 水蛭粗碎，置容器中，添加黄酒，文火蒸沸20～30分钟，弃水蛭，去渣留液。口服。每日2次，每次10～15毫升。

功效主治 活血破血，逐瘀消瘤。主治瘀毒互结，输卵管、卵巢恶性肿瘤。

注意事项 水蛭小毒，本酒不宜

多服、久服，孕妇忌服。

消瘿抗癌酒

原料组成 黄药子、海藻、昆布各250克，浙贝母200克，米酒1升。

制用方法 前4味捣碎，置容器中，添加米酒，密封，灰火煨1日，取出，候冷，去渣留液。口服。不拘时候，随量饮用。

功效主治 解毒消肿，软坚散结。用于甲状腺癌，各种恶疮、癌肿。

注意事项 黄药子有毒。本酒不宜多服、久服，脾胃虚弱者、孕妇及肝功能损害者慎服。

紫杉酒

原料组成 紫杉茎皮1000克，黄酒2.5升。

制用方法 前1味切碎，置容器中，添加黄酒，每日振摇1～2次，密封浸泡7日，去渣留液。口服。每日2次，每次10～15毫升。

功效主治 抗癌。主治白血病，以及卵巢癌、乳腺癌、肺癌、淋巴癌、脑瘤。

附记 不宜多服、久服。本酒抗癌谱比较广，适合于大多数恶性肿瘤。

名医药酒老方大全

名医药酒 老方大全

贫血

贫血指单位体积周围血所含的血红蛋白、红细胞低于正常值，常见面色无华、唇色淡白、头晕眼花等症，多因脾肾不足所致，治以健脾补肾为主，辨证给予健脾益气、滋阴补肾、疏肝解郁、活血化瘀等，常用山药、人参、当归、大枣、龙眼肉、桑葚、生地黄等中药。

李子蜂蜜酒

原料组成 李子干 400 克，蜂蜜 750 克，白酒 1800 毫升。

制用方法 将李子干洗净晾干，放入酒坛内，加入蜂蜜、白酒，密封贮存，每日摇荡 1 次，浸泡 30 日后即成。每服 15 ~ 25 毫升，每日 2 次。

功效主治 补血，消除疲劳，恢复体力。主治贫血，便秘等。

山药葡萄酒

原料组成 山药 500 克，葡萄干 250 克，白酒 3 升。

制用方法 将山药、葡萄干洗净晾干，浸入白酒内，密封贮存，每日摇荡 1 次，30 日后即成。每服 10 ~ 20 毫升，每日 2 次。

功效主治 补中益气，强筋补血。

主治贫血。

龙眼补血酒

原料组成 龙眼肉、何首乌、鸡血藤各 125 克，白酒 1500 毫升。

制用方法 将何首乌、鸡血藤切成小块，与龙眼肉一同浸入白酒内，密封贮存，每日摇荡 1 次，15 日后即成。每服 15 ~ 20 毫升，每日 2 次。

功效主治 补血益精，养心宁神。适用于贫血、神经衰弱、健忘失眠等。

枸杞人参酒

原料组成 枸杞 35 克，人参 2 克，熟地 10 克，冰糖 40 克，白酒 500 毫升。

制用方法 将人参、熟地捣碎，与枸杞一同用纱布包好，浸入白酒内，密封贮存，每日摇荡 1 次，15 日后拣去药袋，加入冰糖令溶即成。1 次 10 ～ 15 毫升，每日 2 次。

功效主治 滋阴补血，乌须发，壮腰膝，清热生津，强身益寿。适用于体虚贫血、营养不良、神经衰弱、头晕目眩、失眠、盗汗等症。

桑葚蜂蜜酒

原料组成 桑葚 5 千克，蜂蜜 250 克，粳米 3 千克，酒曲适量。

制用方法 前 1 味捣汁。粳米加水煮至半熟后沥干，与桑葚汁拌和，蒸熟，候温，入曲末、蜂蜜拌匀，密封，置阴晾干燥处，常规酿酒，酒熟后去糟留液，加凉开水 500 毫升。口服。每日 2 次，每次 15 ～ 20 毫升。

功效主治 补益肝肾，益气养血。适用于肝肾亏虚、精血不足、病后血虚、头晕耳鸣、视物昏花、咳嗽气短、倦怠乏力、须发早白、未老先衰。

桃金娘酒

原料组成 桃金娘（干品）100 克，白酒 1 升。

制用方法 将桃金娘洗净晾干，浸入酒内，密封贮存，每日摇荡 1 次，10 日后即成。每服 30 毫升，每日 2 次。

功效主治 补血固精。适用于各种贫血、身体羸弱、遗精、早泄等。

注意事项 身体发热及大便秘结者忌服。

桂圆大枣酒

原料组成 桂圆肉 250 克，大枣、熟地、生地各 50 克，黄酒 1 升。

制用方法 将前 4 味药洗净，放入砂锅内，加水漫过药面 10 厘米，煎沸 3 ～ 5 分钟，离火，冷却后倒入酒坛。再加入黄酒，密封贮存，30 日后即成。每于饭后饮服 20 毫升，每日 3 次。

功效主治 滋阴养血。适用于贫血、低血、血虚、头晕等。

饮食养生

多吃些含铁丰富的食物，主要包括肝脏、肾脏、心脏、胃肠及海带、紫菜、黄豆、菠菜、芹菜、油菜、番茄、杏、枣、橘子等均含有丰富的铁质，民间也常用桂圆肉、大枣、花生作为补血食品。为了促进铁质的吸收，也可吃些酸性食物，如西红柿、酸枣、酸黄瓜、酸菜等。维生素 C 可以帮助铁质的吸收，也能帮助制造血红素，所以维生素 C 的摄取量也要充足。

起居养生

适当减轻工作量，以减轻机体对氧的消耗，保证足够的休息、营养，避免疲劳。

预防

平时应多吃含铁丰富的食物，如瘦肉、猪肝、蛋黄及海带、发菜、紫菜、木耳、香菇、豆类等。要注意饮食的合理配合，如餐后适当吃些水果，水果中含有丰富的维生素 C 和果酸，能促进铁的吸收。而餐后饮用浓茶，则因铁与茶中的鞣酸结合生成沉淀，影响铁的吸收。另外，用铁锅烹调食物，对预防贫血大有益处。

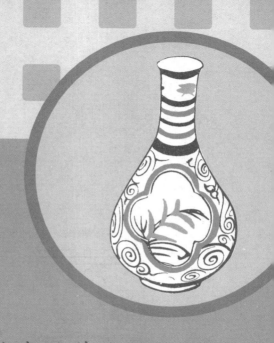

第三篇

药酒养生

——延年益寿的养生之道

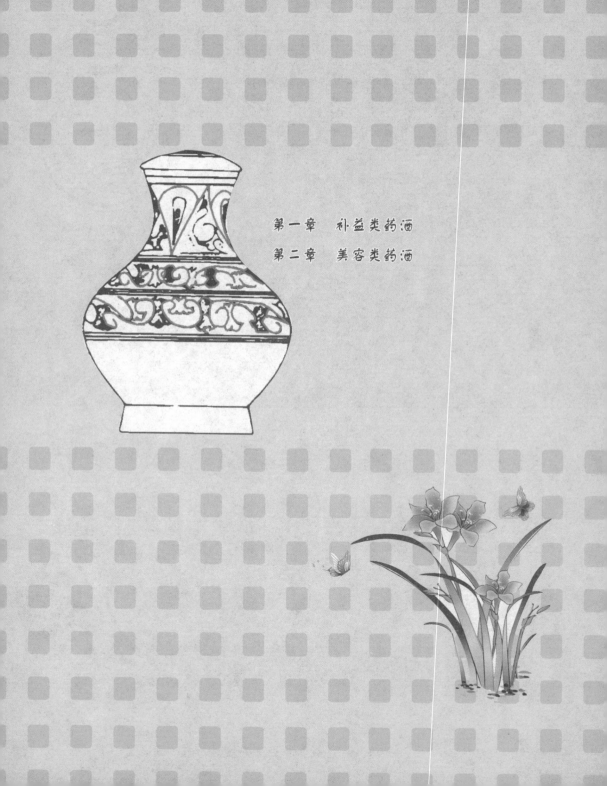

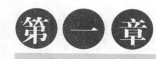

补益类药酒

补益气血药酒

　　补益气血酒是专为气血虚弱的人而设，分为补气类和补血类两大类。补气类药酒适用于久病体虚、劳累、年老体弱等因素引起的脏腑功能减退，常见症状为神疲乏力、声低（少气）、懒言、头晕、目眩、面色淡白、自汗怕风、大便滑泄等。

　　补血类药酒适用于禀赋不足，或脾胃素虚、气血化生不足，或各种急、慢性出血，或思虑过度、暗耗营血，或瘀血阻络、新血不生等。常见症状为面色苍白而无华萎黄、唇色淡白、爪甲苍白、头晕眼花、心慌气短、失眠、手足发麻，以及妇女经血量少、色淡、延期，甚至闭经等。

　　因"气为血之帅，血为气之母"，气和血是相辅相成的，故把补气类药酒和补血类药酒放在一起进行介绍。

猪皮酒

原料组成　猪皮 100 克，红糖 250 克，黄酒 250 毫升。

制用方法　将去毛干净猪皮切成小块，加水适量，用文火煨炖至烂透，

汁液黏稠时，加入红糖、黄酒，溶化，拌匀，停火即可服用。适量而服。

功效主治　养血滋阴。适用于各种出血症状的疾病。

名医药酒
老方大全

党参茯苓酒

原料组成 党参40克，茯苓、白术、炙甘草、大枣各30克，生姜15克，黄酒1升。

制用方法 将上述各药洗净，切碎，用干净纱布袋装好，放入盛酒容器中，加入黄酒，密封浸泡，每隔5天摇晃一次，20天后除去药袋，即可服用。

功效主治 健脾益气。用于治疗脾胃气虚、气短乏力、食少面黄等。

峨参酒

原料组成 峨参50克，五粮液500毫升。

制用方法 将峨参用凉开水浸软切小片，与五粮液一起置于瓶中，密封，置于阴晾干燥处，经常晃动，1周后，静置澄清即可。每次10毫升，每日服3次。酒饮尽后嚼参。

功效主治 健脾补肺，补中益气。适用于体虚无力、饮食减少、咳喘气短、畏寒尿频等症。

人参酒

原料组成 人参500克，白酒500毫升，糯米500克，酒曲适量。

制用方法 ①冷浸法：将人参加入白酒内，加盖密封，置阴凉处，浸泡7日后即可服用，酒尽添酒，味薄即止；②酿酒法：将人参压末，糯米煮半熟，沥干，酒曲研细末，合在一起拌匀，入坛内密封，周围用棉花或稻草保温，令其发酵，10日后启封即可饮用。每次20毫升，每日早、晚各服1次。

功效主治 补中益气，通治诸虚。适用于面色萎黄、神疲乏力、气短懒言、音低、久病气虚、心慌、自汗、食欲缺乏、易感冒等症。

黄芪酒

原料组成 黄芪120克，米酒1升。

制用方法 将黄芪加工研碎，置入干净瓷瓶中，倒入米酒，加盖封固，置于阴凉处。每日摇晃1~2次，经浸泡7天后，静置澄清即成。每日早、晚各1次，每次饮服15~20毫升。

功效主治 补气健脾，固表止汗。适用于脾胃虚弱、食少纳呆、心悸气短、四肢无力、体虚多汗、气虚脱肛等症。

双参酒

原料组成 党参40克，人参10克，白酒500毫升。

制用方法 将前2味药切成小段（或小块），置容器中，加入白酒，密封，浸泡7日后即可服用。每日早、晚各空腹服10~15毫升，须坚持常服。

功效主治 健脾益气。适用于脾胃虚弱，食欲缺乏，伴倦乏力，肺虚气喘，血虚萎黄，津液不足等症。可用于治疗慢性贫血、白血病、佝偻病等，老年体虚者可经常服用。

人参白术酒

原料组成 人参、生地、白茯苓、白术、白芍、当归、神曲各30克，川芎15克，龙眼肉120克，50度白酒2升，冰糖250克。

制用方法 将前9味加工成粗末，以纱布包，置容器中，加入50度白酒2升，密封，每日振摇数次。放置14~21日后，过滤去渣，取其滤汁，加入冰糖250克，待溶化后，贮瓶备用。

功效主治 补益气血，健脾养胃。适用于气血亏损、脾胃虚弱、形体消瘦、面色萎黄等。

熟地双仁酒

原料组成 熟地250克，胡麻仁130克，薏苡仁30克，白酒1.5升。

制用方法 将胡麻仁蒸熟捣烂，薏苡仁捣碎，熟地切碎，共入布袋，置容器中，加入白酒，密封，放在阴凉处，浸泡15天后开封，去掉药袋，沥干，再用细纱布过滤一遍，贮瓶备用。

功效主治 养阴血，补肝肾，通血脉，祛风湿，强筋骨。用于精血亏损、肝肾不足之腰膝软弱、筋脉拘挛、屈伸不利等症。

地黄酒

原料组成 干地黄60克，白酒500毫升。

制用方法 先将地黄洗净，切成薄片，倒入净坛内，倒入白酒封固，浸7天以上即成。每次饮服15~20毫升，以晚睡前饮之为佳。

功效主治 滋阴养血，舒筋通脉。适用于阴血不足，筋脉失养而引起的肢体麻木、疼痛或惊悸劳损，吐血鼻衄，妇女崩中漏下，跌打损伤等症。

名医药酒 老方大全

人参山药酒

原料组成 人参、枸杞、淮山药、辽五味子、天门冬、麦门冬、怀生地、怀熟地各60克，白酒1.5升。

制用方法 将前8味切碎，入布袋，置容器中，加入白酒密封，置入锅中，隔水加热约半小时取出，埋入土中数日以出火毒取出，静置后，即可取用。

功效主治 益气滋阴。适用于气阴两虚所致的四肢无力、易于疲劳、腰酸腿软、心烦口干、心悸多梦、头眩、须发早白等症。

附记 引自《寿世保元》。

党参白术酒

原料组成 党参、炒白术、白茯苓、炒白芍、炙黄芪各80克，当归、熟地各120克，炙甘草、川芎各40克，肉桂20克，50度白酒3升，蔗糖150克。

制用方法 将前10味加工成粗末，以纱布包，置容器中，加入50度白酒3升密封，每日振摇数次。放置14～21日后，过滤去渣，取其滤汁，加入蔗糖150克，搅匀后贮瓶备用。

功效主治 温补气血。适用于气血两虚、面色苍白、气短心悸、头晕自汗、体倦乏力、四肢不温、月经量多等症。

黄芪当归酒

原料组成 黄芪、熟地、茯神、生地各30克，党参、白术、茯苓、麦冬、陈皮、山茱萸、枸杞、川芎、防风、龟板胶各15克，五味子、羌活各12克，当归20克，肉桂10克，高粱酒1.5升。

制用方法 将以上18味药挑拣干净，去杂质，共捣为粗末，用清洁纱布包好，放入盛酒容器中，加盖密封，浸泡60天。

功效主治 补气和血，益精补髓。用于气血虚弱、腰膝酸软、神疲乏力、怔忡健忘、自汗盗汗、畏寒易感等症。

枸杞桂圆酒

原料组成 枸杞、桂圆肉、桑葚各30克，大枣30枚，白酒1升。

制用方法 将上药加工捣碎，置入净坛中，倒入白酒，加盖密封，置阴凉处。经常摇动数下，浸泡14天后视其颜色呈红色，药酒即成。用细纱布过滤，澄清备饮。每日早、晚各1次，每次饮服15～20毫升。

功效主治 滋阴补血。适用于阴血亏所致头晕目眩，心悸气短，四肢乏力，腰膝酸软，贫血，神经衰弱等症。

党参地黄酒

原料组成 党参、生地黄、茯苓各90克，白术、白芍、当归、红曲各60克，川芎30克，木槿花500克，龙眼肉240克，高粱酒1.5升，冰糖1.5千克。

制用方法 将前10味药共研为粗末，入布袋，置容器中，加入高粱酒，密封，浸泡5～7日后滤取澄清酒液，加入冰糖，溶化即成。每次25～50毫升，每日服2～3次，或视个人酒量大小适量饮用。

功效主治 健脾益气，益精血，通经络。适用于气血不足、心脾两虚之气少乏力、食少脘满、睡眠欠安、面色无华等症。气虚血弱、筋脉失于濡养、肢体运动不遂者亦可服用。

肥母鸡枣酒

原料组成 肥母鸡1只，大枣200克，生姜20克，50度白酒2.5升。

制用方法 将鸡煺毛，开肚去肠，清洗干净，切成数小块。将生姜切薄片，大枣裂缝去核。然后将鸡、姜、枣置于药坛中，加入50度白酒2.5升，密封。另用一大铁锅，倒入水，以能浸药坛一半为度。将药坛放入锅中，盖上锅盖。置火上，先用武火（大火）煮沸后，后用文火（小火）煮约2小时，即取出容器，待温备用。

功效主治 补虚，健身，益寿。适用于劳伤虚损、瘦弱无力、女子赤白带下等。

双桂酒

原料组成 桂圆肉500克，桂花120克，白糖240克，白酒1.5升。

制用方法 将上药及白糖同浸入酒内，酒坛封固，经年为佳，半月取用亦可。

功效主治 益血气，祛痰化瘀，除口臭。用于体质虚弱、血气亏虚等症。

黄芪肉桂酒

原料组成 黄芪、肉桂、巴戟天、石斛、泽泻、茯苓、柏子仁、干姜、蜀椒各90克，防风、独活、人参各60克，天雄（制）、乌头（制）、茵

名医药酒老方大全

芋、制半夏、细辛、白术、黄芩、瓜蒌根、山茱萸各 30 克，白酒 4.5 升。

制用方法 将前 21 味药共制为粗末，装入布袋，置容器中，加入白酒密封，浸泡 3 ~ 7 日后即可取用。初服 30 毫升，渐渐增加，每日服 2 次。

功效主治 益气助阳，健脾利湿，温经通络。适用于内极虚寒为脾风。用于阴动伤寒、四肢不欲举、关节疼痛、不嗜饮食、虚极所致。

党参生地酒

原料组成 党参、生地、茯苓、白术各 60 克，白芍、当归各 40 克，川芎 20 克，红曲 30 克，桂花 200 克，桂圆肉 120 克，白酒 5 千克，冰糖 1 千克。

制用方法 将上述各药加工碾碎，装入纱布袋中，放酒中密封浸泡，经常摇动，30 天后开启，去药袋，过滤，加入冰糖，拌匀，贮瓶备用。

功效主治 补气养血。适用于久病体虚、老年人以及气血虚弱者调补气血。

西洋参酒

原料组成 西洋参 15 ~ 20 克，白酒 250 克，黄酒 250 毫升。

制用方法 将西洋参洗净，晾干表面水分，切片，放入干净的酒瓶中，加入白酒和黄酒，密封浸泡，10 天后即可饮用。

功效主治 益肺生津。用于肺虚久咳、口咽干燥、虚热乏力等。

天冬地黄酒

原料组成 天冬（去芯）、麦冬（去芯）、吴茱萸、茯苓、石菖蒲、远志各 30 克，熟地黄、巴戟天、菟丝子、覆盆子各 45 克，山药、柏子仁、地骨皮、泽泻各 40 克，牛膝、杜仲各 70 克，人参 10 克，木香 15 克，五味子 24 克，川椒 9 克，肉苁蓉 120 克，枸杞 100 克，白酒 3.5 升。

制用方法 诸药洗净后研成细粉。用白纱布三层作袋，装入药粉，扎好口，泡入酒中，密封月余。每晚临睡前饮 15 ~ 35 毫升。

功效主治 此酒补虚损，壮筋骨，调阴阳。适用于肾阳肾阴俱损，体倦腰困，神衰力弱，及老年妇女阴道出血。

乌鸡当归酒

原料组成 嫩乌鸡 1 只，党参、

当归各60克，白酒1升。

制用方法 将乌鸡煺毛，去肠杂等，再将参、归洗净，切碎，纳入鸡腔内。将鸡放入锅内，加水2升，煮至减半时，再加入50度白酒1升，约煮至减半时离火，候温，取出鸡，贮药酒备用。

功效主治 补虚养身。适用于虚劳体弱羸瘦、气短乏力、脾肺俱虚、精神倦怠等。

当归五加酒

原料组成 当归5克，五加皮12克，白芍4克，甘草2.4克，川芎2克，核桃仁、大枣各6克，糯米酒1升。

制用方法 将前7味切片，装入纱布袋扎好，放入糯米酒中，密封，隔水蒸煮1小时，取出，待冷后，埋入土中5日，出土后再静置21日，取出药袋即可饮用。每次15毫升，每日服3次，温热饮。

功效主治 补益气血。适用于食少乏力、面黄肌瘦、劳累倦怠、头晕气短、月经不调、腰膝酸软等症。

鸡血藤酒

原料组成 鸡血藤胶250克，鸡

血藤片400克，白酒10升。

制用方法 将上药置于适当大小的瓶中，用白酒浸之，封口，经7日开取。

功效主治 补血活血，舒筋通络。用于体虚乏力、血虚萎黄等症。

天麻黄芪酒

原料组成 天麻、川牛膝各20克，黄芪30克，穿山龙60克，红花10克，人参15克，50度白酒1.5升，蔗糖120克。

制用方法 将前6味加工成粗末，以纱布包，置容器中，加入50度白酒1.5升，密封，每日振摇数次。放置14～21日后，过滤去渣，取其滤汁，再加入蔗糖120克搅匀后，贮瓶备用。

功效主治 益气活血，舒筋止痛。适用于气血不足、关节痛、腰腿痛、四肢麻木等。

人参灵芝酒

原料组成 人参30克，冬虫夏草15克，灵芝60克，冰糖200克，白酒1.5升。

制用方法 将人参、灵芝切片，

虫草研碎，同放入酒器中，倒进50度白酒，加盖，置锅中隔水煮60分钟取下，加入冰糖，密封置阴凉处放置10天，隔日摇动1次。

功效主治 补肺益气。适用于肺虚久咳、气喘痰盛、乏力健忘、气短声哑、容易疲劳等症。

虫草酒

原料组成 冬虫夏草30克，黑枣50克，白酒250克。

制用方法 将冬虫夏草和黑枣洗净，晾干表面水分，放入酒瓶中，加盖密封浸泡，每隔10天摇晃一次，60天后可以服用。

功效主治 补虚益精，强身健体。用于身体虚弱、久病体虚不复、虚喘久咳、贫血及食欲不振等症。

枸杞龙眼酒

原料组成 枸杞、龙眼肉、核桃肉、白砂糖各250克，糯米酒500毫升，好烧酒7升。

制用方法 将上药用干净纱布包好，放入酒坛内，加入烧酒、糯米酒，密封后埋入土中，1个月后即成。每次50毫升，每日服2次。

功效主治 健脾补肾，养血脉，延年益寿。适用于脾肾两虚所致的阳痿早泄、精少不育、面色萎黄、腰膝酸软、精神萎靡。

冰片木香酒

原料组成 羊精肉500克，龙脑冰片10克，肾睾脂30克，木香10克，白酒3升。

制用方法 将羊精肉去筋膜，温水浸洗，切作薄片，用极好白酒3升，煮令肉烂，细切研成膏，另用羊脊髓90克，肾睾脂30克，于铁锅内熔作油，去渣，对入先研膏内，并研令匀；又入龙脑冰片拌和，倾入瓷瓶中，候冷。龙脑冰片候极温方入，如无龙脑冰片，入木香少许拌和亦佳，二味各入少许尤佳。

功效主治 益精血，强筋骨。用于精亏血少所致诸症。

鸡蛋阿胶酒

原料组成 鸡蛋4个，阿胶40克，青盐6克，米酒500毫升。

制用方法 将鸡蛋打破，按用量去蛋清取蛋黄，备用。将米酒倒入容器中，置文火（小火）上煮沸，下入阿胶40克，化尽后再下入鸡蛋黄

（先搅化），再加入青盐 6 克，搅拌均匀，再煮 2 ~ 3 沸后即离火，待冷后入容器中，放置备用。

功效主治 补血止血。适用于体虚乏力、血虚萎黄、虚劳咳嗽、吐血、便血、崩漏、子宫出血等症。

红参地黄酒

原料组成 红参 10 克，熟地黄 9 克，玉竹、制首乌各 15 克，红花、炙甘草 3 克，麦冬 6 克，蔗糖 100 克，白酒 500 毫升。

制用方法 上药用上好白酒作为溶剂，置坛内密封，浸渍 15 天，加入蔗糖，搅拌溶解后，静置即得。

功效主治 补养气血，乌须黑发，宁神生津。用于头晕目眩、耳鸣健忘、心悸不宁、失眠多梦、气短汗出、面色苍白、舌淡、脉细弱者等症。

熟地麻仁酒

原料组成 大熟地 250 克，胡麻仁 100 克，薏苡仁 30 克，50 度白酒 1.5 升。

制用方法 将胡麻仁蒸熟捣烂，薏苡仁捣碎，熟地切碎，共用纱布包，置容器中，加入 50 度白酒 1.5

升，密封，每日振摇数次。放置 15 ~ 20 日后，开封，过滤去渣，取其滤汁，贮瓶备用。

功效主治 养阴血，补肝肾，通血脉，祛风湿，强筋骨。适用于精血亏损、肝肾不足之腰膝软弱、筋脉拘挛、屈伸不利等症。

黄精酒

原料组成 黄精 40 克，白酒 1 升。

制用方法 黄精洗净，切片，晾干，装入干净纱布袋中，封好袋口，放入酒瓶（坛），密封浸泡 1 个月。

功效主治 润心肺，强筋骨，补中益气。用于病后体虚血少、筋骨软弱之症，又治风湿疼痛。

蛤蚧人参酒

原料组成 蛤蚧 1 对（去头足），人参 30 克，甘蔗汁 100 毫升，黄酒 1.5 升。

制用方法 将蛤蚧、人参加工粉碎，装入纱布袋扎好，连同甘蔗汁一道放入黄酒中，密封，置阴凉处，浸泡半月后即可饮用。每次 20 毫升，每日服 2 次。

功效主治 补肺肾，壮元阳，定

喘助阳，强壮身体。适用于元气亏损、久病体虚、咳喘气短、神疲乏力、失眠健忘等症。

肉桂甘草酒

原料组成 干地黄 25 克，黑芝麻 100 克，牛膝、五加皮、地骨皮各 120 克，肉桂、防风、甘草各 60 克，仙灵脾 90 克，钟乳石 150 克，50 度白酒 4.5 升，牛奶 50 毫升。

制用方法 将前 8 味药以适量甘草汤（甘草 60 克，用水 1 升，煎取 500 毫升）浸 3 昼夜，取出晾干。以 50 毫升牛奶入瓷瓶中浸钟乳石，于小火上熬尽牛奶，钟乳石用温水淘洗干净，碎如麻豆大。然后将前 10 味配制好的药，加工成粗末，以纱布包，置容器中，加入 50 度白酒 4.5 升密封。放置 3 个月后，过滤去渣，取其滤汁，贮瓶备用。

功效主治 补肝肾，益精血，祛风湿。适用于肝肾亏虚、精血不足证。

黄芪桂心酒

原料组成 黄芪、桂心、巴戟天、石斛、泽泻、茯苓、柏子仁、干姜、蜀椒各 90 克，防风、独活、人参各 60 克，天雄（制）、芍药、附子（制）、乌头（制）、茵陈、制半夏、细辛、白术、黄芩、瓜蒌根、山茱萸各 30 克，白酒 8000 毫升。

制用方法 将前 23 味共制为粗末或切片，入布袋，置容器中，加入白酒密封，浸泡 7 ～ 10 天后即可取用。

功效主治 益气助阳，健脾利湿，温经通络。用于阴动伤寒、体重倦怠、四肢不欲举、关节疼痛、不嗜饮食、虚极所致。

人参麦冬酒

原料组成 人参 18 克，麦冬 50 克，五味子 30 克，白酒 500 毫升。

制用方法 将上 3 味药洗净，麦冬去芯，浸入白酒，密封 2 周许，可饮用。每日清晨取其酒 1 小杯饮下。

功效主治 补气敛汗，养阴生津。适用于汗出多、身体乏倦、久咳虚喘、痰少气短、口常渴、脉虚数等症。

参地白术酒

原料组成 人参、熟地、白术各 15 克，当归、天冬、枸杞、柏子仁各 9 克，远志 6 克，白酒 1 升。

制用方法 将上述各药轧碎，用纱布袋装，扎紧袋口，放入酒中，密封浸泡，每日摇动 1 次，2 周后开封，去药袋，过滤装瓶备用。

功效主治 补益气血，安神定志。适用于气血不足者的食欲不振、皮肤干燥、面色无华、头晕心悸、失眠多梦等症。老年体虚者亦可常服，而无流弊。

橘皮葱白酒

原料组成 仙灵脾 180 克，陈橘皮 20 克，大腹皮、槟榔、肉桂、生姜各 15 克，黑豆皮、豆豉各 30 克，葱白 3 条，50 度白酒 1.5 升。

制用方法 将前 9 味加工成粗末或切薄片，以纱布包，共置于容器中，加入 50 度白酒 1.5 升，密封，每日振摇 1～2 次。放置 1 个月后，过滤去渣，取其滤汁，贮瓶备用。

功效主治 补精益气。适用于气血不足、虚劳等。

白参酒

原料组成 白人参 30 克，白酒 500 毫升。

制用方法 将人参切薄片，浸入白酒中，密封置于阴晾干燥处，每日

晃动 1 次，1 周后饮用。每日早、晚各服 10 毫升。待酒将尽时再加新酒，直到参味淡薄，取参食之。

功效主治 补脾益肺，安神益智，生津固脱。适用于久病气虚、脾肺不足、食欲缺乏、自汗乏力、面色不华、津伤口渴、神经衰弱、失眠多梦、疲倦心悸、阳痿等症。

注意事项 服用期间，不宜喝茶，忌食萝卜、藜芦。

金樱首乌酒

原料组成 金樱子 300 克，制首乌 120 克，巴戟天、黄芪各 90 克，党参、杜仲、鹿筋、黄精各 60 克，枸杞、菟丝子各 30 克，蛤蚧 1 对，三花酒（或白酒）800 毫升。

制用方法 将上药加工成小块后，与白酒共置入容器中，密封浸泡 15 日后即可取用。

功效主治 补肾固精，益气养血。用于气血两亏、身体羸弱、头晕目眩、倦怠乏力、遗精、早泄、小便频数而清长、遗尿等症。

健脑益智酒

健脑益智酒专为脑力、智力衰退患者而设，具有使记忆增强、思维敏捷的功效。若人出现记忆减退、思维迟钝、早衰健忘、耳目不聪等病症，可尽早选用合适的健脑益智酒，合理饮用，对上述病症具有预防和治疗作用。

石燕酒

原料组成 石燕 20 枚，白酒 100 毫升。

制用方法 上药去壳，武火炒令熟，入白酒浸泡 3 日即可。

功效主治 益精气，强意志。用于体质虚弱、精神疲倦、健忘、思维迟钝。

人参猪脂酒

原料组成 人参 9 克，猪脂 90 克，白酒 7 升。

制用方法 人参捣末。猪脂置锅内熬油，待温，置容器中，添加白酒，入人参末搅匀，每日振摇 1～2 次，密封浸泡 21 日，去渣留液。

功效主治 开心益智，聪耳明目。适用于记忆力减退、面色少华、耳聋

眼花、风热疾病。

附记 引自《中国民间百病良方》。

人参牛膝酒

原料组成 人参、牛膝、石膏、柏子仁、酸枣仁、黄芪、茯苓、当归、熟地、白芍、陈皮各 30 克，川芎、鹿茸、半夏、竹茹、枳实、桃仁、红花、知母、远志、菊花、薄荷、柴胡、甘草各 20 克，冰片 15 克，50 度白酒 4 升。

制用方法 将前 24 味加工成粗末或切成小薄片，以纱布包，置于容器中，加入 50 度白酒 4 升，密封，每日振摇 1～2 次。放置 1 个月后，过滤去渣，取其滤汁，再加入冰片 15 克，搅拌，待其溶化后，贮瓶备用。

功效主治 醒脑安神。适用于头

晕头痛、目眩耳鸣、心烦健忘、失眠多梦、心悸不宁等症，亦可用于脑震荡后遗症、更年期综合征、神经衰弱、偏头痛、血管神经性头痛，以及各种功能性或器质性心脏病而见记忆力减退、头晕目眩、耳鸣等症。

枸杞红参酒

原料组成　枸杞30克，熟地黄、红参、淫羊藿各15克，沙苑蒺藜25克，母丁香10克，沉香5克，荔枝核12克，炒远志3克，冰糖250克，白酒1升。

制用方法　将前9味捣碎，置容器中，加入白酒和冰糖，密封，浸泡1个月后，过滤去渣即成。

功效主治　健脑补肾。适用于因脑力劳动过度而精神疲倦、头昏脑涨、腰酸背痛，男子遗精、阳痿，女子月经不调等症。

远志五味酒

原料组成　远志、熟地、菟丝子、五味子各18克，石菖蒲、川芎各12克，地骨皮24克，50度白酒600毫升。

制用方法　将前7味加工成粗末，以纱布包，置于容器中，加入50度

白酒600毫升，密封，每日振摇1～2次。放置30日后，过滤去渣，取其滤汁，贮瓶备用。

功效主治　滋肾养心，健脑益智。适用于青年健忘，症见心悸、失眠、头痛耳鸣、腰膝酸软等。

茯神龙骨酒

原料组成　桑螵蛸、茯神、龙骨、石菖蒲各40克，麦冬25克，莲子24克，酸枣仁20克，远志、龟甲各30克，黄连10克，白酒1升。

制用方法　前10味粗碎，置容器中，添加白酒，每日振摇1～2次，密封浸泡60日，去渣留液。睡前口服。每日1次，每次5～10毫升。

功效主治　宁神益智，补肾固精。适用于神经衰弱、梦多纷杂、遗精频繁、眩晕耳鸣、记忆力衰退、肢软乏力等症。

鹿茸人参酒

原料组成　鹿茸、人参、黄芪、茯苓、柏子仁、酸枣仁、远志各15克，当归、白芍、川芎、桃仁、红花、牛膝各30克，陈皮、半夏、竹茹、枳实各10克，知母、菊花、薄荷、柴胡各9克，石膏50克，冰片5克，甘草6克，

白酒 1500 毫升，白糖 200 克。

制用方法 上药共为饮片，入布袋，置容器中，加入白酒和白糖，密封浸泡 15 日后，取液分装即可服用。

功效主治 醒脑安神。用于头晕头痛、目眩耳鸣、心烦健忘、失眠多梦、心悸不宁、舌质紫暗、苔薄白或白腻，脉沉细或沉涩等症。

麦冬枸杞酒

原料组成 麦冬 30 克，枸杞、茯苓、当归、龙眼肉各 15 克，生地黄 20 克，糯米甜酒、白酒各 2.5 升。

制用方法 前 6 味粗碎，置容器中，添加糯米甜酒，每自振摇 1 ～ 2 次，密封浸泡 15 日，去渣留液。药渣再用白酒 2.5 升浸泡，时间稍延长，仍去渣留液。

功效主治 养血补心安神。适用于脑力劳动过度、心血不足、精神倦怠、心烦不寐、惊悸怔忡、失眠多梦、健忘等症。

附记 出自《奇方类编》。

五加远榆酒

原料组成 五加皮根、地榆、远志各 10 克，白酒 500 毫升。

制用方法 前 3 味捣碎，置容器中，添加白酒，密封，隔水文火煮沸，去渣留液。口服。每日 1 次，每次 10 毫升。

功效主治 强筋壮骨，安神益智。主治年老体弱、腰膝酸软、神疲乏力、头晕目眩、失眠健忘、记忆力减退等。

黄精党参酒

原料组成 刺五加、黄精、党参、黄芪、桑葚、枸杞、熟地、淫羊藿、山药、山楂、陈皮各 10 克，雄蚕蛾 10 只，蜂蜜 100 克，白酒 1 升。

制用方法 诸药切碎，纱布袋装，扎口，置入干净容器中，加入白酒，密封浸泡。14 日后启封，取出药袋，压榨取液，将榨取液与药酒混合，静置，加入蜂蜜，搅拌均匀，过滤后装瓶备用。

功效主治 益气健脾，补肾健脑。适用于脾肾精气虚衰、神疲乏力、头晕目眩、失眠健忘、食欲缺乏、耳鸣失聪、腰膝酸软、阳痿早泄、心悸气短、舌淡脉弱等症。老年虚证尤宜。

附记 引自《临床验方集》。

养心安神药酒

心为十二官之首，有"君主之官"的称谓。中医认为心主神明，是使人聪明，记忆强健，神智安宁的主要器官。心又主血脉，有生血，通脉，推动血液运行的功能。养心安神药酒具有养气血，益神智，安心神的作用，既可以治疗心慌心悸、失眠健忘、头晕气短、神志不宁等病症，也可以补气养心，益血安神，起到补益气血，延年益寿的作用。这类药酒多选用人参、灵芝、茯苓、桂圆肉、远志、柏子仁、酸枣仁等药。

名医药酒 老方大全

宁心酒

原料组成 龙眼肉 120 克，桂花 30 克，白糖 60 克，白酒 1.2 升。

制用方法 将龙眼肉、桂花、白糖放入坛内，注入白酒，密封愈久味愈香。每次 15 毫升，每日服 2 次。

功效主治 安心定神，养悦容颜。适用于神经衰弱、面色憔悴、失眠健忘、心悸等症。

茯苓酒

原料组成 茯苓 150 克，白酒 1 升。

制用方法 将茯苓放入白酒中，密封浸泡 30 天，取上清酒液饮用。每日 2~3 次，每次 15~30 毫升。

功效主治 健脾补虚，安神益寿。适用于脾虚倦怠、肌肉麻痹、身体瘦弱，以及惊悸、失眠、健忘等症。

养心安神酒

原料组成 龙眼肉、麦冬各 12 克，生地黄 9 克，茯苓、柏子仁（去油）、当归身各 6 克，酸枣仁 3 克，白酒 600 毫升。

制用方法 将以上药装入纱布袋内，放入容器中，注入白酒，密封浸泡 3 周。每日早、晚各服 30 毫升。

功效主治 养心安神。适用于心悸怔忡、倦怠乏力、面色无华、失眠多梦等症。

注意事项 脾胃虚弱，肠鸣腹泻

名医药酒 老方大全

者慎服。

养神酒

原料组成 熟地黄90克，枸杞、白茯苓、山药、当归身、丁香、莲子各60克，薏苡仁、酸枣仁、续断、麦冬各30克，木香、大茴香各15克，龙眼肉250克，白酒1升。

制用方法 将茯苓、山药、薏苡仁、莲子研成细末，与其余药一起装入布袋，置容器中，加入白酒，密封，隔水加热，药材浸透，取出静置数日即可。每次25～50毫升，每日服3次，或不拘时候，适量饮用。

功效主治 安神定志。适用于心脾两虚、精神不足之神志不安、心悸失眠等症。平素气怯血虚弱者亦可服用。

定志酒

原料组成 远志、石菖蒲各40克，人参30克，柏子仁、茯苓各20克，朱砂10克，白酒1.5升。

制用方法 将朱砂研末，其上药研碎，装入细纱布袋内扎紧口，放入坛中，注入白酒，密封置阴凉处，每日晃动数次，2周后去掉药袋，用细纱布过滤一遍后，撒入朱砂细粉搅拌均匀即可。每日早、晚各服10毫升，

空腹饮服。

功效主治 补心安神，养肝明目。适用于体倦神疲、食欲缺乏、心悸健忘、失眠等症。

注意事项 不宜长期或过量饮服，至病愈为止。

莲子酒

原料组成 莲子50克，白酒500毫升。

制用方法 将莲子去皮、心，放入坛内，注入白酒，密封浸泡，每日晃动数次，2周后即可。每次15毫升，每日服2次。

功效主治 养心安神，健脾止泻。适用于心悸失眠、肾虚遗精、脾虚腹泻、带下等症。

白术菊花酒

原料组成 白术、地骨皮、荆实各100克，菊花60克，糯米、酒曲各适量。

制用方法 将白术、地骨皮、荆实、菊花用水煎煮取汁，以其汁煮糯米饭，再加酒曲适量酿制而成。适量而饮，常取半醉，勿令至吐即可。

功效主治 补心志定气。适用于

心虚寒、厉风损心、气性反常、中风手足不遂等症。

灵芝酒

原料组成 灵芝 50 克，人参 20 克，冰糖 500 克，白酒 1.5 升。

制用方法 将灵芝、人参洗净，切片，晾干，与冰糖装入纱布袋中，封好袋口，放入酒坛内，加盖密封，每 5 天搅拌 1 次，浸泡 15 天后取出纱布袋，稍加搅拌后静置 3 天，取上清酒液饮服。每日 2 次，每次 15～30 毫升，早晚空腹服用。

功效主治 益精气，强筋骨，安心神。适用于肺虚久咳、痰多、咳嗽气喘，以及消化不良、失眠等症。

桂圆补血酒

原料组成 桂圆肉、制何首乌、鸡血藤各 250 克，米酒 1.5 升。

制用方法 将上述 3 味药切片，置于酒器中，倒入米酒，密封浸泡，每日摇动 1 次，15 天后即可取上清酒液服用。每日早、晚各 1 次，每次 15～20 毫升。

功效主治 补血益精，养心安神。适用于因血虚气弱引起的面色无华、头晕心悸、失眠健忘、四肢乏力、须发早白等。

肾阳酒

原料组成 雄鸡睾丸 4 对，龙眼肉 200 克，白酒 1 升。

制用方法 选用刚开始啼鸣的雄鸡的睾丸，放入碗中蒸熟，然后剖开，晾干，与龙眼肉同放入白酒中密封浸泡 3 个月即可饮用。每次 10～15 毫升，每日服 2 次。

功效主治 养心安神，温补肾阳。适用于中老年人阳虚畏寒、腰膝酸软及肢体疼痛、失眠、食欲缺乏等症。

注意事项 感冒、发热者忌服。

冬地酒

原料组成 天冬、生地黄、熟地黄、怀山药、牛膝、杜仲（姜汁炒）、巴戟天、枸杞、山茱萸、人参、白茯苓、五味子、木香、柏子仁各 60 克，菟丝子、肉苁蓉各 120 克，地骨皮、覆盆子、车前子各 45 克，石菖蒲、花椒、远志、泽泻各 30 克，白酒 3 升。

制用方法 将前 23 味药捣碎，装入布袋，置容器中，加入白酒，密封，浸泡 7～12 日后，过滤去渣即可。每次空腹服 15～30 毫升，每日 2 次。

名医药酒 老方大全

功效主治 补肾填精，安神定志。适用于肾虚精亏、中年阳痿。

红参海狗肾酒

原料组成 红参 1 只，海狗肾 1 个，高粱酒适量。

制用方法 将海狗肾洗净，切碎，装入布袋，与红参一同入酒中，浸泡几天。每次 10 毫升，每日服 1 次。

功效主治 养神益气。适用于中老年人元气不足、肾阳虚衰所致神疲嗜睡。

还丹酒

原料组成 石菖蒲、补骨脂、熟地黄、远志、地骨皮、牛膝各 30 克，白酒 5 升。

制用方法 将以上 6 味药共研细末，置容器中，加入白酒密封，浸泡 5 日后即可饮用。每日早、午各空腹服 10 毫升。

功效主治 理气活血，聪耳明目，轻身延年，安神益智。适用于老年人五脏不足、精神恍惚、耳聋耳鸣、少寐多梦、食欲缺乏等症。

千口一杯酒

原料组成 人参 24 克，熟地黄、枸杞各 15 克，淫●●●远志、母丁

香、沙苑蒺藜各 9 克，沉香 3 克，荔枝肉 7 个，白酒 1 升。

制用方法 将以上药用白酒密封浸泡 3 日，去渣澄清备用。每日 1 酒杯，徐徐而饮，每次一口，舌上略觉有酒味便住，再饮再住，口数越多越好。一杯酒能千口饮尽，故以此名，不如法制不效矣。每日早、晚各饮服 15～20 毫升。

功效主治 生精养血，益气宁神，乌须明目，广嗣延年。适用于中老年人肝肾不足、气血虚弱、精力衰减、阳痿不起、久无子嗣、易于疲劳等症。

注意事项 青壮年及阴虚肝旺者禁服。

桑龙酒

原料组成 桂圆肉、桑葚各 250 克，白酒 1.5 升。

制用方法 将桂圆肉、桑葚加入酒中，密封浸泡，经常摇动。20 天后可以服用。每日 2 次，早、晚各随量饮用。

功效主治 补益心脾，养血安神。适用于心血不足、惊悸、失眠、健忘、老弱体虚等症。

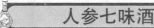

人参七味酒

原料组成 人参 40 克，当归 25 克，生地、桂圆肉各 20 克，酸枣仁 10 克，远志 15 克，冰糖 40 克，白酒 1.5 升。

制用方法 将上述各药（除冰糖）碾碎，用纱布袋装，扎紧袋口，放入酒中，密封浸泡，每日摇动 1 次，20 天后开封，去药袋，过滤贮瓶。将冰糖加适量水，小火煮沸至微黄，趁热倒入药酒中，搅拌均匀即可。每日 2 次，早晚空腹温饮 10～20 毫升。

功效主治 补气血，安心神。适用于气血虚弱的体倦乏力、面色无华、失眠健忘、惊悸不安、心烦、头晕等症。

归神枸杞酒

原料组成 全当归、茯神、枸杞、葡萄干、核桃仁、龙眼肉、杜仲、川牛膝各 30 克，白酒 2.5 升。

制用方法 将以上药共制粗末，用纱布包好，浸入白酒内，密封储存，每日摇动 1 次，10 日后即可。每次 10～15 毫升，每日服 2 次。

功效主治 补肾填精，养心安神，调经。适用于肝肾亏虚、精血不足所致的男子不育、女子不孕、神疲乏力、腰膝酸软、失眠健忘以及月经不调等症。

万寿药酒

原料组成 当归 10 克，石菖蒲、郁金、五加皮、麦冬、陈皮、茯神各 5 克，红花、川牛膝各 3 克，大枣 50 克，白酒 1 升。

制用方法 将当归、石菖蒲、郁金、五加皮、麦冬、陈皮、茯神、红花、川牛膝、大枣切成小片，装入纱布袋扎好，放入白酒中密封，浸泡 10 日即可饮用。或用火煮 20 分钟，停火，冷却，埋入土中数日，取出亦可。每次 20 毫升，每日服 2 次，或适量饮用。

功效主治 本品多用理气活血之药，体现出传统医学气血流畅、百病不生的观点，能补血活血，理气解郁，养心安神。适用于老年人血虚、气血瘀滞所致面色萎黄、筋骨酸痛、心悸多梦、胸闷胁痛等症。

茯神补酒

原料组成 茯神、黄芪各 55 克，白术、酸枣仁、当归、远志各 45 克，人参、炙甘草各 30 克，木香 24 克，

名医药酒老方大全

龙眼肉 40 克，熟地黄 50 克，白酒 1.5 升。

制用方法 将以上药用文火浓煎，煎至极浓时（约 4 小时许），连汤带药，一起泡入酒中，密封 1 周。每日早、晚各饮 1 小杯。

功效主治 补血养心，益气健脾。适用于面色萎黄、食少体倦、失眠、健忘、心悸以及一切由于心脾两虚、气血不足造成的病症；或者是妇女崩漏后血虚，以及其他脾不统血之症。

远志酒

原料组成 远志 10 克，白酒 1.5 升。

制用方法 将远志研末放入白酒中密封，每日摇晃 1 次，浸泡 7 日后去渣，即可饮用。每次 10 ~ 20 毫升，每日服 1 次。

功效主治 安神益智，消肿止痛。适用于痈疽肿毒（特别是痈疽）、惊悸失眠、健忘等症。

朱砂苁蓉酒

原料组成 肉苁蓉 60 克，肉豆蔻、山茱萸各 30 克，朱砂 10 克，白酒 1.5 升。

制用方法 将朱砂细研为末，备用；将其余各药粗碎，用细纱布袋装好，扎紧口，置于坛中，倒入白酒，再将朱砂末撒入搅拌均匀，加盖密封，置阴凉干燥处；每日摇动数次，经 7 日后即可开封取饮。每日早、晚空腹各饮 10 ~ 15 毫升。

功效主治 补肾益肝，安神定惊。适用于老年心神不宁等症。

注意事项 感冒时及急性腹泻者不宜服。

龙骨酒

原料组成 龙骨 15 克，黄酒 500 毫升。

制用方法 将龙骨细研成末，放入黄酒中，煎煮 3 沸，即可饮用。或将 15 克龙骨粉放入 100 毫升黄酒中，煮成 50 毫升，去渣即可饮用。将 50 毫升酒趁热尽服，覆被发汗，即有疗效。

功效主治 镇惊定神，收敛涩精，外用生肌敛疮。适用于治疗心神不宁而致失眠，各种症疾。

名医药酒老方大全

延年益寿药酒

"抗衰老，增寿命"的药物及方剂，古代称为"益气轻身、不老增年、返老还童、延年益寿"或"补益"方药。凡能补益正气，扶持虚弱，用以治疗虚证和推迟衰老，延长生命的药酒，称为益寿延寿药酒。这类药酒，是为正气虚而设，旨在通过补益或祛病，直接或间接增强人体的体质，提高机体的免疫能力，不仅能祛邪，还能推迟生命的衰老过程，从而"尽终其天年、度百年乃去"。因此，凡身体健康，脏腑功能活动正常的人，则不宜服用，否则，反而适得其反，影响健康。

木香酒

原料组成 糯米糖1千克，绿豆1千克，木香（为末）6克，烧酒10升。

制用方法 上3味药，浸于烧酒中，久浸为佳。

功效主治 愉悦精神。

人参荔枝酒

原料组成 人参30克，荔枝肉1千克，白酒5升。

制用方法 将人参切成薄片，荔枝去核，装入绢袋内，浸入酒中，封固，3日后即可饮服。

功效主治 适用于体质虚弱，精神不振者，尤其是老年人可服用。

人参地黄酒

原料组成 人参、生地黄、熟地黄、麦冬各30克，天冬、茯苓各20克，白酒1.5升。

制用方法 前6味研末，置容器中，添加白酒，每日振摇1～2次，密封浸泡3日，再先文火后武火，煮至酒色变黑，候冷，埋入土中3日后取出，去渣留液。

功效主治 益气养阴，健脾和胃，养血填精。

附记 引自《普济方》。

名医药酒老方大全

松子仁菊花酒

原料组成 松子仁 600 克，菊花 300 克，白酒 1 升。

制用方法 将松子仁捣碎，与菊花同置容器中，加入白酒，密封浸泡 7 天后，过滤去渣即成。

功效主治 益精补脑。用于虚羸少气，体弱无力、风痹寒气等症。

天门冬生地酒

原料组成 天门冬、麦门冬、熟地、生地、淮山药、莲子肉、大枣各 60 克，黄酒 5 升。

制用方法 将前 7 味加工成细末，以纱布包，置于容器中，加入黄酒 5 升，密封，隔水加热 2 小时。取出放置 7 日后，过滤去渣，取其滤汁，贮瓶备用。药渣可制成丸剂，每丸重 6 克，备用。

功效主治 养阴生津，补肾健脾。适用于阴虚津亏兼有脾弱所致的腰酸、须发早白、神志不宁、食少等症，亦有利于延缓因阴虚津少所致的早衰，所谓"未老先衰"的现象。

地黄五加酒

原料组成 莲花蕊、生地黄、槐角、五加皮各 90 克，没食子 6 个，白酒 10 升。

制用方法 前 5 味捣碎，置容器中，添加白酒，每日振摇 1～2 次，密封浸泡（春冬 1 个月，秋 20 日，夏 10 日），去渣留液。

功效主治 滋阴补肾，养血填精，祛风除湿。适用于精血不足，肾精不固，滑泄遗精，须发早白，腰膝乏力，精神萎靡，血虚等症。

附记 引自《扶寿精方》。

二黄二冬酒

原料组成 生地黄、熟地黄、天冬、麦冬、当归、牛膝、杜仲、小茴香、巴戟天、川芎、白芍、枸杞、肉苁蓉、黄柏、茯苓、知母各 15 克，补骨脂、砂仁、白术、远志、人参各 10 克，石菖蒲、柏子仁各 8 克，木香 6 克，白酒 4.3 升。

制用方法 将上药全部加工切碎，装入细纱布袋，扎紧口放入净坛里，倒入白酒，置文火上煮，约 2 小时后取下待温后加盖，并用泥封固。再将药酒坛埋入较潮湿的净土中，经 5 昼夜后取出，置阴凉干燥处。再经 7 天即可开封，去掉药袋，过滤即可。

早、晚各 1 次，每次 15～20 毫升。或随量饮服。

功效主治 补气血，养肝肾，调脾胃，壮精神，泽肌肤，明耳目，健身益寿。适用于气血不足、肝肾虚损的少气无力、面黄肌瘦、精神萎靡、腰膝酸困、双足无力、阳痿遗精、多梦易醒、怔忡健忘、目暗耳鸣及未老先衰等症。

人参菟丝子酒

原料组成 人参、川牛膝、菟丝子、当归各 20 克，杜仲 15 克，生地黄、熟地黄、柏子仁、石菖蒲、枸杞、地骨皮各 10 克，白酒 2 升。

制用方法 将上药共研为粗末，纱布袋装扎口，置干净容器中，加入白酒，密封浸泡 14 日后，取出药袋，压榨取液，将榨取液与药酒混合，静置，过滤装瓶，密封备用。

功效主治 滋肾填精，补气益智。用于腰膝酸软，神疲乏力，心悸健忘，头晕耳鸣等症。

黄精枸杞酒

原料组成 黄精、天门冬各 30 克，松叶 15 克，枸杞 20 克，苍术 12 克，白酒 1 升。

制用方法 将黄精、天门冬、苍术切成约 0.8 厘米的小块，松节切成半节，同枸杞一起置容器中，加入白酒，摇匀，密封，浸泡 15 日后，即可取用。

功效主治 滋养肺肾，补精填髓，强身益寿。适用于体虚食少，乏力，脚软，眩晕，视物昏花，须发早白，风湿痹证，四肢麻木等症。无病少量服用，有强身益寿之功。

附记 引自《中国药膳学》。

党参茯神酒

原料组成 党参、茯神、生龙齿、生黄芪、巴戟天各 15 克，熟地黄 40 克，生白术、山药各 20 克，酸枣仁、沙苑子、菟丝子、金樱子各 10 克，炙远志、白莲须、莲芯各 5 克，白酒 1.5 升。

制用方法 将上药共研为粗末或切薄片，装入布袋中扎口，置容器中，加入白酒浸泡。7 日后取出药袋，压榨取液，将榨取液与药酒混合，静置，过滤后装瓶备用。

功效主治 填补下元，健脾安神。用于肝肾不足、心脾亏损、头晕目眩、腰膝酸软、心悸失眠、健忘神疲、遗精早泄等症。

高参地黄酒

原料组成 高丽参 5 克，熟地黄 10 克，玉竹、何首乌各 15 克，红花、炙甘草各 3 克，麦冬 6 克，白砂糖 100 克，白酒 1 升。

制用方法 前 7 味捣为碎末，置容器中，添加白酒，每日振摇 1～2 次，密封浸泡 7 日，去渣留液，入白砂糖溶解。

功效主治 益气养血，生津宁神。

附记 引自《浙江省药品标准》。

枸杞当归酒

原料组成 枸杞 240 克，龙眼肉 120 克，当归 60 克，炒白术 30 克，大黑豆 100 克，50 度白酒 5000 毫升。

制用方法 将前 4 味切成小片，共置于容器中，加入 50 度白酒 5000 毫升，另将黑豆炒至香，趁热投入酒中密封。放置 30 日后，过滤去渣，取其滤汁，贮瓶备用。浸泡期间，每日振摇 1～2 次。

功效主治 养血健脾，延缓衰老。适用于精血不足、脾虚湿困所致的头晕、心悸、睡眠不安、目视不明、食

少困倦、筋骨关节不利等，或身体虚弱、面色不华。平素偏于精血不足、脾气不健者，虽无明显症状，宜常服，具有保健延年的作用。

天雄茵陈酒

原料组成 天雄、茵陈、白蔹各 90 克，蜀椒、踯躅各 100 克，制乌头、制附子（去皮）、干姜各 60 克，白酒 4500 毫升。

制用方法 将前 8 味切碎。置容器中，加入白酒，密封，浸泡 7 天后，过滤去渣即成。药渣晒干，研成细末。

功效主治 除风气，通血脉，益精气，定六腑，聪耳明目，悦泽颜色。用于诸虚百损，病在腰膝悉主之。

茯苓菊花酒

原料组成 药用白茯苓、甘菊花、石菖蒲、天冬、生地黄、生黄精各 50 克，人参、肉桂、牛膝各 30 克，白酒 1500 毫升。

制用方法 将诸味中药共捣细末，装入白夏布包内，置于净器中，用白酒浸泡之，春夏浸 5 天，秋冬浸 7 天，开取去渣装瓶备用。

功效主治 此药酒有补虚损，壮气力，泽肌肤之功。

黄精苍术酒

原料组成 黄精、苍术各500克，侧柏叶、天门冬各600克，枸杞根400克，糯米1.25千克，酒曲1.2升。

制用方法 将前5味捣碎，置大砂锅内，加水煎至1升，待冷备用。如无大砂锅，亦可分数次煎。再将糯米淘净，蒸煮后沥半干，倒入净缸中待冷，然后将药汁倒入缸中，加入酒曲（先研细末），搅拌均匀，加盖密封，置保温处。经21日后开封，压去糟，贮瓶备用。

功效主治 补养脏气，益脾祛湿，润血燥，乌须发，延年益寿。适用于体倦乏力、饮食减少、头晕目眩、面肢浮肿、须发枯燥变白、肌肤干燥、易痒、心烦少眠等症。

五子酒

原料组成 枸杞、菟丝子、女贞子、覆盆子、五味子各50克，白酒2.5升。

制用方法 前5味切碎，置容器中，添加白酒，每日振摇1~2次，密封浸泡15日，去渣留液。

功效主治 补益肝肾，益气填精。适用于肝肾亏虚、遗精早泄、腰膝酸软、未老先衰等症。

附记 引自《药酒汇编》。

人参甘草酒

原料组成 人参、炙甘草各10克，大枣（去核）30克，炙黄芪、制何首乌、党参、淫羊藿、天麻、麦冬各15克，冬虫夏草5克，白酒500毫升，黄酒1升。

制用方法 将上药共研为粗末或切成薄片，纱布袋装扎口，置容器中，加入黄酒浸泡7日。加白酒，继续浸泡7日后，取出药袋，压榨取液，将榨取液与白酒混合，静置，滤过，装瓶备用。

功效主治 扶正固本，协调阴阳。用于元气虚弱、肺虚气喘、肝肾不足、病后体虚、食少倦怠等症。

熟地丹参酒

原料组成 大熟地、紫丹参、北黄芪各50克，当归、川续断、枸杞、龟板胶、鹿角胶各30克，北丽参（切片）、红花各 15 克，黑豆（炒香）100 克，苏木 10 克，米酒 2.5 升。

制用方法 将前 12 味除龟板胶、鹿角胶外，其余各药加工成粗末或切成小薄片，以纱布包，置于容器中，加入米酒 2.5 升，密封，隔水加热 1 个小时。取出待温后开封，再加入龟板胶和鹿角胶（两胶先用适量沸水烊化后，再加入容器中）搅拌后，再次密封，又浸泡 2 个月后，过滤去渣，取其滤汁，贮瓶备用。

功效主治 补气活血，滋阴壮阳。适用于早衰、体弱或病后所致之气血不足，症见头晕眼花、心悸气短、四肢乏力及腰膝酸软等。

地黄枸杞酒

原料组成 东北人参、干地黄、甘枸杞各 15 克，淫羊藿、沙苑蒺藜、母丁香各 9 克，沉香、远志肉各 3 克，荔枝核 7 枚（捣碎），60 度高粱白酒 1 升。

制用方法 将前 9 味，先去掉杂质、灰尘，再同置容器中，加入白酒密封，浸泡 45 日后即可饮用。

功效主治 补气养阴，温肾健脾。适用于体虚，精神疲乏等症。

附记 引自《百病中医膏散疗法》。

当归川芎酒

原料组成 当归、川芎、白芷、荆芥穗、地骨皮、牛膝、大茴香、木瓜、乌药、煅自然铜、木香、乳香、没药、炙甘草各 15 克，白芍、补骨脂、威灵仙、勾藤、石楠藤各 30 克，防风 22.5 克，羌活、黑豆（炒香）各 60 克，炒杜仲、紫荆皮各 45 克，白酒一大坛（约 25 千克）。

制用方法 将前 24 味共捣碎和匀，入布袋，置容器中，加入白酒密封，浸泡 5～10 天后即可饮用。

功效主治 此酒能祛风活血，养神理气，清心明目，补虚损，利腰肾，益精髓，和五脏，平六腑，健脾胃，养气血，除百病。须坚持服用，以效为度。

五加皮酒

原料组成 五加皮 60 克，白酒 500 毫升。

制用方法 五加皮粗碎，置容器中，添加白酒，每日振摇 1～2 次，密封浸泡 14 日，去渣留液。

功效主治 祛风除湿，强筋壮骨。适用于风寒湿痹，肢体麻木不仁，四肢挛急疼痛，腰膝疼痛，关节屈伸不利，体质虚弱，机体抗病能力和应变能力差。

附记 引自《太平圣惠方》。

白术茯苓酒

原料组成 人参、炒白术、茯苓、炒甘草、当归、川芎、熟地黄、白芍（酒炒）、生姜各 60 克，枸杞 250 克，大枣（去核）30 枚，白酒 17.5 升。

制用方法 将前 11 味捣碎或切薄片，置容器中，加入白酒，密封，隔水加热至鱼眼沸，置阴凉干燥处，浸泡 5~7 天后，过滤去渣，即成。

功效主治 补气血，益肝肾，疗虚损，返老还童。用于诸虚百损。

党参地黄酒

原料组成 老条党参、熟地黄、枸杞各 20 克，沙苑子、淫羊藿、公丁香各 15 克，远志肉 10 克，广沉香 6 克，荔枝肉 10 个，白酒 1 升。

制用方法 将前 9 味加工使细碎，入布袋，置容器中，加入白酒，密封，置阴凉干燥处。经 3 昼夜后，打

开口，盖一半，再置文火上煮数百沸，取下稍冷后加盖，再放入冷水中拔出火毒，密封后放干燥处，21 日后开封，过滤去渣即成。

功效主治 补肾壮阳，养肝填精，健脾和胃，延年益寿。适用于肾虚阳痿，腰膝无力，血虚心悸，头晕眼花，遗精早泄，气虚乏力，面容萎黄，食欲缺乏及中虚呃逆，泄泻等症。

女贞枸杞酒

原料组成 女贞子、枸杞、胡麻仁各 60 克，生地 30 克，冰糖 100 克，50 度白酒 2 升。

制用方法 将胡麻仁水浸去掉浮物，洗净蒸过，研烂；余药捣碎，与胡麻仁泥同置于容器中，加入 50 度白酒 2 升密封，隔水加热 1 个小时后取出。放置 30 日后，过滤去渣，取其滤汁，贮瓶备用。另将冰糖放锅中，加水适量，置文火（即小火）上加热溶化，待变成黄色时，趁热用干净细纱布过滤 1 遍，再将过滤液加入到前面的过滤药酒中，混合均匀后备用。

功效主治 滋肝肾，补精血，益气力，乌须发，延年益寿。适用于腰膝酸软、肾虚遗精、头晕目眩、须发

早白、老年肠燥便秘等症。

玉竹白芍酒

原料组成 玉竹、桑葚各500克，制何首乌150克，白芍、茯苓、党参、菊花各125克，甘草、陈皮各30克，当归90克，蔗糖30千克，白酒50升，酒曲适量。

制用方法 前10味碎粉，置容器中，添加白酒，密封浸泡10～15日，缓慢渗漉，收集漉液，去渣留液，入蔗糖溶解，加酒曲搅匀。

功效主治 健脾补肾，益气养血。适用于脾肾两虚、精神困倦、食欲不振等症。

附记 引自《药酒汇编》。

茯神黄芪酒

原料组成 茯神、黄芪、芡实、党参、黄精、制首乌各15克，枸杞、黑豆、紫河车、白术、菟丝子、丹参、山药、熟地黄、莲子、柏子仁各10克，葡萄干、龙眼干各20克，山萸肉、炙甘草、乌梅、五味子各5克，白酒2升。

制用方法 将上药共研为粗末或切成薄片，用纱布袋装，扎口，置容器中，加入白酒，密封浸泡14日。开封后取出药袋，压榨取液，将榨取液与药酒混合，静置，过滤后即得。

功效主治 补益精气，通调脉络，抗老防衰。用于肝肾不足、气血渐衰、体倦乏力、腰膝酸软、头晕健忘、失眠多梦、食欲减退、神疲心悸等症。

地黄蜂蜜酒

原料组成 甜杏仁、蜂蜜各60克，花生油40克，地黄汁150毫升，大枣30克，生姜汁40毫升，白酒1.5升。

制用方法 将生姜汁同白酒、花生油搅匀，倒入瓷坛内；将蜂蜜重炼，将捣烂成泥的杏仁、去核的大枣，同蜂蜜一齐趁热装入瓷坛内，置文火上煮沸；将地黄汁倒入冷却后的药液中密封，置阴凉干燥处，7日后开封，过滤，备用。

功效主治 补脾益气，调中和胃，养阴生津，强身益寿。用于脾胃不和、气机不舒、食欲缺乏、肺燥干咳、肠燥便秘等症。

附记 引自《滋补药酒精萃》。

党参菊花酒

原料组成 玉竹、桑葚、蔗糖各

250 克，白芍、茯苓、党参、菊花各 100 克，炙甘草、陈皮各 30 克，制何首乌 150 克，当归 60 克，50 度白酒 8 升。

制用方法 将前 11 味除蔗糖外，皆加工成粗末或切小薄片，以纱布包，置于容器中，加入 50 度白酒 8 升，密封。放置 3 个月后，过滤去渣，取其滤汁，加入蔗糖 250 克搅拌，待其溶化后，贮瓶备用。

功效主治 补脾肾，益气血。适用于精神困倦、食欲不振等。

茯苓泽泻酒

原料组成 山药 120 克，熟地黄、山茱萸各 100 克，茯苓、泽泻各 50 克，牡丹皮 25 克，白酒 1 升。

制用方法 前 6 味研末，置容器中，添加白酒，每日振摇 1～2 次，密封浸泡 30 日，去渣留液。

功效主治 补益肝肾。适用于肝肾亏虚型神经衰弱、肺结核、糖尿病、甲状腺功能亢进、肾结核、慢性肾炎、高血压、功能失调性子宫出血、球后视神经炎、中心性视网膜炎、视神经萎缩，症见腰膝酸软、头目眩晕、耳鸣耳聋、盗汗遗精。

附记 引自《小儿药证直诀》六味地黄丸改酒剂。

枸杞地黄酒

原料组成 枸杞、熟地黄、制何首乌各 50 克，红参 15 克，茯苓 20 克，白酒 1 升。

制用方法 将前 5 味捣碎或切薄片，置容器中，加入白酒，密封，浸泡 15 天后，过滤去渣即成。

功效主治 补肝肾，益精血，补五脏，益寿延年。用于早衰、耳鸣、眼目昏花。

枸杞麻子酒

原料组成 枸杞、生地黄各 300 克，大麻子 500 克，白酒 5 升。

制用方法 先将大麻子炒熟，摊去热气，生地黄切片，与枸杞相和所得，入布袋，置容器中，加入白酒密封，浸泡 7～14 日后，即可饮用。

功效主治 明目驻颜，轻身不老，坚筋骨，耐寒暑。适用于虚羸黄瘦。

附记 引自《永乐大典》。

枸杞菊花酒

原料组成 菊花、生地、枸杞根、

酒曲各 250 克，糯米 3.5 千克。

制用方法 将前 3 味置于大砂锅中，加水 10 升，煎煮至减半时，离火，去渣，取煎煮液约 5 升，候温备用。糯米用水浸 24 小时后，沥干蒸熟待冷，倒入一容器中，加入酒曲 250 克（先研成细末），再倒入前面煎煮液 5 升，搅拌均匀后，密封，置于保温处（温度保持约 30℃）放置 10～15 日，候酒熟后开封，去糟沥出，贮瓶备用。

功效主治 壮筋骨，补精髓，清虚热。适用于耐老、延年益寿等。

甘菊麦门冬酒

原料组成 甘菊花、麦门冬、枸杞、焦白术、石菖蒲、远志、熟地各 60 克，白茯苓 70 克，人参 30 克，肉桂 25 克，何首乌 50 克，50 度白酒 2 升。

制用方法 将前 11 味加工成粗末，或切成小薄片，以纱布包，置于容器中，加入 50 度白酒 2 升，密封，每日振摇 1～2 次。放置 14～21 日后，过滤去渣，取其滤汁，贮瓶备用。

功效主治 益肾健脾，养血驻颜。适用于精血不足、身体衰弱、容颜无华、毛发憔悴等。

黄精天门冬酒

原料组成 黄精、白术各 4 克，天门冬 3 克，松叶 6 克，枸杞 5 克，酒曲适量。

制用方法 将前 5 味加水适量煎汤，去渣取液，加入酒曲拌匀，如常法酿酒。酒熟即可饮用。

功效主治 强筋壮骨，益肾填精，调和五脏。适用于老人食少体虚、筋骨软弱、腰膝酸软。

附记 引自《千金翼方》。

枸杞首乌酒

原料组成 枸杞、何首乌各 40 克，牛膝 25 克，当归、生地黄、天冬各 20 克，党参、菟丝子、补骨脂、山茱萸各 10 克，蜂蜜 40 克，白酒 1 升。

制用方法 前 10 味粗碎，置容器中，添加白酒，密封，文火煮沸，候冷，埋土中 7 日后取出，去渣留液，入蜂蜜溶解，备用。

功效主治 补益肝肾，养血填精，健脾益气。适用于腰膝酸软、未老先衰、筋骨乏力、齿落眼花、食欲不振、须发早白、精神萎靡。

附记 引自《经典药酒保健方选粹》。

地黄当归酒

原料组成 熟地黄、当归、枸杞、红曲、龙眼肉、荔枝蜜、整松仁、茯苓各100克，白酒1升。

制用方法 将前8味捣碎，入布袋，置容器中，加入白酒，密封，隔水煮1炷香时间，或酒煎1炷香亦可。过滤去渣即成。

功效主治 益寿延年，如松之盛。适用于老年人气血不足，体质虚弱，心悸怔忡，健忘，失眠等症。

附记 引自《清代宫廷缓衰老医药简述》。

当归石斛酒

原料组成 熟地、当归、石斛各100克，川芎40克，菟丝子120克，杜仲50克，泽泻45克，淫羊藿30克，50度白酒2.5升。

制用方法 将前8味加工成粗末，或切成小薄片，以纱布包，置于容器中，加入50度白酒2.5升，密封，每日振摇1~2次。放置1个月后，过滤去渣，取其滤汁，贮瓶备用。

功效主治 补精血，益肝肾，通脉降浊，疗虚损。适用于血虚所致的早衰、消瘦、腰膝酸痛等。

地黄远志酒

原料组成 熟地黄40克，白术、山药各20克，党参、茯神、生龙骨、生黄芪、巴戟天各15克，酸枣仁、沙苑子、枸杞、菟丝子、金樱子各10克，远志、莲须、莲子芯各5克，白酒7.5升。

制用方法 前16味碎为末，置容器中，添加白酒，每日振摇1~2次，密封浸泡7日，去渣留液。

功效主治 填补下元，健脾安神。适用于肝肾亏虚、心脾亏损、头晕目眩、腰膝酸软、心悸失眠、神疲健忘、遗精早泄。

附记 此方由全国名老中医祝味菊所创膏方改制而成。

菖蒲骨脂酒

原料组成 石菖蒲、补骨脂、熟地黄、远志、地骨皮、牛膝各30克，白酒500毫升。

制用方法 将前6味共研细末或切薄片，置容器中，加入白酒，密封，浸泡 5 天后即可饮用。

功效主治 理气活血，聪耳明目，轻身延年，安神益智。用于老年人五脏不足、精神恍惚、耳聋耳鸣、少寐多梦、食欲不振等症。

生地枸杞酒

原料组成 生地、枸杞、滁菊花各 250 克，糯米 2.5 千克，酒曲 200 克。

制用方法 将前 3 味加工成粗末，以纱布包，置一大容器中，加水 6 升，用小火煎煮至减半时，离火，候温备用。将糯米 2.5 千克，水浸 24 小时，沥干蒸熟后候温，置入前面盛有药渣的煎煮液中，又加入酒曲（先研成细末）200 克，搅拌均匀，密封，置保温处（温度保持约 30℃）放置 21 日后，候酒熟，去酒糟，沥出贮瓶备用。

功效主治 滋肝肾，补精髓，延年益寿。适用于肝肾不足所致的头晕目眩、须发早白、腰膝酸软等。

活血祛风药酒

活血祛风药酒主要适用于风寒湿邪侵袭或肾虚血瘀所致的腰痛证。本证多因禀赋不足，肾精素亏，或后大失于调养，先天失于充滋，或久病体虚，损及肾阴，或户津失血，耗损肾阴，或悠情纵欲，耗竭阴精，或年老之人，精血亏虚，导致肾的阴精不足，腰脊失养，发生疼痛。临床表现为以腰痛酸软，风湿痹阻经络，肢体麻木，疼痛拘挛，关节不利，手足不遂，周身骨节疼痛，行走艰难。偏于肾精亏者，遇劳更甚，卧则减轻，反复发作，腰膝酸软，舌淡红，脉虚细；偏肾阴虚者，常兼心烦失眠，手足心热，口燥咽干，面色潮红，舌红少苔，脉弦细数。本证相当于现代医学的风湿性关节炎，类风湿关节炎，脊柱炎，腰肌劳损，骨质增生，腰椎间盘突出症等。

养血愈风酒

原料组成 防风、秦艽、川牛膝、蚕沙、川萆薢、白术（炒）、苍耳子、当归各 30 克，杜仲 45 克，白茄根、枸杞各 60 克，红花、羌活、鳖甲（制）、陈皮各 15 克，白糖 200 克，50 度白酒 3 升。

制用方法 将以上 15 味药加工成粗末或切成小薄片，用纱布包，置于容器中，加入 50 度白酒 5 升，密封，每日摇晃 1 ~ 2 次。放置 30 日后，过滤去渣，取其滤汁，再加入白糖 200 克搅拌均匀，待其溶化后，贮瓶备用。每次空腹温服 10 ~ 20 毫升，每日服 1 ~ 2 次。

功效主治 祛风，养血活血。适用于风寒引起的四肢酸麻、筋骨疼痛、腰膝酸软等。

注意事项 高血压患者及孕妇忌用。

五加温阳酒

原料组成 五加皮 60 克，当归、川芎、木瓜、玉竹、淮牛膝、党参各 30 克，青风藤、威灵仙、白术、白芷、红花、姜黄、独活、肉豆蔻、檀香、菊花、白豆蔻、公丁香、砂仁、木香、橘皮、肉桂、栀子各 20 克，川乌、草乌各 10 克，冰糖 200 克，50 度白酒 5 升。

制用方法 将以上药除冰糖外，加工成粗末或切成小薄片，用纱布包，置于容器中，加入 50 度白酒 5 升，密封，每日摇晃 1 ~ 2 次。放置 30 日后，过滤去渣，取其滤汁，再加入冰糖 200 克，搅拌均匀，待其溶化后，贮瓶备用。每次空腹温服 10 ~ 20 毫升，每日早、晚各服 1 次。

功效主治 除湿祛风，舒筋活血。适用于由风湿引起的手足拘挛、四肢麻木、腰膝酸重及阴囊潮湿、妇女阴冷等。

注意事项 孕妇忌服。

壮筋补血酒

原料组成 当归、枸杞各 45 克，三七、杜仲、熟地黄、木瓜、五加皮各 30 克，续断 23 克，沉香 7.5 克，黄芪 22 克，白人参、何首乌、羌活、独活各 15 克，西红花 4.5 克，冰糖 250 克，高粱酒 2.5 升。

制用方法 将以上前 15 味药捣碎，置容器中，加入高粱酒密封，浸

名医药酒 老方大全

名医药酒 老方大全

泡 15 天后去渣，加入冰糖溶化即可。每日服 2 次，每次服 30 克。

功效主治 养血舒筋，益肾壮骨，祛风除湿。适用于骨折、脱位整复后筋骨虚弱无力者。

补虚黄芪酒

原料组成 黄芪、五味子各 60 克，萆薢、防风、川芎、川牛膝各 45 克，独活、山茱萸各 30 克，白酒 3000 毫升。

制用方法 将前 8 味药细锉，装入布袋，置容器中，加入白酒，密封。浸泡 5～7 天后，过滤去渣即可。每次空腹温服 10～15 毫升，每日服 1～2 次。

功效主治 补虚泻实，活血祛风，温经止痛。适用于虚劳、手足逆冷、腰膝疼痛。

祛风越痹酒

原料组成 白术、当归各 30 克，杜仲、牛膝、防风各 20 克，苍术、川芎、羌活、红花各 10 克，威灵仙 6 克，50 度白酒 1.5 升。

制用方法 将以上 10 味药加工成粗末或切成小薄片，用纱布包，置于容器中，加入 50 度白酒 1.5 升，密封，每日摇晃 1～2 次。放置 30 日后，过滤去渣，取其滤汁，贮瓶备用。每次空腹温服 10～20 毫升，每日服 1～2 次。

功效主治 祛风，活血，除湿。适用于肢体麻木、腰膝酸软无力、风湿关节疼痛、活动不便等。

祛风胜湿酒

原料组成 羌活、威灵仙、独活、五加皮、防己、薏苡仁各 40 克，当归 30 克，50 度白酒 3.5 升。

制用方法 将以上 7 味药加工成粗末或切成小薄片，用纱布包，置于容器中，加入 50 度白酒 3.5 升，密封，每日摇晃 1～2 次。放置 30 日后，过滤去渣，取其滤汁，贮瓶备用。每次空腹温服 10～20 毫升，每日服 1～2 次。

功效主治 祛风胜湿，通络止痛，舒筋活血。适用于四肢腰脊风湿酸痛、手足麻木等。

黄芪防风酒

原料组成 黄芪、防风、川椒、白术、牛膝、葛根、炙甘草各 60 克，山萸肉、秦艽、地黄、当归、制乌头、人参、制附子各 30 克，独活 10 克，肉桂 3 克，50 度白酒 1.5 升。

制用方法　将以上 16 味药加工成粗末，用纱布包，置容器中，加入 50 度白酒 1.5 升，密封。放置 15 ~ 21 天后，过滤去渣，贮瓶备用。每次温服 10 毫升，每日服 2 ~ 3 次。

功效主治　祛风止痛，活血通络。适用于产后中风、半身不遂、言语不利、腰腿疼痛等。

石斛附子酒

原料组成　制附子、独活各 40 克，石斛、威灵仙、紫苏、防风、赤茯苓、丹参、细辛、白术、薏苡仁、秦艽各 20 克，当归、淫羊藿各 30 克，黄芩、防己、肉桂、川椒、川芎各 15 克，炒黑豆 300 克，白酒 2 升。

制用方法　将以上诸药捣碎，用细纱布袋装好，扎紧口，放入干净酒坛或瓶子里，倒入白酒，加盖密封，置阴凉干燥处，隔日摇动几次，放置 15 ~ 20 日后即可开封取饮。每日早、中、晚饭前随量温饮。

功效主治　温阳散寒，祛风除湿，活血化瘀。适用于阳气亏虚、风湿内侵、血行不畅所致的腰膝、骨节疼痛难忍、转侧屈伸艰难、局部肤色紫暗

不温、遇阴雨天疼痛加剧、四肢麻木不遂、活动不便、筋脉挛急作痛、脐腹冷痛等。

鹿骨木瓜酒

原料组成　鹿骨 50 克，木瓜 90 克，川芎 20 克，当归、天麻、川牛膝、川续断各 30 克，五加皮、红花各 25 克，防风、秦艽各 15 克，白茄根 35 克，玉竹 40 克，桑枝 120 克，白酒 3 ~ 4 毫升，冰糖 250 克。

制用方法　先将桑枝切成小段，其余诸药捣碎，共以白布或细纱布袋装好，扎紧口备用；将药袋置于酒坛中，倒入白酒，加盖密封，放置阴凉干燥处，每日摇晃几次，经 10 ~ 15 日后取出药袋，将药酒用细纱布过滤一次，储入酒瓶，加入冰糖。每日早、晚各饮服 15 ~ 20 毫升。

功效主治　补肝肾，调气血，祛风湿，强筋骨。适用于肝肾阴虚，兼夹风湿所致的腰膝酸软、骨节酸痛、四肢麻木、筋脉拘挛、口眼㖞斜等。

胡麻杜仲酒

原料组成　胡麻仁、杜仲、淮牛膝各 60 克，丹参、白石英各 30 克，白酒 2.5 升。

制用方法 将白石英洗干净捣成碎粒，杜仲、牛膝、丹参加工粗碎，共装入绢袋或细纱布袋内，扎紧口备用；将胡麻仁投水中，掠去浮物，捞出微炒令香，置瓷器内捣烂成泥状；将白酒倒入瓷器中，同药泥搅拌均匀，加盖密封，置阴凉干燥处；每日摇动数次，经 7 日后开封，滤去渣，装入干净小坛；将药袋放入酒坛内，加盖封口，置阴凉干燥处；每日摇动数次，使药汁溶于酒中，经 14 日后开封去掉药袋，药酒即可。每日早、中、晚空腹各温饮 15 ~ 20 毫升。

功效主治 温补肝肾，益精血，壮筋骨，祛风湿。适用于阳气亏虚、精血不足、寒湿内阻所致的腰脊酸冷困重、筋骨萎软、步履无力、四肢关节疼痛、活动不灵、屈伸不利、头晕目眩、阳痿不举、心悸怔忡、小便不利等病症。

注意事项 阴虚火旺者不宜服。

秘传药酒

原料组成 当归、炒白芍、生地黄、川牛膝、秦艽、木瓜、黄柏（盐炒）、杜仲（姜炒）、防风、白芷各 30 克，川芎、陈皮、羌活、独活各 25 克，槟榔 20 克，松节 15 克，肉桂、炙甘草各 10 克，白酒 2 升。

制用方法 将以上诸药捣碎，用细纱布袋装好，放入瓦酒坛中，倒入白酒，加盖置火上煮沸；待冷后，置阴凉干燥处，常摇动几次，经 10 ~ 15 日后即可开封取饮。每日早、晚随量饮服，以不醉为度。

功效主治 补肝肾祛风湿，活血止痛。适用于肝肾亏虚、风寒内侵、血行不畅所致的瘫痪腿痛、手足麻木不能移动、肌肉萎缩、不耐风袭、关节肿胀酸痛、活动不灵等病症。

风湿痛药酒

原料组成 石南藤 2.8 千克，麻黄 94 克，枳壳、桂枝各 75 克，蚕沙 24 克，黄精 30 克，陈皮 50 克，厚朴、苦杏仁、泽泻、山药、苍术、牡丹皮、川芎、白术、白芷、木香、石耳、羌活、香附、菟丝子、当归、乳香各 11 克，没药 112 克，红糖 2.25 千克，白酒 22.5 升。

制用方法 先将石南藤加水煎煮 2 次，每次 2 小时，合并煎液，滤过，浓缩成清膏，余麻黄等 23 味药粉碎成粗粉，用白酒渗滤，再与石南藤浓缩液合并，加红糖搅拌溶解，静置，滤过，即可。每日服 2 次，每次服 10 ～ 15 克。

功效主治 祛风除湿，活络止痛。适用于跌打损伤、风湿骨痛、手足麻木、腰痛腿痛等。

天麻石斛酒

原料组成 石斛、天麻、川芎、仙灵脾、五加皮、牛膝、萆薢、桂心、当归、牛蒡子、杜仲、制附子、乌蛇肉、茵芋、狗脊、丹参各 20 克，川椒 25 克，白酒 1.5 升。

制用方法 将以上 17 味药捣碎，置容器中，加入白酒密封，浸泡 7 天后，过滤去渣，即可。每次温服 10 ～ 15 毫升，每日服 3 次。

功效主治 舒筋活血，强筋壮骨，祛风除湿。适用于中风手足不遂、骨节疼痛、肌肉顽麻、腰膝酸痛、不能仰俯、腿脚肿胀等。

跌打风湿酒

原料组成 五加皮 50 克，红花、地黄、当归、怀牛膝、栀子、泽兰各 40 克，骨碎补、宽筋藤、千斤拔、枫荷桂、羊耳菊、海风藤各 80 克，细辛、桂枝、陈皮、苍术、木香各 30 克，茯苓、甘草各 50 克，九里香、过江龙各 160 克，麻黄 20 克，白酒 16 升。

制用方法 将以上前 23 味药加工粉碎，置容器中，加入白酒，密封，浸泡 30 天后滤过，即可。每日服 2 次，每次服 15 克。亦可外用，涂擦患处。

功效主治 祛风除湿。适用于风湿骨痛、跌打损伤、风寒湿痹、积瘀肿痛等。

巴戟羌活酒

原料组成 巴戟天（去心）、羌活（去芦）、牛膝、当归（切焙）、石斛（去根）各 12 克，川椒（炒）3 克，生姜 20 克，白酒 500 毫升。

制用方法 将巴戟天、羌活、牛膝、当归、石斛、川椒、生姜加工粉碎，装入纱布袋，扎好，放入白酒中，隔水煮 2 ～ 4 小时取出，稍冷后即可饮用。每次温饮 20 毫升，可常服，不醉为度。

功效主治 祛风除湿。适用于风冷或寒湿所伤腰脚冷痹或疼痛，强直不得屈伸等症。

蜂蜜菊花枸杞酒

原料组成 杭菊花、枸杞各 60 克，绍兴酒 500 毫升，蜂蜜适量。

制用方法 将杭菊花、枸杞放入

绍兴酒中密封，浸泡 10 ～ 20 日后去渣，再加蜂蜜适量，搅拌均匀，即可饮用。每次 10 ～ 20 毫升，每日服 2 次。

功效主治 滋阴祛风。适用于肝肾阴虚，虚风内动而致头风头痛、眩晕等症。

海桐羌活酒

原料组成 海桐皮、薏苡仁各 60 克，牛膝、川芎、羌活、地骨皮各 30 克，甘草 16 克，生地黄 250 克，白酒 1 升。

制用方法 将海桐皮、薏苡仁、牛膝、川芎、羌活、地骨皮、甘草、生地黄放入白酒中，密封，浸泡 1 个月后即可饮用。适量而饮。

功效主治 祛风湿，通经络。适用于腰膝痛患者。

独活当归酒

原料组成 独活 30 克，当归 15 克，大黑豆 250 克，50 度白酒 500 毫升。

制用方法 将以上 2 味药加工成粗末，用纱布包，置容器中，加入 50 度白酒 500 毫升；再将大黑豆炒香，令青烟出，速投入酒中，密封。放置

5 日后，过滤去渣，贮瓶备用。每次温服 10 毫升，口噤灌之，每日服 3 次。

功效主治 益气血，祛风湿。适用于产后中风、口噤。

临汝药酒

原料组成 当归、高良姜、丁香各 30 克，生草乌 60 克，50 度白酒 1 升，红糖 100 克。

制用方法 将前 4 味药加工成粗末或切成小薄片，用纱布包，置于容器中，加入 50 度白酒 1 升，密封，每日摇晃 1 ～ 2 次。放置 30 日后，过滤去渣，取其滤汁，再加入红糖 100 克，搅拌待其溶化后，贮瓶备用。每次空腹温服 2 ～ 5 毫升，每日早、晚各服 1 次。

功效主治 活血祛风，温中散寒。适用于风湿麻木、腰背冷痛、半身不遂、口眼㖞斜、产后中风等。

注意事项 服后 2 小时内禁热饮食，高血压、心脏病患者及孕妇忌服。若服用过量发生头晕、恶心、身体麻木无力等反应时，凉水半碗放红糖 15 克，服之可解。

牛狗参芪酒

原料组成 狗脊、丹参、黄芪、川牛膝、独活、萆薢各25克，制附子18克，川芎20克，白酒1.5升。

制用方法 将以上诸药捣碎，用细纱布袋装好，扎紧口，放入瓷坛中倒入白酒，加盖密封，置阴凉干燥处；常摇动几次，经10～15日后即可开封取饮。不拘时，随量饮服。

功效主治 补肝益肾，活血通络，祛风湿，壮筋骨。适用于阳气亏虚、风湿内侵、气血不畅所致的腰脊强痛、俯仰不利、腿软无力、肢体麻木、关节冷痛肿胀、屈伸不灵、小便失禁、白带量多等。

骨碎补酒

原料组成 骨碎补120克，黄酒500毫升。

制用方法 将骨碎补洗净切碎，放入广口瓶中，黄酒倒入瓶中将骨碎补浸没，封紧瓶口。每日摇晃1次，7日后即可饮用。每日早、晚各饮服15～20毫升。

功效主治 补肾活血，接骨理伤。适用于肾虚腰痛、跌打损伤、骨折瘀肿以及头晕、耳鸣、腰膝无力等。

注意事项 ①凡阴虚、血虚而有火者忌用；②忌与羊肉、羊血、芸苔菜等同服。

杜仲鹿骨酒

原料组成 杜仲30克，鹿骨25克，人参、当归、威灵仙、淫羊藿、鸡血藤、寻骨风各20克，三七、川芎各15克，白酒2.5升。

制用方法 将人参、鹿骨碎为粗末，与其余药一起用细纱布袋装好，扎紧口备用；将药袋放入酒坛内，倒入白酒，加盖密封，置放阴凉干燥处；每日摇动几次，经20～30日后即可开封澄清取饮。每日早、晚各温饮10～15毫升。药酒饮尽后，可再添白酒，至药味淡薄即止。

功效主治 益气养肝，补肾壮腰，祛风除湿。适用于肝阳不足夹有风湿所致的腰膝酸软、足萎无力、步履艰难、手足拘挛、肢体麻木不仁、筋骨酸痛、活动不灵等病症。

黄芪当归酒

原料组成 黄芪、当归、山茱萸、牛膝各30克，独活25克，川芎、防风、细辛、秦艽各20克，白酒3升。

制用方法 将以上诸药捣碎，用

细纱布或白布袋装好，置于酒坛中；将白酒倒入酒坛，用竹签搅拌均匀，加盖密封，放置阴凉干燥处；每日摇动几次，10 日以后即可取饮。每日早、中、晚各温饮 10 ～ 20 毫升。

功效主治 补肝气，通经脉，祛风湿。适用于气血亏虚、经脉痹阻所致的形体干瘦、肌肉萎缩、四肢麻木、手足拘挛、周身酸痛、腰脊重困、疼痛难以转侧以及风湿性关节炎、类风湿关节炎、肩周炎、腓肠肌痉挛、风湿腰痛等而属气血亏虚，经脉痹阻等症。

天麻熄风酒

原料组成 防风 90 克，天麻 60 克，黍米、面曲各 2.5 千克，枸杞根 750 克。

制用方法 将防风、天麻、枸杞根用水 1 升，煮取 5 千克，去渣，置净器中；将黍米依造酒法蒸熟，蒸讫入曲末拌。分 3 次如常法；又取槐白皮 100 克，细碎相合入酒，酒熟压去糟。每日早、午、晚各温饮 20 ～ 40 毫升。

功效主治 散风祛湿，平肝熄风，定惊止痉、清热补虚。适用于四肢麻木、头目眩晕、口眼㖞斜。

五积散酒

原料组成 茯苓 80 克，桔梗、当归、白芍、陈皮、苍术（炒）、白芷、厚朴（姜制）、积壳（炒）、麻黄、制半夏、甘草各 60 克，川芎、干姜各 30 克，蔗糖 2 千克，白酒 1.75 升。

制用方法 将以上 14 味药共制为粗末，置容器中，加入白酒，浸渍 15 天后，按渗滤法，以每分钟 1 ～ 3 毫升的速度进行渗滤，收集滤液；另取蔗糖制成糖浆，待温，加入上述渗滤液中，搅拌均匀，静置，滤过，约制成 1.75 升，贮瓶备用，口服。每次服 15 ～ 30 毫升，每日服 2 次。

功效主治 散寒解表，祛风燥湿，消积止痛。适用于风寒湿痹、头痛、身痛、腰膝冷痛及外感风寒、内有积滞等症。

参蛇酒

原料组成 丹参 50 克，白花蛇（剪碎）10 ～ 25 克，白酒 1.25 升。

制用方法 将丹参、白花蛇放入高度白酒中，密封，浸泡 7 日后即可饮用。每日临睡前服 10 ～ 20 毫升。

功效主治 祛风，活络，化瘀。适用于游走性关节疼痛等症。

注意事项 若饮此酒数日后关节疼痛加剧者，则不宜饮用。

牛膝海桐酒

原料组成 海桐皮 6 克，牛膝、川芎、羌活、地骨皮、五加皮、薏苡仁各 3 克，甘草、生地黄各 2 克，白酒 1 升。

制用方法 将海桐皮、牛膝、川芎、羌活、地骨皮、五加皮、薏苡仁、甘草、生地黄加工粉碎，装入纱布袋扎好，放入白酒中密封，春夏季浸泡 7 日，秋冬季浸泡 14 日，即可饮用。每次 20～30 毫升，每日服 3～4 次，常令酒气不绝为佳。

功效主治 祛风除湿，温络止痛。适用于腰膝疼痛不可忍患者饮用。

黄芪乌蛇酒

原料组成 炙黄芪、乌梢蛇各 50 克，白芍 12 克，当归 20 克，桂枝、桑枝各 15 克，白酒 1.5 升。

制用方法 先将各药切碎，装纱布袋内，放于酒中，加盖密封，隔水蒸煮 1 小时，再放置阴凉处浸泡 15 天即可。每日 2～3 次，每次 20～30 毫升。

功效主治 益气活血，祛风散寒，通络止痛。适用于中风偏瘫、风湿性关节炎、进行性肌萎缩、肢体麻木等。

三蛇酒

原料组成 乌梢蛇 150 克，大白花蛇 200 克，蝮蛇 100 克，生地、冰糖各 500 克，白酒 2.5 千克。

制用方法 将乌梢蛇、大白花蛇、蝮蛇剁去头，用酒洗润，切成段，晾干；生地洗净泥沙，切碎。将乌梢蛇、大白花蛇、蝮蛇、生地放入盛有白酒的酒器中，加盖密封，浸泡 15 天，每日搅拌 1 次。将冰糖放入锅内，加适量清水，用文火溶化，至糖汁呈黄色，停火，趁热用纱布过滤去渣。打开酒器，过滤去药渣；加入冰糖汁充分搅拌均匀，再过滤一遍即可。每日 2 次，每次 15～30 毫升。

功效主治 祛风湿，通经络，透筋骨，定惊搐。适用于风湿疼痛、关节不利、四肢麻木、半身不遂等。

风湿骨痛酒

原料组成 五加皮 30 克，鸡血藤、桑寄生、络石藤、海风藤各 90 克，木瓜 60 克，白酒 2.5 升。

制用方法 将上述各药碾粗颗粒，

用纱布袋装，扎紧袋口，放入干净酒坛中，倒进白酒，密封浸泡 1 个月，经常摇动；开封后，取去药袋，即可服用。每日 2 ~ 3 次，每次温服 15 ~ 30 毫升。

功效主治 祛湿通络，舒筋止痛。适用于风湿所致的关节疼痛、肌肉酸痛等。

石楠藤酒

原料组成 石楠藤 30 克，白酒 500 毫升。

制用方法 将石楠藤洗净切碎，放入白酒中，密封，浸泡 10 日后去渣，即可饮用。每次 10 毫升，每日服 2 次，宜冬季饮用。

功效主治 祛风湿，通经络，温腰脚，止痛。适用于风寒湿痹、筋骨疼痛、腰痛、手术后疼痛等症。

牛膝肉桂酒

原料组成 牛膝、秦艽、川芎、防风、肉桂、独活、丹参、茯苓各 30 克，杜仲、制附子、石斛、干姜、麦冬、地骨皮各 25 克，五加皮 40 克，薏苡仁 15 克，大麻仁 10 克，白酒 1.5 升。

制用方法 将以上 17 味药捣碎，

置容器中，加入白酒，密封，浸泡 3 ~ 7 日后过滤去渣，储存备用。每次空腹服 15 ~ 20 毫升，每日服 3 次。

功效主治 温肾壮阳，健脾和胃，祛风除湿，温经通络。适用于腰膝酸痛、阳痿滑泄、便溏、腿脚虚肿、关节疼痛、四肢不温、腹部冷痛。

九藤酒

原料组成 青藤、钩钩藤、红藤、丁公藤、桑络藤、菟丝藤、天仙藤（又名青木香）各 125 克，忍冬藤、五味子藤各 63 克，白酒 2 升。

制用方法 将青藤、钩钩藤、红藤、丁公藤、桑络藤、菟丝藤、天仙藤、忍冬藤、五味子藤洗净，切碎，装入纱布袋，扎好，放入白酒中，密封，春秋季浸泡 7 日，冬季浸泡 10 日，夏季浸泡 5 日，即可饮用。每次 15 ~ 30 毫升，每日服 3 次，病在上者饭后饮，病在下者饭前空腹饮。

功效主治 祛风湿，通经络。适用于风寒湿邪、痹阻络脉而致老年痛风、中风瘫痪、筋脉拘急、疼痛不止等症。

地黄大豆牛蒡酒

原料组成 生地、大豆、牛蒡根

各 500 克，黄酒 4 升。

制用方法 将大豆炒熟，与其他药物同加工成粗粒，用纱布袋盛，扎口，入酒中密封浸泡，经常摇晃，10 天后开封，去药袋，过滤，贮瓶备用。每日 2 次，每次空腹饮 20 毫升，或随酒量饮，勿醉。

功效主治 补肝肾，祛风清热。适用于肾虚兼见风湿热之邪的患者，亦可防治风湿热邪犯扰经络、关节，以及面部失润无光、皮色泛黑色斑等。

珠兰酒

原料组成 珠兰 500 克，白酒 1 升。

制用方法 将珠兰切碎，加入白酒中，置锅内，隔水蒸煮半小时，取出候凉，静置 1～2 天，过滤去渣，取上清酒液贮瓶备用。每日 2 次，每次 5～10 毫升。

功效主治 祛风除湿，通络止痛。适用于风寒湿痹、肢节走注疼痛、关节拘挛。

络石藤酒

原料组成 络石藤、骨碎补各 60 克，狗脊、大生地、当归、薏苡仁各

30 克，仙茅、川萆薢、白术、黄芪、玉竹、枸杞、山萸肉、白芍、木瓜、红花、牛膝、川续断、杜仲各 15 克，50 度白酒 3 升。

制用方法 将以上药加工成粗末或切成小薄片，用纱布包，置于容器中，加入 50 度白酒 3 升，密封，每日摇晃 1～2 次。放置 30 日后，过滤去渣，取其滤汁，贮瓶备用。每次空腹温服 10～20 毫升，每日服 1～2 次。

功效主治 补肝肾，益气血，祛风湿，舒经络。适用于肢体麻木疼痛、腰膝酸软、体倦身重等。

荆防四物酒

原料组成 熟地 50 克，当归、白芍各 30 克，川芎、荆芥各 10 克，防风 15 克，50 度白酒 800 毫升。

制用方法 将以上 6 味药加工成粗末或切成小薄片，用纱布包，置于容器中，加入 50 度白酒 800 毫升，密封，每日摇晃 1～2 次。放置 30 日后，过滤去渣，取其滤汁，贮瓶备用。每次空腹温服 10～20 毫升，每日服 1～2 次。

功效主治 养血活血，祛风。适用于牛皮癣之轻者。

注意事项 忌食辛辣之物。

名医药酒老方大全

名医药酒 老方大全

二藤归杞酒

原料组成 络石藤、鸡血藤各6克，当归10克，枸杞12克，白酒500毫升。

制用方法 将络石藤、鸡血藤、当归、枸杞加工粉碎，放入白酒中，密封，浸泡7日后去渣，即可饮用。每次15~30毫升，每日服2次。

功效主治 祛风通络，凉血消肿。适用于筋骨酸痛、腰膝无力等症。

姜黄白花蛇酒

原料组成 姜黄60克，白花蛇30克，白酒1.5升。

制用方法 将白花蛇切小段，姜黄切碎，两味共入白酒中，密封浸泡20天，经常摇动；启封后，过滤取渣，贮瓶备用。每日2次，每次20~30毫升。

功效主治 祛风通络，活血止痛。适用于关节疼痛、筋骨不舒。

八味黄芪酒

原料组成 黄芪、五味子各60克，萆薢、防风、川芎、牛膝各45克，独活、山茱萸各30克，白酒1.5升。

制用方法 将上述药共研粗末，用白布袋盛之，置净器中，用白酒浸泡，春夏季泡3日，秋冬季泡5日，便可开封去渣饮用。每次空腹温饮1~2杯，每日2次。

功效主治 补气益虚，壮腰膝，和血脉。适用于阳气虚弱、手足逆冷、腰膝疼痛。

黑豆浸酒

原料组成 小黑豆500克，米酒2.5升。

制用方法 小黑豆捣碎，用绢布袋包，扎紧袋口；将米酒倒入干净酒坛中，放入药袋，加盖密封，置小火上慢煨，至坛中的酒减去一半左右时离火待冷，取去药袋，贮于干净酒瓶中备用。每日早、晚各1次，每次空腹服30毫升。

功效主治 祛风活血。适用于中风、手足不遂、头目眩晕、腰胁疼痛、产后中风等症。

牛膝附子酒

原料组成 牛膝、薏苡仁、五加皮、杜仲、天冬、秦艽各6克，独活、炙细辛、制附子、巴戟天、肉桂、石楠叶各4克，白酒800毫升。

制用方法 将以上 12 味药捣碎，置容器中，加入白酒，密封，浸泡 10 日后，过滤去渣即可。每次 15 ~ 30 毫升，每日服 3 次。

功效主治 散寒祛风，温肾壮阳，舒筋活络，温中止痛。适用于四肢麻木、腰膝酸痛、屈伸挛急、阳痿、便溏等。

樱桃酒

原料组成 樱桃若干，白酒适量。

制用方法 将新鲜樱桃用凉开水洗净，放入瓶中，加入白酒，至浸没樱桃为度，密封，埋于背阴土中约 0.5 米深处，候冬季冷冻时取出，过滤取酒，并留渣备用。每次 30 ~ 50 毫升，每日服 2 次。外用，遇一、二级冻伤，以酒液涂搽患处，每日数次；遇三级冻伤，有溃疡面或坏死组织可将酒渣中之樱桃去蒂去核，捣烂，敷于患处，至愈为止。

功效主治 益脾养胃，祛风湿。适用于风湿性关节疼痛、风湿性瘫痪、冻疮等症。

独活杜仲酒

原料组成 独活 3 克，炒杜仲 6 克，当归、川芎、熟地黄各 5 克，丹参 7 克，米酒 500 毫升。

制用方法 将独活（去芦）、炒杜仲、当归（切、焙）、川芎、熟地黄（焙干粉碎）、丹参，装入纱布袋，扎好，放入米酒中，密封，隔水煮 3 ~ 4 小时（或浸泡 7 日），取出药袋，即可饮用。不拘时，每次 20 毫升，温热饮。

功效主治 祛风，散寒，利湿。适用于腰脚冷痹、麻木疼痛等症，因此酒性温和，补养与治病兼顾，年老体弱者尤宜饮用。

薏苡仁酒

原料组成 薏苡仁 500 克，糯米 1 千克，甜酒曲适量。

制用方法 将薏苡仁磨成粉；糯米用水浸泡后蒸熟，再将薏苡仁粉和甜酒曲加入熟糯米中，搅拌均匀，放置温热处发酵，制成酒酿。每日酌量食用。

功效主治 除痹舒筋。适用于风湿痹症、筋脉不利。

独活秦艽酒

原料组成 独活 300 克，秦艽 70 克，肉桂 45 克，白酒 2 升。

制用方法 将上述 3 味药切碎，

名医药酒 老方大全

装入纱布袋内，扎紧口，放酒中密封浸泡20天即可。每日3次，每次温服20~30毫升。

功效主治 活血通络，祛风除湿。适用于风湿性关节炎、关节疼痛、下肢酸痛、行走不利、产后感染风湿等。

复方四物酒

原料组成 当归、白芍、白花蛇、炙全蝎、天麻各30克，熟地50克，川芎15克，50度白酒1.5升。

制用方法 将以上7味药加工成粗末或切成小薄片，用纱布包，共同置于容器中，加入50度白酒1.5升，密封，每日摇晃1~2次。放置30日后，过滤去渣，取其滤汁，贮瓶备用。每次空腹温服10~20毫升，每日服1~2次。

功效主治 养血，祛风，通络。适用于卒中后遗症，如偏身麻木、肢体活动不灵等。

丹参白花蛇酒

原料组成 丹参、当归各60克，白花蛇、秦艽、防风各30克，50度白酒1.5升。

制用方法 将以上5味药加工成粗末或切成小薄片，用纱布包，置于容器中，加入50度白酒1.5升，密封，每日摇晃1~2次，放置30日后，过滤去渣，取其滤汁，贮瓶备用。每次空腹温服10~20毫升，每日服1~2次。

功效主治 养血活血，祛风止痉。适用于半身不遂、口眼㖞斜等。

注意事项 服药酒期间忌房事。

海风藤酒

原料组成 海风藤、追地风各125克，白酒1升。

制用方法 将海风藤、追地风加工粉碎，放入白酒中，密封，每日摇晃1次，浸泡半月后去渣，即可饮用。每日早、晚各10毫升，空腹饮（不可加温，否则失效）。

功效主治 祛风利湿，通络止痛。适用于风湿性关节炎、筋骨疼痛等症，亦可用于支气管哮喘、支气管炎等症。

注意事项 心脏病患者及孕妇忌用。感冒及月经期暂停饮服。

老鹳草酒

原料组成 老鹳草50克，白酒500毫升。

制用方法 将老鹳草研碎，放入白酒中，密封，每日摇动 1 次，浸泡 15 日后去渣，即可饮用。每次 20 毫升，每日服 2 次。

功效主治 祛风除湿，活血通络。适用于跌打损伤、风湿痹痛、拘挛麻木等症。

九味薏仁酒

原料组成 薏苡仁、牛膝各 60 克，海桐皮、五加皮、独活、防风、杜仲各 30 克，熟地黄 45 克，白术 20

克，白酒 2 升。

制用方法 将薏苡仁、牛膝、海桐皮、五加皮、独活、防风、杜仲、熟地黄、白术加工粉碎、装入纱布袋扎好，放入白酒中，密封，春夏季浸泡 3 日，秋冬季浸泡 7 日，取出药袋，即可饮用。每次服 15 ~ 30 毫升，每日 3 次，空腹温饮。

功效主治 祛风除湿。适用于风寒湿邪、痹阻络脉所致脚痹痛患者。

滋阴壮阳药酒

滋阴壮阳酒系专为阴虚阳弱患者而设。阴虚患者的症状表现有：心悸（心慌）、健忘、失眠、多梦、眩晕、头痛、耳鸣耳聋、麻木、咳嗽气逆、痰少质黏、痰中带血、午后低热、颧红、夜间盗汗、虚烦不眠、口中干燥或音哑、腰酸腿软、遗精等。阳虚患者症状有：面色淡白、四肢不温、神疲乏力、腰膝酸软、畏寒怕冷、下肢萎弱、小腹隐痛、阳痿遗精等。合理饮服滋阴壮阳药酒，对上述各症状的消除，有良好的效果。

麦门冬柏子仁酒

原料组成 麦门冬 60 克，柏子

仁、白茯苓、当归身、龙眼肉各 30 克，生地黄 45 克，低度白酒 5 升。

制用方法 将前 6 味切碎或捣碎，

名医药酒老方大全

入布袋，置容器中，加入白酒，密封，浸泡 7 日后即可取用。

功效主治 补血滋阴，宁心安神。适用于阴血不足，心神失养所致的心烦，心悸，睡眠不安，精神疲倦，健忘等症。

蛤蚧苁蓉酒

原料组成 蛤蚧（干品）1 对，鹿茸 6 克，人参、肉苁蓉各 30 克，桑螵蛸、巴戟天各 20 克，白酒 2 升。

制用方法 将鹿茸切成均匀薄片，人参碎成小段，蛤蚧去掉头足，碎成小块，其余各药均加工细碎，一起用细纱布袋装好，扎紧口备用；将白酒倒入小坛内，放入药袋，加盖密封，置阴凉干燥处。每日摇动数次，经 14 日后，即可开封取饮。每日早、晚各饮服 15 ~ 20 毫升。

功效主治 补肾阳、壮元气、益精血、强腰膝。适用于肾阳亏虚、元气虚损所致气短喘促，形寒怕冷，腰膝冷痛，四肢不温，神疲食少，精神萎靡，心悸怔忡，失眠健忘，阳痿不举，梦遗滑精，精冷稀少，夜尿频多，或小便失禁，或淋漓不尽，妇女宫寒不孕，白带量多质冷清稀，经闭不行等。

貂参鹿茸酒

原料组成 貂鞭 1 具，人参、鹿茸片各 30 克，白酒 1 升。

制用方法 将人参切片，与貂鞭、鹿茸片一同放入酒瓶中，加入白酒，密封浸泡 2 个月，经常摇动。取上清酒液饮服。

功效主治 补肾壮阳，养血益精。适用于肾阳亏虚、腰膝酸软、精神萎靡、阳痿滑精、畏寒肢冷、小便清长等。

枸杞茯神酒

原料组成 枸杞、茯神、生地、熟地、山萸肉、牛膝、远志、五加皮、石菖蒲、地骨皮各 18 克，50 度白酒 500 毫升。

制用方法 将前 10 味加工成粗末或切薄片，以纱布包，共同置于一容器中，加入 50 度白酒 500 毫升，密封，每日振摇 1 ~ 2 次。放置 1 个月后，过滤去渣，取其滤汁，贮瓶备用。

功效主治 滋补肝肾，养心安神。适用于肝肾不足、腰膝乏力、心悸、健忘、须发早白等。

山药山萸酒

原料组成 怀山药、山萸肉、五味子、灵芝各15克，白酒1升。

制用方法 将前4味置容器中，加入白酒，密封，浸泡1个月后，过滤去渣即成。

功效主治 生津养阴，滋补肝肾。用于肺肾阴亏之虚劳痰嗽、口干少津、腰膝酸软、骨蒸潮热、盗汗遗精等症。

天门冬糯米酒

原料组成 天门冬15千克，糯米11千克，酒曲5千克。

制用方法 将天门冬（去芯）捣碎，以水220升，煎至减半，糯米浸，沥干，蒸饭，候温，入酒曲（压碎）和药汁拌匀，入瓮密封，保温，如常法酿酒。酒熟，压去糟，收贮备用。

功效主治 清肺降火，滋肾润燥。适用于肺肾阴亏，虚劳潮热，热病伤津，燥咳无痰。

附记 引自《本草纲目》。

楮实鹿茸酒

原料组成 楮实子（微炒）50克，鹿茸（涂酥炙去毛）、制附子、川牛膝、巴戟天、石斛、大枣各30克，炮姜、肉桂各15克，白酒1升。

制用方法 上药共捣末，装布袋，置干净容器中，用醇酒浸泡，密封。8日后开取，弃药渣饮用。每日早、晚各空腹饮服15～20毫升。

功效主治 补肾壮阳，壮筋骨，暖脾胃。适用于肾阳虚损而阳痿滑泄、脾胃虚冷、饮食不佳、面色无华等症。

枸杞根生地酒

原料组成 枸杞根、生地、酒曲各500克，秋麻子仁15克，香豆豉10克，糯米2.5升。

制用方法 将枸杞根加水20升，煎煮取汁10升，再用此液煎煮麻子仁、豆豉，取汁约6升，候温备用。糯米水浸24小时后，沥干，加入生地末蒸熟后，摊开，候温，置入一容器中，再加入前面煎煮液6升，加入酒曲（先研成细末）500克，搅拌均匀后，密封，置于保温处（温度保持30℃左右）。放置14～21日后，候酒熟，去糟沥出，贮瓶备用。

功效主治 滋阴，坚筋骨，填骨髓，消积癖，下胸胁气，去胃中宿

名医药酒老方大全

食，利耳目，长肌肉，利大小便。适用于五脏邪气、消渴风湿、头风、五劳七伤、衄血、吐血、风证、伤寒瘴疠毒气、烦躁满闷、虚劳喘息、脚气肿痹等。

地黄首乌酒

原料组成 生地黄 400 克，何首乌 500 克，酒曲 100 克，糯米 2.5 升。

制用方法 上药煎煮取浓汁，酒曲、糯米如常法酿酒，密封之，春夏 5 日，秋冬 7 日启之，中有绿汁，此真精汁，宜先饮之。乃滤汁收贮备用。亦可将上药煎取的浓汁，对入 2 升白酒中，上火再煮沸 30 分钟，过滤，去渣取液装瓶备用。每日 3 次，每次 10 ~ 20 毫升。

功效主治 补肾益精，养阴生津，清热凉血。适用于阴虚骨蒸，烦热口渴，阴津耗伤，须发早白，热性出血证；肝肾精血亏损的遗精，带下，腰膝酸疼，肌肤粗糙，体力虚弱，不能孕育。

玫瑰蔷薇酒

原料组成 玫瑰花、蔷薇花、梅花、桃花、韭菜花各 30 克，沉香 15 克，核桃仁 240 克，白酒 1.5 升。

制用方法 将以上诸药用细纱布袋装好，扎紧口留一段线，悬吊于浸酒瓶中，倒入白酒，加盖密封，置阴凉干燥处。常摇动几次，经 20 ~ 30 日后即可开封取饮。每日早、晚各温饮 15 ~ 20 毫升。

功效主治 温肾壮阳固精。适用于肾阳亏虚所致的阳痿不举，或举而不坚，精冷稀少不育，遗精早泄。女子小腹不温，宫寒不孕。小便频数，或淋漓不尽等。

枸杞栀子酒

原料组成 枸杞 120 克，何首乌 90 克，麦门冬、当归、补骨脂、淮牛膝各 30 克，肉苁蓉、神曲各 40 克，茯苓 20 克，栀子、红花各 15 克，冰糖 150 克，50 度白酒 2.5 升。

制用方法 将前 11 味加工成粗末或切薄片，以纱布包，置于容器中，加入 50 度白酒 2.5 升，密封，每日振摇 1 ~ 2 次。放置 1 个月后，过滤去渣，取其滤汁，再加入冰糖 150 克搅拌，待其溶化后，贮瓶备用。

功效主治 补肝肾，益精血。适用于腰膝酸软、头晕目眩、精神倦怠、健忘耳鸣、少寐多梦、自汗盗汗等。

生地首乌酒

原料组成 生地 400 克，何首乌 500 克，黄米 2.5 千克，酒曲 100 克。

制用方法 将前 2 味加水煎，取浓汁，同曲、米如常法酿酒，密封于容器中，12 日后启封。中有绿汁，此真精英，宜先饮之。余滤汁收贮备用。

功效主治 滋阴清热。用于阴虚内热、烦热口渴、须发早白、遗精、带下、腰膝酸软、手足心热等症。

二冬莲子酒

原料组成 天门冬、麦门冬、莲子（3 味去芯）、生地黄、熟地黄、淮山药、大枣（去皮核）各 30 克，白酒 2500 毫升。

制用方法 将前 7 味捣碎，置容器中，加入白酒，密封，浸泡 15 日。待药汁析出，即可饮用。

功效主治 滋肾养心，安神益智。适用于心脾亏虚引起的精神萎靡、疲乏少力、怔忡、心悸、健忘、多梦等症。

附记 引自《养生四要》。

鹿茸山药酒

原料组成 鹿茸片 10 克，黄芪、山药各 30 克，杜仲 15 克，牛膝、川芎各 10 克，肉桂 3 克，35 度以上米酒 2.5 升。

制用方法 将上述各药同放入清洁干燥的盛酒容器中，倒入 35 度以上米酒，加盖密封，放置阴凉处浸泡 3 个月以上，取酒液饮用。

功效主治 壮肾阳，益气血，强筋骨，固膀胱。用于男子虚劳精衰、气血两亏、阳痿滑精、畏寒、夜尿频数、骨弱神疲，以及女子小腹冷痛、宫冷不孕、寒湿带下等。

熟地枸杞酒

原料组成 大熟地 90 克，枸杞 60 克，檀香 10 克，50 度白酒 1.5 升。

制用方法 将前 3 味切成薄片或加工成粗末，以纱布包，置于容器中，加入 50 度白酒 1.5 升，密封，每日振摇 1～2 次。放置 3 个月后，过滤去渣，取其滤汁，贮瓶备用。

功效主治 养精血，补肝肾。适用于病后体虚、精血不足、神疲乏力、腰膝酸软、阳痿、须发早白等。

名医药酒老方大全

雄鸡肝酒

原料组成 雄鸡肝60克，肉桂30克，白酒750毫升。

制用方法 将雄鸡肝、肉桂切碎，置容器中，加入白酒，密封，经常摇动。浸泡7日后，过滤去渣即成。残渣干后研细末，随酒送服。每次15～25毫升，每晚临睡前服1次，并送服药末3～5克。

功效主治 补肝肾，温阳止遗。适用于遗尿，遗精等症。

地黄牛蒡酒

原料组成 生地黄、牛蒡根各100克，大豆200克（炒香），白酒2.5升。

制用方法 将前2味切片，与大豆一同入布袋，置容器中，加入白酒，密封，浸泡5～7天后，即可取用。

功效主治 补肾通络。主治老年人肾水不足、风热湿邪、寒滞经络、心烦、关节筋骨疼痛，日久不愈者。

禾花雀当归酒

原料组成 禾花雀12只，当归、菟丝子、枸杞各15克，桂圆肉20克，补骨脂9克，白酒1.5升。

制用方法 将禾花雀除去羽毛及内脏，用水冲洗净血迹，置炭火上烤干至有香味，与其余诸药、白酒共置入容器中，密封浸泡3～6个月即可。

功效主治 滋补强壮，祛风湿，通经络。适用于年老体弱、腰膝酸痛、倦怠乏力、头昏目眩、风湿关节疼痛等。

附记 引自《广西药用动物》。

麻雀菟丝酒

原料组成 麻雀6只，菟丝子30克，当归、补骨脂、枸杞各15克，桂圆肉30克，米酒1.5升。

制用方法 将麻雀去毛和内脏，洗净，切去翼尖，沥干，备用。当归切片，与其余各药以米酒润透，上锅隔水蒸30分钟，取出待凉，盛酒器中，加入米酒，密封浸泡20天，滤取上清酒液服用。

功效主治 补肾壮阳，填精益智。适用于肾气虚亏、腰膝酸软、畏寒肢冷、夜尿频数、记忆力减退、智力衰退、精液稀冷、妇女阴冷、带下等。

龟胶金樱酒

原料组成 龟甲胶50克，金樱

子、党参、女贞子、枸杞、当归、熟地黄各30克，白酒2.5升。

制用方法 将上药共研为粗末，入布袋扎口，置容器中，加入白酒密封浸泡，15～30日后，取液即成药酒，分装备用。

功效主治 滋补肝肾，益气养血。用于头晕耳鸣、面色白㿠、疲乏健忘、腰膝酸软、舌淡红、苔少、脉虚弱。

小茴香酒

原料组成 小茴香（炒黄）30克，黄酒250毫升。

制用方法 将上药研粗末，用黄酒煎沸冲泡，停一刻，去渣，即可服用。每次30～50毫升，每日服2～3次。

功效主治 温中，理气，逐寒。适用于白浊（俗名偏白），精道受风寒者饮用。

人参鹿茸酒

原料组成 人参30克，鹿茸20克，50度白酒500毫升。

制用方法 将人参、鹿茸切成小片，置于容器中，加入50度白酒500毫升，密封，每日振摇1～2次。放

置1个月后，过滤取汁，即可取用。

功效主治 补气益血，活络祛湿，壮阳耐寒。适用于疲乏神倦、腰酸腿软、健忘、失眠等虚损证。

首乌当归酒

原料组成 制何首乌120克，当归、芝麻各60克，生地80克，白酒1.5升。

制用方法 先将芝麻捣成细末，何首乌、当归、生地捣成粗末，一并装入白纱布袋中扎口，置瓷坛中，倒入白酒，加盖。文火煮数百沸后离火，待冷却后密封，置阴凉干燥处。7日后开启，去药袋，过滤后即可饮用。

功效主治 补肝肾，益精血，乌须发，润肠通便。适用于肝肾不足引起的阴虚血亏，头晕目眩，腰酸腿软，肠燥便秘，须发早白，妇女带下等症。

附记 引自《药酒的制作》。

鹿角胶酒

原料组成 鹿角胶80克，白酒800毫升。

制用方法 将鹿角胶碎成细粒，放入小坛内，倒入适量白酒，以淹没药物为准，然后文火煮沸，边煮边往

名医药酒老方大全

坛内续添白酒，直至白酒添尽，鹿角胶溶化完后（药酒约有500克），待降温后，收入瓶中。每日晚临睡前，空腹温饮15～20毫升。

功效主治 温补精血。适用于精血不足的腰膝无力，两腿酸软，肾气不足的虚劳尿浊、滑精、虚寒性咯血，崩中带下，子宫虚冷及跌仆损伤等症。

胡麻仁地黄酒

原料组成 胡麻仁100克，熟地黄120克，怀牛膝、五加皮各60克，淫羊藿45克，肉桂、防风各30克，钟乳石75克，白酒7.5升。

制用方法 先将胡麻仁置锅中，加水适量，煮至水将尽时取出捣烂备用。再将钟乳石用甘草汤浸3日，取出后浸入牛乳中2小时，再蒸约2小时，待牛乳完全倾出后，取出用温水淘洗干净，研碎备用。其余6味加工粉碎，与胡麻仁、钟乳石同装入布袋，置容器中，加入白酒，密封，浸泡14日后，过滤去渣即成。每次空腹温服10～15毫升，每日服2次。

功效主治 补肝肾，添骨髓，益气力，逐寒湿。适用于肝肾不足而致手足怕冷，腰膝冷痛等。

枸杞根地黄酒

原料组成 枸杞根、生地黄、酒曲各10千克，麻子仁300克，香豉200克，糯米50千克。

制用方法 将枸杞根加水煮，取汁，药渣与麻子仁、豆豉共煮，三物药汁总和6000毫升，地黄细切和米蒸熟；地黄取一半用水煮，一半及曲和酿饭。候饭如人体温，药汁和一处，拌匀，入瓮密封，经14日压取，封固，复经7日。初一度一酿，用麻子仁200克，多即令人头痛。

功效主治 滋阴坚筋骨，填骨髓，消积瘵，利耳目，长肌肉，利大小便。用于五脏邪气、消渴、风湿、下胸胁气、头风、五劳七伤，去胃中积食、呕血、吐血、风症、伤寒瘴疫毒气、烦躁满闷、虚劳喘嗽、脚气肿痹等症悉主之。

五加皮仙茅酒

原料组成 南五加皮、仙茅、仙灵脾各60克，白酒2升。

制用方法 将上述药切碎，共同装纱布袋内扎紧口，放入白酒中密封浸泡，隔日摇动1次，经30天即可饮用。

功效主治 滋补肾阳，强腰壮骨，益精举坚。适用于男子阳虚、腰膝酸软、肢体发冷、腿软无力、阳痿滑精、男子不育等。

羊肠龙眼肉酒

原料组成 生羊肠（洗净晾干）1具，龙眼肉、沙苑蒺藜、生薏苡仁、仙灵脾、仙茅各 120 克，50 度白酒 10 升。

制用方法 将前 6 味切碎，以纱布包，置容器中，加入 50 度白酒 10 升，密封，每日振摇 1 ~ 2 次。放置 1 个月后，过滤去渣，取其滤汁，贮瓶备用。

功效主治 温肾补虚，散寒利湿。适用于下焦虚寒者。

黄芪五味酒

原料组成 黄芪、五味子各 60 克，萆薢、防风、川芎、川牛膝各 45 克，独活、山萸肉各 30 克，白酒 1.5 升。

制用方法 将前 8 味共研为粗末，入布袋，置容器中，加入白酒，密封，浸泡 5 ~ 7 日后，过滤去渣，即成。

功效主治 益气活血，益肾助阳，

祛风除湿。适用于阳气虚弱，手足逆冷，腰膝疼痛。

附记 引自《圣济总录》。

母鸡双鞭酒

原料组成 母鸡肉 50 克，牛鞭、狗鞭、羊肉各 10 克，枸杞、菟丝子、肉苁蓉各 30 克，老姜、花椒、料酒、味精、食盐等调料各适量。

制用方法 将牛鞭泡水中发胀，去净表皮，顺尿道对剖成两半，用清水洗净，再用冷水漂 30 分钟备用。将狗鞭用油炒酥，再用温水浸泡发胀，刷洗干净；将羊肉洗净，放进沸水中余去血水，捞起入冷水中漂洗待用。将牛鞭、狗鞭和羊肉放进砂锅，加水烧开，打去浮沫；放入花椒、生姜、料酒和母鸡肉，烧沸后，改用文火煨炖至八成熟时，用干净消毒纱布，滤去汤中的花椒和生姜，再置火上。此时，将枸杞、菟丝子、肉苁蓉以纱布袋装好，放入汤内，继续煨炖，至牛鞭、狗鞭炖烂为止。将二鞭捞出，切成细条，盛碗中，加入味精、食盐、猪油等各自喜爱的调料，冲入新熬的汤中即成。每日早、晚喝 1 ~ 2 勺，对白酒冲服，切忌过量。

功效主治 兴阳起萎，益精补髓。

适用于肾虚精亏，阳痿不举，滑精早泄，性欲减退。

巴戟天牛膝酒

原料组成 巴戟天 150 克，牛膝 75 克，枸杞根 70 克，麦冬 100 克，干地黄 100 克，防风 45 克，白酒 1 升。

制用方法 将中药共研粗末，装入纱布袋中扎口，置于酒中。浸泡 15 日，过滤，去渣备用。

功效主治 强肝益肾，补虚兴阳。主治虚劳羸瘦，阳痿不举，五劳七伤，诸般百病；并可开胃下食下气。

丹砂人参酒

原料组成 丹砂（细研后，用水飞过，另包）20 克，人参、白茯苓各 30 克，蜀椒（去目并闭口者，炒出汗）120 克，白酒 1 升。

制用方法 上药除丹砂外，其余共捣为粗末，与丹砂同置容器中，加入白酒密封，浸泡 5~7 日后，过滤去渣即成。

功效主治 温补脾肾。适用于脾肾阳虚，下元虚冷，耳目昏花，面容苍白。

附记 引自《百病中医药酒疗法》。

仙茅淫羊藿酒

原料组成 仙茅、淫羊藿、五加皮各 120 克，龙眼肉 100 克，50 度白酒 4 升。

制用方法 将前 3 味切碎，以纱布包，与龙眼肉同置容器中，加入 50 度白酒 4 升，密封，每日振摇 1~2 次。放置 1 个月后，过滤去渣，取其滤汁，贮瓶备用。

功效主治 补肾阳，益精血，祛风湿，壮筋骨。适用于阳痿而兼腰膝酸软、精液清冷、小便清长、手足不温，或见食少、睡眠不好等。

双地首乌酒

原料组成 熟地、生地、制首乌、枸杞、沙苑子、鹿角胶各 90 克，当归、胡桃肉、桂圆肉各 75 克，肉苁蓉、白芍、人参、牛膝、白术、玉竹、龟甲胶、白菊花、五加皮各 60 克，黄芪、锁阳、杜仲、地骨皮、丹皮、知母各 45 克，黄柏、肉桂各 30 克，白酒 5 升。

制用方法 将前 26 味共为细末，入布袋，置容器中，冲入热白酒，密封，浸泡 15 天后即可取用。

功效主治 滋阴泻火，益气助阳。

用于阴虚阳弱、气血不足、筋骨痿弱者服用，可改善由此引起的潮热（自觉午后发热）、形瘦、食少、腰酸腿软等症。体质偏于阴阳两弱者适宜饮用。有养生保健之功。

淫羊藿当归酒

原料组成 淫羊藿 500 克，当归、五加皮、茯苓、地骨皮、苍术各 120 克，熟地黄、杜仲、生地黄、天冬、红花、牛膝各 60 克，肉苁蓉、制附子、甘草、花椒各 30 克，丁香、木香各 15 克，糯米 180 克，小麦粉 2 千克，白酒 20 升，蔗糖 2.4 千克。

制用方法 先将丁香、木香共研为细末，过筛；余 16 味药粉碎为粗粉，再将糯米和小麦粉混匀，加水蒸熟。即将白酒与上述药末及蒸熟的糯米、小麦粉共置缸内，拌匀，静置 6 个月以上，加热炖至酒沸，密封，静置 10 日，取上清液，冲入蔗糖，溶解后，过滤即成。每次 15 ~ 30 毫升，每日服 2 次。

功效主治 滋阴补阳，培元固本，调养气血。适用于肾阳不足，气血虚损引起的精神倦怠、阳痿、精冷、腰膝酸软、食欲缺乏及病后体弱者。

鹿血酒

原料组成 新鲜鹿血 100 毫升，白酒 500 克。

制用方法 将鹿血注入酒瓶中，加入白酒，充分搅拌均匀，封口，置于冰箱冷藏 24 小时，取上清酒液饮用。

功效主治 补肾填精。用于肾阳虚、精血亏之阳痿、腰膝酸软、畏寒腹痛、虚寒带下、崩漏等。

鹿茸山药酒

原料组成 鹿茸 10 克，淮山药 30 克，50 度白酒 500 毫升。

制用方法 将鹿茸切成小薄片，与山药同置容器中，加入 50 度白酒 500 毫升，密封，每日振摇 1 ~ 2 次。放置 1 个月后，过滤去渣，取其滤汁，贮瓶备用。

功效主治 补肾壮阳。适用于男子虚劳精衰、精血两亏、阳痿不举、腰膝酸痛、畏寒无力、骨弱神疲、遗尿、滑精、眩晕、耳聋、小儿发育不良、妇女宫冷不孕、崩漏带下等虚寒症状。

名医药酒 老方大全

豆蔻肉桂酒

原料组成 红豆蔻（去壳）、肉豆蔻（面裹煨，用粗纸包，压去油）、白豆蔻（去壳）、高良姜、甜肉桂各30克，公丁香15克，戥淮5克，白糖霜120克，鸡蛋清2枚，干烧酒500毫升。

制用方法 先将前7味各研净细末，混匀备用；再将白糖霜加水1碗，入铜锅内煎化，再入鸡蛋清，煎10余沸，入干烧酒，离火，将药末入锅内拌匀，以火点着烧酒片刻，即盖锅，火灭，用纱罗滤去渣，入瓷瓶内，用冷水冰去火气即成。

功效主治 温中散寒，理气止痛。适用于脾胃虚寒，气滞脘满，进食不化，呕吐恶心，腹泻腹痛。

附记 引自《冯氏锦囊秘录》。

黄芪萆薢酒

原料组成 黄芪、五味子各60克，萆薢、防风、川芎、川牛膝各45克，独活、山萸肉各30克，白酒1500毫升。

制用方法 将前8味共研为粗末或切片，入纱布袋，置容器中，加入白酒密封，浸泡5~7天后，即可取

之饮用。

功效主治 益气活血，益肾助阳，祛风除湿。用于阳气虚弱、手足逆冷、腰膝疼痛。

巴戟天菊花酒

原料组成 巴戟天（去芯）、菊花各60克，熟地黄45克，川椒、枸杞各30克，制附子20克，白酒1.5升。

制用方法 将前6味药加工捣碎，置容器中，加入白酒，密封，浸泡5~7日后，过滤去渣即成。每日早、晚各空腹温服15~30毫升。

功效主治 补肾壮阳，悦色明目。适用于肾阳久虚、早泄、阳痿、腰膝酸软等症。

仙灵脾木瓜酒

原料组成 仙灵脾15克，川木瓜12克，甘草9克，白酒500毫升。

制用方法 将前3味切片，置容器中，加入白酒，密封，浸泡7日后，过滤去渣即成。

功效主治 益肝肾，壮阳。适用于阳气不振，性功能减退。

附记 引自《河南省秘验单方集锦》。

淫羊藿酒

原料组成 淫羊藿 500 克，50 度白酒 4 升。

制用方法 将淫羊藿切碎，以纱布包，置容器中，加入 50 度白酒 4 升，密封，每日振摇 1～2 次。放置 15～20 日后，过滤去渣，取其滤汁，贮瓶备用。

功效主治 助肾阳，强筋骨。适用于腰膝酸冷无力、阳痿等。

参枣酒

原料组成 生晒参 30 克，大枣 100 克，蜂蜜 200 克，白酒 1 升。

制用方法 生晒参切成薄片，大枣洗净，晾干剖开去核，将二药置干净容器内，白酒浸泡，密闭容器。14 日后开启，滤去药渣后，再经滤液内加蜂蜜，调和均匀，装瓶密闭备用。过滤后的药渣可放入原容器内，加少许白酒继续浸泡待用。

功效主治 补中益气，养血安神。用于精神倦怠、面色萎黄、食欲缺乏、心悸气短、遇事善忘、失眠多梦、舌淡脉弱。

茯苓核桃酒

原料组成 茯苓 100 克，大枣肉 50 克，核桃仁 40 克，黄芪（蜜炙）、人参、当归、川芎、炒白芍、生地黄、熟地黄、小茴香、枸杞、覆盆子、陈皮、沉香、肉桂、砂仁、甘草各 5 克，五味子、乳香、没药各 3 克，蜂蜜 600 毫升，糯米酒 1 升，白酒 2 升。

制用方法 先将蜂蜜入锅内熬滚，入乳香、没药搅匀，微火熬滚后倒入容器中，再将前 21 味药共研为粗末，与糯米酒、白酒一同加入容器中，密封，隔水蒸煮 40 分钟，取出埋入土中 3 日去火毒，取出过滤去渣即成。每次 30 毫升，每日服 3 次。

功效主治 补元调经、填髓补精、壮筋骨、明耳目、悦颜色。适用于气血不足、头晕耳鸣、视物昏花、腰膝酸软、面色无华、精少不育、妇女月经不调、不孕等症。

核桃杜仲酒

原料组成 核桃仁 30 克，小茴香 5 克，杜仲、补骨脂各 15 克，白酒 500 毫升。

制用方法 将前 4 味切碎，置容

名医药酒老方大全

器中，加入白酒，密封，浸泡 15 日后，过滤去渣即成。

功效主治 温阳补肾，固精。适用于肾阳虚弱、腰膝酸软、阳痿滑精、小便频数等。

附记 引自《药酒汇编》。

鹿茸虫草酒

原料组成 鹿茸 20 克，冬虫夏草 90 克，50 度白酒 1.5 升。

制用方法 将鹿茸切成小片，同冬虫夏草一同置于容器中，加入 50 度白酒 1.5 升，密封，每日振摇 1~2 次。放置 30 日后，过滤去渣即可取用。

功效主治 温肾壮阳，益精养血。适用于肾阳虚衰、精血亏损所致的腰膝酸软无力、畏寒肢冷、男子阳痿不育等。

二红酒

原料组成 红参、红花、鹿茸各 10 克，炙黄芪、桑寄生、女贞子、金樱子、锁阳、淫羊藿各 15 克，玉竹、薏苡仁各 30 克，炙甘草 6 克，白酒 1.5 升。

制用方法 上药共研为粗末或切片，纱布袋装扎口，置容器中，白酒

浸泡 14 日后即可食用。

功效主治 益气养血、补肾助阳、强筋壮骨。用于气血两亏、阳虚畏寒、腰膝酸软、阳痿早泄、肩背四肢关节疼痛等症。

海马人参酒

原料组成 海马 1 具，人参 15 克，山药 50 克，酒适量。

制用方法 海马洗净，用酒浸后切片，加入人参、山药，浸泡在白酒中，1 个月后可服。每次 2 匙，每日 2 次。

功效主治 壮肾阳，益精血。适用于肾阳亏损、精血不足之症。

雪莲虫草酒

原料组成 雪莲花 100 克，冬虫夏草 50 克，白酒 1 升。

制用方法 将雪莲花切碎，与冬虫夏草、白酒共置入容器中，密封浸泡 15 日后即可服用。

功效主治 补虚壮阳。适用于性欲减退或阳痿，表现为阴茎萎弱不起，临房不举或举而不坚。

虫草丹参酒

原料组成 雪莲花 50 克，冬虫夏草 25 克，丹参 30 克，白酒 500 毫升。

制用方法 将雪莲花、冬虫夏草、丹参加工粉碎，装入纱布袋内扎好口，放入白酒中，密封，浸泡半月后即可饮用。每次 15 毫升，每日服 2 次。

功效主治 补虚壮阳。适用于心阳不足而致冠心病，或阳痿、性欲减退等症。

羊肾龙眼酒

原料组成 羊肾 1 对，仙茅、沙苑子、龙眼肉、薏苡仁、淫羊藿各 30 克，白酒 2 升。

制用方法 羊肾切碎，其余 5 味捣碎，置容器中，添加白酒，文火加热 30 分钟，候冷，每日振摇 1 ~ 2 次，密封浸泡 7 日，去渣留液。

功效主治 补肾壮阳，祛风除湿。适用于中老年人肾阳虚衰、腰膝酸冷、少腹不温、行走乏力、精神恍惚、食欲不振、阳痿不育、精冷清稀等。

附记 引自《新编经验方》。

祛病强身药酒

祛病强身酒专为体质虚弱、抗病能力低下的人而设，具有增强人的体质，提高人抗病能力的功效。合理饮用该药酒，对祛病强身具有良好的效果。

康壮酒

原料组成 枸杞、炒陈曲、甘菊花、熟地黄、肉桂各 45 克，肉苁蓉 30 克。

制用方法 将上 6 味药，捣碎为粗末，用白布袋盛，置于干净瓶中，用醇酒 1.5 升浸泡，春夏浸 5 日，秋冬浸 7 日后开口，再加冷开水 1 升，

名医药酒老方大全

令均匀，备用。不拘时，适量饮服。

功效主治 适用于肝肾不足、须发早白、身疲乏力、腰膝软弱。

三味抗衰酒

原料组成 枸杞 700 克，山楂 300 克，苁蓉 500 克。

制用方法 用粮食白酒 7.5 升浸之，约 1 个月后过滤取净汁，入瓶密贮备用。口服，每次 50 ~ 100 克，可以常饮。

功效主治 养阴填精、健脾补肾、益气和血、抗衰强身。适用于中老年体虚证。

健康补肾酒

原料组成 熟地、龙眼肉、地骨皮、当归、牛膝各 60 克，沙苑子（炒）、杜仲（炒）、巴戟天（炒）、枸杞、菟丝子、楮实子、韭菜子、淮山药、补骨脂各 30 克，蔗糖 200 克，50 度白酒 5 升。

制用方法 将以上 14 味药加工成粗末，或切成小薄片，用纱布包，置于容器中，加入 50 度白酒 5 升，再加入蔗糖 200 克，密封，每日摇晃 1 ~ 2 次。放置 3 个月后，过滤去渣，取其

滤汁，贮瓶备用。每次空腹温服 10 ~ 20 毫升，每日服 1 ~ 2 次。

功效主治 补肾益脾，强健腰膝。适用于脾肾虚弱、腰膝酸软、年老体虚、精神疲倦等。

双乌暖胃酒

原料组成 川乌（烧存性）、草乌（烧存性）、当归、黄连、生甘草、高良姜、陈皮各 5 克，烧酒 5 升，甜酒 2.5 升，红砂糖 520 克。

制用方法 将以上 7 味药捣碎，装入布袋，待用；另将红砂糖，以水醋各半调匀，去渣，与药袋同置容器中，加入烧酒和甜酒，密封，浸泡 5 日后，过滤去渣即可。不拘时候，随量饮用。

功效主治 温通经络，暖补脾胃。适用于脾胃虚弱、精神疲乏。

双补脾肾酒

原料组成 白术、青皮、生地黄、厚朴、杜仲、补骨脂、陈皮、川椒、巴椒肉、白茯苓、小茴香、肉苁蓉各 30 克，食盐 15 克，黑豆 60 克，白酒 1.5 升。

制用方法 将白术土炒；厚朴、

杜仲分别以姜汁炒；补骨脂、黑豆分别微炒；陈皮去茎白。上14味药共捣为粗末，用白布或绢袋储，置净器中，倒入白酒浸泡，封口，春夏7日，秋冬10日后开取。每日早、晚空腹温服1～2杯。

功效主治填精补髓，健脾养胃，久服身体健康。适用于脾肾两衰、男子阳痿、女子经血不调、赤白带下。

注意事项勿食牛肉、马肉。妇女受胎不可再服用。

补肾生精酒

原料组成淫羊藿125克，锁阳、巴戟天、黄芪、熟地黄各62克，枣皮、制附子、肉桂、当归各22克，肉苁蓉50克，枸杞、桑葚、菟丝子各34克，韭菜子、车前子各16克，甘草25克，白酒2.5升。

制用方法将上述各药加工粉碎，装入绢布袋扎紧口，放入坛内，倒入白酒，加盖密封，置阴凉处。7～15日后开封，取去药袋，过滤澄清即可。每次25～50毫升，每日服3次，食菜饮服。

功效主治补肾益精，滋阴壮阳，抗老延年。适用于肾虚阳痿、精子减少症、腰膝酸软、四肢无力、耳鸣、眼花等。此方是男性不育的良方。健康男性服用，可收保健强身之效。

延寿获嗣酒

原料组成生地黄45克，覆盆子、炒山药、炒芡实、茯神、柏子仁、沙苑子、山茱萸、肉苁蓉、麦冬各15克，牛膝、鹿茸各25克，龙眼肉、核桃仁各10克，白酒3升。

制用方法将上述各药加工切碎，用绢袋盛之，扎紧口，放入坛内，注入白酒，密封后隔水煮7小时，然后埋入土中3日，取出静置5～7日即可服用。每晚睡前服15～50毫升。勿令醉，男女均可服，服百日后，身体便可恢复正常。

功效主治填精补髓，健身益寿。适用于身体虚弱、不耐风寒劳役；或思虑过度、气血两亏；或半身不遂、手足萎痹或精元虚冷、性欲减退、久而不孕；或频数流产。

六神酒

原料组成人参、白茯苓、麦冬各60克，生地黄、枸杞各150克，杏仁 80 克，白酒 1.5 升。

制用方法 将人参、白茯苓研为细面，麦冬、杏仁、生地黄、枸杞粉碎，置砂锅中，加水 2.5 升，煎至 1 升，连同白酒置砂锅中煮至 2 升，倒入瓶中，再将上述人参、白茯苓粉倒入瓶中，密封，浸泡 7 日后，即可取用。每日早、晚各空腹服 15 ~ 25 毫升。

功效主治 补精髓，益气血，悦颜色，健脾胃，延年益寿。适用于遗精、腰膝软弱、头晕神倦、大便秘结、肌肤不泽、面容憔悴。

固本遐龄酒

原料组成 当归、巴戟天、肉苁蓉、杜仲、人参、沉香、小茴香、补骨脂、石菖蒲、青盐、木通、山茱萸、石斛、天冬、熟地黄、陈皮、狗脊、牛膝、酸枣仁、覆盆子、远志各 30 克，菟丝子 50 克，枸杞、神曲、鹿骨、生姜各 60 克，川椒、木香各 20 克，大茴香、白豆蔻各 10 克，砂仁、益智仁、乳香各 15 克，淫羊藿、炼蜜、山药各 120 克，糯米 500 克，大枣 300 克，白酒 1.5 升。

制用方法 将糯米蒸熟，同去核

枣肉、生姜、山药、炼蜜和匀成团，分成 4 ~ 6 块，各用绢袋盛装，扎紧口备用；将其余各药加工粉碎，用绢袋盛装，扎紧口，放入瓷坛内，然后将上述药全部放入坛内，再将白酒全部倒入，加盖密封，置阴冷干燥处；时常摇动瓷坛，经 50 日后开封启用。将药取出，随用随取，任意食之，坛内药酒则每日早、晚各饮服 10 ~ 25 毫升。

功效主治 补肝肾、调气血、益脾胃、强腰膝、填精髓、壮精神、明耳目、泽肌肤、悦颜色、延年益寿。适用于气血不足、肝肾虚损所致的少气无力、面黄肌瘦、食欲缺乏、精神不振、腰膝软弱、行走无力、阳痿多梦、怔忡健忘、目昏耳鸣等症。

注意事项 阴虚有热者忌服。

十仙酒

原料组成 枸杞 40 克，当归、川芎、白芍、熟地、黄芪、人参、白术、白茯苓、炙甘草各 50 克，生姜 100 克，大枣 50 枚，白酒 20 升。

制用方法 将前 12 味药共制为粗末，装入布袋扎好，置容器中，加入白酒，密封，隔水煮 30 分钟，取出静置 10 日后即可取用。每次服 20 毫升，每日服 2 次。

功效主治 补益气血。适用于身体虚弱、气血不足诸症。

左归酒

原料组成 熟地黄 30 克，山药 24 克，枸杞 40 克，山茱萸 30 克，鹿角、龟板各 20 克，牛膝 120 克，白酒 1 升。

制用方法 将上药共研粗粉，装入纱布袋中扎好，浸于酒中，1 月后启用。每日早饭前饮 15 ~ 35 毫升。

功效主治 此酒补肝肾，益精血。适用于老年人精血偏虚者。主要是年老形衰、久病体重、肝肾精血亏损、腰痛腿软、眩晕、耳鸣失聪、小便自遗、口干咽燥等症。

鹿茸虫草酒

原料组成 鹿茸 15 克，冬虫夏草 10 克，天冬 6 克，白酒 750 毫升。

制用方法 将上药加工粉碎，装入净瓶，倒入白酒，加盖密封，置阴凉干燥处。每日摇动数次，经 1 个月后开封，静置澄清即可。每日早、晚各服 10 ~ 15 毫升。

功效主治 补肾填精，滋养肺脾。适用于病后体弱、神疲无力、阳痿、腰酸、咳嗽等症。

五加核桃酒

原料组成 五加皮 40 克，核桃肉 20 克，小枣 20 克，全当归 15 克，白芍 10 克，炙甘草 8 克，糯米酒 3 升。

制用方法 将上药切薄片，装入绢袋内扎好，放入瓦罐中，加入糯米酒，隔水加热约 1 小时后，埋入净土中 5 日，然后取出静置 3 周，去渣。每次 15 毫升，每日服 3 次，温饮。

功效主治 补益气血。适用于面色无华、头晕目眩、心虚气短、腰膝酸软、月经量少色淡等症。

复方首乌酒

原料组成 何首乌 24 克，芝麻仁、当归各 12 克，生地黄 15 克，白酒 500 毫升。

制用方法 将何首乌、芝麻仁、当归、生地黄加工粉碎，装入纱布袋，扎好，放入白酒中，用文火煮沸，稍冷后密封，浸泡 7 日后取出药袋，即可饮用。每次 20 毫升，每日服 2 次。

名医药酒老方大全

名医药酒 老方大全

功效主治 补肝肾，养精血，清热生津，乌发。适用于阴虚血枯、腰膝酸痛、遗精带下、须发早白等症。

注意事项 大便溏稀者忌用。

人参七味酒

原料组成 人参、冰糖各40克，龙眼肉、生地黄各20克，当归25克，酸枣仁10克，远志15克，白酒1500毫升。

制用方法 将以上6味药共制为粗末，装入布袋扎好，置容器中，加入白酒，密封，浸泡14日后，去药袋。将冰糖置锅中，加水适量，文火煮沸，色微黄之际，趁热过滤，倒入药酒中，搅拌均匀即可。每次服10~20毫升，每日早、晚各服1次。

功效主治 补气血，安心神。适用于气虚血亏之体倦乏力、面色无华、食欲缺乏、惊悸不安、失眠健忘等症。

人参荔枝酒

原料组成 人参13克，荔枝肉100克，白酒500毫升。

制用方法 将以上2味药粗碎，置容器中，加入白酒，密封，浸泡7日后即可取用。每次服20毫升，每日服2次。

功效主治 大补元气，安神益智。适用于体质虚弱、精神萎靡等。

长寿药酒

原料组成 生羊肾1具，沙苑蒺藜、桂圆肉、淫羊藿、仙茅、薏苡仁各50克。

制用方法 将上药用50度白酒5升，浸泡21日后饮服。每次服20毫升，每日服2次。

功效主治 温肾壮阳，祛风除湿。适用于中老年人肾阳虚衰之阳痿不举、精冷精泄、腰膝疼痛、萎弱无力等症。

鱼鳔鹿角酒

原料组成 黄鱼鳔、鹿角各50克，黄酒500毫升。

制用方法 将鹿角切成小薄片，与黄鱼鳔炒至色黄质脆，共研成细末，共同置于容器中，加入黄酒500毫升，隔水加热2个小时后，取出待温，密封放置7日后，即可取用。每次空腹温服20~30毫升，每日服 1 ~ 2 次，用时摇匀，将药末与酒一同饮服。

功效主治 滋阴补肾，强身壮体。适用肾虚腰痛、腰膝酸冷等。

乌蛇黄芪酒

原料组成 乌蛇肉 90 克，炙黄芪、当归各 60 克，桂枝 30 克，白芍 25 克，50 度白酒 3 升。

制用方法 将以上 5 味药加工成粗末，用纱布包，置于容器中，加入 50 度白酒 3 升，密封，每日摇晃 1 ~ 2 次。放置 30 日后，过滤去渣，取其滤汁，贮瓶备用。每次空腹温服 10 ~ 20 毫升，每日服 1 ~ 2 次。

功效主治 补气活血，祛风通络。适用于半身不遂、肌肉消瘦、肢体麻木等。

桑枝酒

原料组成 桑枝、黑大豆（炒香）、五加皮、木瓜、十大功劳叶、金银花、薏苡仁、黄柏、蚕沙、松仁各 10 克，50 度白酒 1 升。

制用方法 将以上 10 味药加工成粗末，用纱布包，置于容器中，加入 50 度白酒 1 升，密封，每日摇晃 1 ~ 2

次。放置 30 日后，过滤去渣，取其滤汁，贮瓶备用。每次空腹温服 10 ~ 20 毫升，每日服 1 ~ 2 次。

功效主治 祛风除湿，清热通络。适用于湿热痹痛、口渴心烦、筋脉拘急等。

菟丝杜仲酒

原料组成 菟丝子 30 克，牛膝、炒杜仲各 15 克，低度白酒 500 毫升。

制用方法 将以上 3 味药捣碎入布袋，置于容器中，加入白酒，密封，浸泡 7 日后，过滤去渣即可。每次服 30 毫升，每日服 2 次。

功效主治 补肝肾，壮腰膝。适用于肝肾虚损、腰膝酸痛、神疲乏力等症。

人参枸杞酒

原料组成 人参 20 克，枸杞 350 克，熟地黄 100 克，白酒 1 升，冰糖适量。

制用方法 人参去芦头，用湿布润软切片；枸杞除杂质，连同熟地黄一并用纱布袋装好扎紧，备用。冰糖放入锅中，加热溶化，趁热用纱布过滤去渣备用。将白酒装入酒

名医药酒老方大全

坛内，投入装人参、枸杞、熟地黄的药袋，加盖密封，每日摇动1次，15日后药汁析出，呈紫红色，用洁净纱布滤除沉淀，加冰糖汁搅拌均匀，再过滤1次即成，贮瓶备用。每次25～50毫升，每日服1～2次。

功效主治 滋肾补精，益智强身，大补元气，养心益气，益智延年。

注意事项 本酒只宜于补虚疗损，凡病症属实、属热者不宜饮用。

牛膝杞龙药酒

原料组成 牛膝、杜仲、金银花、五加皮各30克，枸杞、龙眼肉、大生地、当归各60克，大枣、红花、甘草各15克，白糖、蜂蜜各250克，50度白酒3升。

制用方法 将以上13味药除白糖、蜂蜜外，加工成粗末或切成小薄片，用纱布包，置于容器中，加入50度白酒3.5升，密封，每日摇晃1～2次。放置30日后，过滤去渣，取其滤汁，再加入白糖、蜂蜜，搅拌均匀、溶化后，贮瓶备用。每次空腹温服10～20毫升，每日早、晚各服1次。

功效主治 滋补肝肾，强壮筋骨，活血养神。适用于肝肾精血不足、腰膝无力、筋骨不利、头晕、目暗、心慌、失眠等。

祛风酒

原料组成 独活、羌活、白芍、桑寄生、秦艽各60克，木瓜、牛膝、川续断、五加皮、补骨脂各90克，党参150克，冰糖500克，50度白酒5升。

制用方法 将以上11味药加工成粗末，用纱布包，置于容器中，加入50度白酒5升，密封。放置14日后，过滤去渣，加入冰糖500克，至完全溶化即可取用。每次服15～20毫升，每日早、中、晚各服1次。

功效主治 祛风除湿，舒筋活络，益气血，强筋骨。适用于损伤后期骨节酸痛、筋脉拘挛及外伤性关节炎。

桂枝独活酒

原料组成 桂枝6克，独活12克，黄酒100毫升。

制用方法 将桂枝、独活研细，放入黄酒中，煮取70毫升，去渣，即可饮用。每日服 1 剂，分 3 次饮尽，温热饮。

功效主治 祛风通络，温和血脉。适用于卒中四肢厥逆、口噤不开等症。

黑芝麻核桃酒

原料组成 黑芝麻 25 克，核桃仁 25 克，白酒 500 毫升。

制用方法 将黑芝麻、核桃仁洗净，同放入瓶中，倒入白酒，密封，浸泡半月即可。每日早、晚各饮服 15~20 毫升。

功效主治 润肺止咳、补肾固精、润肠通便、强壮身体、延缓衰老。适用于肺燥咳喘、肺阴虚的干咳少痰、肾虚咳喘、腰膝酸软、遗精、阳痿、小便频数、大便干燥等症。

石斛山药酒

原料组成 石斛 120 克，怀山药、熟地黄各 60 克，山茱萸、怀牛膝、白术各 30 克，白酒 300 毫升。

制用方法 将以上 6 味药共制为粗末，装入布袋扎好，置于容器中，加入白酒，密封，隔日摇晃数下，浸泡 14 日后，过滤去渣即可。每次服

10~25 毫升，每日服 3 次。

功效主治 补肾，养阴，健脾。适用于腰膝酸软、体倦乏力、食欲缺乏、头晕等症。

狗脊黄芪酒

原料组成 狗脊、丹参、黄芪各 30 克，当归 25 克，防风 15 克，50 度白酒 1 升。

制用方法 将以上 5 味药加工成粗末，用纱布包，置于容器中，加入 50 度白酒 1 升，密封，每日摇晃 1~2 次。放置 30 日后，过滤去渣，取其滤汁，贮瓶备用。每次服 10~15 毫升，每日服 1~2 次。

功效主治 补肝肾，益气血，祛风湿，通经络。适用于肝肾虚弱、气血不足、风湿痛等。

人参葡萄酒

原料组成 人参 20 克，葡萄 100 克，白酒 500 毫升。

制用方法 将人参切碎，葡萄绞汁，同置于容器中，加入白酒，密封，每日摇晃 1 次，浸泡 7 日后即可取用。每次空腹服 10 毫升，每日服 2 次。

功效主治 益气，健脾，补肾。适

用于体虚气弱、腰酸乏力、食欲缺乏、心悸、盗汗、干咳劳嗽、津液不足等症。

红参鹿茸酒

原料组成 红参 10 克，鹿茸 3 克，50 度白酒 500 毫升。

制用方法 将以上 2 味药蒸软后，切成小薄片，用纱布包，置于容器中，加入 50 度白酒 500 毫升，密封，每日摇晃 1～2 次，放置 2 个月后，即可取用。酒尽添酒，味薄而止。每次空腹温服 10～20 毫升，每日服 1～2 次。

功效主治 补气壮阳。适用于阳虚畏寒、肢体不温等。

注意事项 阴虚火旺者忌服，夏日不宜服用此药酒。

黄芪红花酒

原料组成 黄芪、党参、玉竹、枸杞各 15 克，红花 9 克，白酒 500 毫升。

制用方法 将前 3 味药切碎，与枸杞、红花一同装入布袋，置于容器中，加入白酒，密封，浸泡 30 日后，过滤去渣，即可。每次服 30 毫升，每日服 2 次。

功效主治 补气健脾，和血益肾。适用于四肢乏力、精神疲倦、气血不和等症。

天雄浸酒方

原料组成 制天雄 30 克，蜀椒（炒）、防风各 15 克，制乌头、制附子各 20 克，炮姜 10 克，50 度白酒 3.5 升。

制用方法 将以上 6 味药加工成粗末或切成小薄片，用纱布包，置于容器中，加入 50 度白酒 3.5 升，密封，每日摇晃 1～2 次。放置 30 日后，过滤去渣，取其滤汁，贮瓶备用。每次空腹温服 5～15 毫升，每日服 1～2 次。

功效主治 补肾阳，壮筋骨。适用于肾风筋急、两膝不得屈伸、腰膝酸冷、筋脉挛急等。

五味九香酒

原料组成 九香虫、五味子、肉豆蔻各 30 克，党参 20 克，白酒 1 升。

制用方法 将以上 4 味药粗碎，装入布袋，置于容器中，加入白酒，密封，隔日摇动数下，浸泡 14 日后，过滤去渣即可。每次服 10～15 毫升，每日服 2 次。

功效主治 温补脾肾，散寒止泻。适用于脾肾虚弱引起的腹部畏寒、脐周疼痛、形寒肢冷、泻后痛减等症。

牛膝石斛酒

原料组成 牛膝 40 克，石斛、杜仲、丹参、生地各 20 克，50 度白酒 500 毫升。

制用方法 将以上 5 味药加工成粗末或切成小薄片，用纱布包，置于容器中，加入 50 度白酒 500 毫升，密封，每日摇晃 1~2 次。放置 30 日后，过滤去渣，取其滤汁，贮瓶备用。每次空腹温服 10~20 毫升，每日服 1~2 次。

功效主治 补肾强骨，活血通络。适用于肾虚腰痛、关节疼痛等。

鹿髓酒

原料组成 鹿髓 30 克，蜂蜜 15 毫升，白酒 500 毫升。

制用方法 将鹿髓切小段和蜂蜜共同放入白酒中，用文火煮鱼眼沸，稍冷后，密封，浸泡 5 日后，去渣，即可饮用。每次 15~25 毫升，每日服 2 次。

功效主治 补肾壮阳，生精润燥。适用于虚劳羸弱、肺萎咳嗽、阳痿、男性不育等症。

加皮仙茅酒

原料组成 仙茅、南五加皮、淫羊藿各 100 克，白酒 2 升。

制用方法 将上药加工成细末，装入细纱布袋内，扎紧口，置于瓦坛内。将酒倒入坛内，加盖密封，置阴凉干燥处。每日摇动数次，2 周后开封，去掉药袋即可适量取饮。

功效主治 温补肝肾，壮阳强身，散寒除痹。适用于腰膝酸软、阳痿精冷、小便频数、关节不利、筋脉拘急、女子宫寒等症。

附记 仙茅有一定毒性，不宜经常服用。

细辛加皮牛膝酒

原料组成 牛膝、秦艽、天冬各 15 克，独活 18 克，五加皮 12 克，炒细辛、石楠叶、炒薏苡仁、附子、巴戟天、杜仲各 6 克，肉桂 12 克，白酒 2 升。

制用方法 将前 12 味药加工粉

名医药酒老方大全

碎，装入纱布袋，扎好，放入白酒中，密封，冬季浸泡10日，春季浸泡7日，秋冬季浸泡5日，夏季浸泡3日，取出药袋，即可饮用。每次10毫升，每日服3次。

功效主治 祛风湿，壮腰膝。适用于关节疼痛、步履乏力等症。

首乌枸杞酒

原料组成 何首乌、枸杞各120克，熟地黄60克，全当归、黄精各30克，白酒2.5升。

制用方法 将以上5味药洗净，切碎，装入布袋扎好，置于容器中，加入白酒，密封，每日摇晃1次，浸泡7日后，过滤去渣，贮瓶备用。每次服10~20毫升，每日服3次。

功效主治 补肝肾，健脾胃，益精血。适用于腰膝酸软、头晕眼花、食欲缺乏、精神萎靡等。

附记 引自《药酒汇编》，常服有"强身健体"之功。

黄精门冬酒

原料组成 黄精、白术（炒）各150克，天门冬、枸杞根各120克，松叶200克，50度白酒3升。

制用方法 将以上5味药加工成粗末或切成小薄片，用纱布包，置于容器中，加入50度白酒3升，密封，每日摇晃1~2次。放置30日后，过滤去渣，取其滤汁，贮瓶备用。每次空腹温服10~20毫升，每日服1~2次。

功效主治 强壮筋骨，补益精髓，延年补养。适用于筋骨萎弱、行走乏力、腰酸腿软等。

注意事项 忌食桃李。

鹿筋牛膝酒

原料组成 鹿筋、当归各100克，枸杞、龙眼肉、淮牛膝、羊胫骨各120克，50度白酒2升。

制用方法 将以上6味药加工成粗末或切成小薄片，用纱布包，置于容器中，加入50度白酒2升，密封，每日摇晃1~2次。放置2个月后，过滤去渣，取其滤汁，贮瓶备用。每次空腹温服10~20毫升，每日早、晚各服1次。

功效主治 补肝肾，益气血，祛风寒，强筋骨。适用于肝肾不足、风寒入侵所致的腰膝酸软、举步无力、筋骨关节疼痛等。

薏苡仁牛膝酒

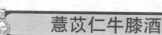

原料组成 薏苡仁 120 克，牛膝 70 克，赤芍、酸枣仁（炒）、炮姜、制附子、柏子仁、石斛各 45 克，炙甘草 30 克，50 度白酒 1.5 升。

制用方法 将以上 9 味药加工成粗末或切成小薄片，用纱布包，置于容器中，加入 50 度白酒 1.5 升，密封，每日摇晃 1～2 次。放置 30 日后，过滤去渣，取其滤汁，贮瓶备用。每次空腹温服 10～20 毫升，每日服 1～2 次。

功效主治 益肝肾，利关节，祛湿除痹。适用于肝风筋脉拘挛、关节不可屈伸等。

核桃酒

原料组成 核桃仁 50～100 克，白酒 500 毫升。

制用方法 将核桃仁洗净，放入瓶中，倒入白酒，密封，浸泡 15 日即可。每日早、晚各饮服 15～20 毫升。

功效主治 润肺止咳，补肾固精，润肠通便。适用于肺燥咳喘、肾虚咳喘、腰膝酸软、遗精、阳痿、小便频数、大便干燥等症。

注意事项 有痰火积热或大便溏泻或阴虚火旺者忌食。

杞地人参酒

原料组成 枸杞、熟地黄各 80 克，红参 15 克，茯苓 20 克，何首乌 50 克，好白酒 1 升。

制用方法 将以上 5 味药加工粉碎，与白酒共置于净瓷坛中浸渍，加盖密封，置阴凉处，隔日摇动数次，经 14 日后开封即可饮用。每日早、晚各服 10～20 毫升。

功效主治 补肝肾，益精血，补五脏，益寿延年。适用于治疗肾阳不足所致的阳痿、耳鸣、目花、早衰等症。

杞地杏仁酒

原料组成 枸杞汁、地黄汁各 100 毫升，麦冬汁 60 毫升，杏仁、白茯苓各 30 克，人参 20 克，白酒 1.5 升。

制用方法 将以上药中后 3 味药捣碎，同前 3 味储于净瓷缸（瓶）中，倒入白酒封口，置于阴凉处。每日摇动数次，经 7 日后过滤即可。适量饮用。

名医药酒老方大全

名医药酒 老方大全

功效主治 滋养肝肾，补益精血。适用于肝肾精亏、阳痿、耳聋目昏、面色无华等症。

双蜂酒

原料组成 蜂蜜500克，蜂王浆50克，米酒250克。

制用方法 将蜂蜜、蜂王浆和米酒同倒入一个干净容器中，搅拌均匀，再加入冷开水1升，混合均匀，然后灌入玻璃酒器中，密封保存。饮用时，先将酒瓶摇晃均匀，再倒出。每日1次，每次饮服50毫升。

功效主治 滋补强壮。适用于风湿病、心脏病、糖尿病、神经衰弱等。

火麻仁米酒

原料组成 火麻仁、黑豆、鸽粪各60克，垂柳枝两把，米酒3升。

制用方法 将垂柳枝切成1.5厘米长，放入米酒中，煮至2.5升时，趁热投入火麻仁（炒）、黑豆（炒）、鸽粪（炒），片刻后，去渣，取其清酒，即可饮用。每次20～30毫升，每日服1次，空腹温饮。

功效主治 化痰开窍。适用于卒中偏瘫、手足活动不利、口面㖞斜等症。

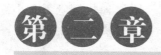

第二章 美容类药酒

乌须黑发药酒

乌须黑发酒是为须发早白症而设。须发早白，除老年自然衰老变白者外，多因疾病引起的肝血与肾阴不足、血气不荣、须发失养所致。青年少白头（俗称少年白），亦可因血热风燥所引起。合理饮用乌须黑发药酒，对各种原因而致的须发早白病，有预防和治疗作用。

乌须黑发酒

原料组成 当归、枸杞、生地、人参、莲子心、桑葚、何首乌各12克，五加皮6克，黑大豆25克，槐角子3克，没石子1对，旱莲草9克，五加皮酒1.5升。

制用方法 将上述各药碾碎，装纱布袋中，扎紧口，放入酒中密封浸泡1个月，每隔2～3天摇动1次。取出药袋，过滤即可。药渣压滤后可以晒干，研细末，制成丸药如黄豆大小，备用。每日2次，每次随量饮服，并可送服丸药，每次5克。

功效主治 养血益肾，乌须黑发。适用于肝肾不足、气血虚弱所致的腰酸乏力、头晕耳鸣、须发早白等。

黑发地黄酒

原料组成 生地黄、何首乌各120

克，熟地黄、天门冬、枸杞、当归各60克，麦门冬240克，人参、牛膝各30克，黄米2千克，酒曲10块。

制用方法 将以上9味药共制为末，加入酒曲（压细），拌黄米饭，按常法酿酒。酒熟，压去渣，即可服用。每日清晨服10~20毫升。

功效主治 泽肌肤，乌毛发，滋补肝肾。适用于精血不足、阴亏气弱所致至的须发早白、面色无华、周身疲倦、腰膝酸软、头眩耳鸣等症。

注意事项 平素体质偏于气阴不足而无明显症状者，亦可饮之。服用期间忌食萝卜、葱、蒜。

补血乌须酒

原料组成 山药、生姜汁各120克，生地、首乌各500克，小枣、核桃肉、蜂蜜、莲子肉各90克，当归、枸杞各60克，麦门冬30克，酒曲适量，糯米5千克。

制用方法 将何首乌用水煎煮；用煎何首乌的汁煮生地，至水渐干，加入生姜汁，再以文火慢煮至水尽，然后将煮熟的生地捣烂。糯米煮半熟，加酒曲酿酒，至有酒浆时，将捣烂的生地均匀调入酒糟中，3~5天

后，压去糟渣，取酒液。将其他各药切碎，装入纱布袋内，放入酒中浸泡，酒器密封，隔水加热蒸煮1.5小时，取出放阴凉处，5天后即可以服用。每日2~3次，每次1小杯。

功效主治 补肝肾，益精血，乌须发。适用于精血不足所致的腰酸腿软、须发早白、面色萎黄、大便干结等。

乌发益寿酒

原料组成 女贞子80克，旱莲草、黑桑葚各60克，黄酒1500毫升。

制用方法 将以上3味药捣碎，装入布袋，置于容器中，加入黄酒，密封，浸泡14日后，过滤去渣即可。每次空腹温服20~30毫升，每日服2次。

功效主治 滋肝肾，清虚热，乌发益寿。肝肾不足所致的须发早白、头晕目眩、腰膝酸病、面容枯槁、耳鸣等症。

注意事项 阳虚畏寒者慎服。

乌须酒

原料组成 赤何首乌、白何首乌各250克，生地黄、生姜汁各60克，大枣、胡桃肉、莲子肉各45克，当

归、枸杞各 30 克，麦门冬 15 克，蜂蜜 45 克，米酒 3.5 升。

制用方法 将前 11 味药，除生姜汁、蜂蜜外，其余各药加工切碎，混匀装入布袋，与生姜汁一起置于容器中，加入米酒，密封，每日摇晃数下，浸泡 14 日后，过滤去渣，加入蜂蜜，搅拌均匀即可。每次服 20 毫升，每日服 2 次。

功效主治 补益精血，乌须黑发，延年益寿。适用于须发早白、腰膝酸软、头眩耳鸣、疲倦等症。

注意事项 阳虚畏寒者忌服。

乌须益寿酒

原料组成 制首乌 200 克，茯苓 100 克，山药 40 克，川牛膝、菟丝子、炒杜仲各 50 克，补骨脂 30 克，枸杞 80 克，白酒 3 升。

制用方法 将以上药研成粗末，装入纱布口袋，扎口后置干净容器中，加入白酒浸泡，密封。7 日后开启，去药渣，过滤取液，贮瓶备用。每日早、晚各 1 次，每次 20~30 毫升。

功效主治 填精补髓，乌须延年。适用于肾虚早衰、腰膝酸软、耳鸣遗精、须发早白。

首乌当归酒

原料组成 何首乌、熟地各 30 克，当归 15 克，50 度白酒 1 升。

制用方法 将以上 3 味药洗净，切碎，用纱布包，置于容器中，加入 50 度白酒 1 升，密封，每日摇晃数次。浸泡 14~21 日后，过滤去渣，取其滤汁，贮瓶备用。每次空腹温服 10~20 毫升，每日服 1~2 次。

功效主治 补肝肾，益精血。适用于须发早白、腰酸、头晕、耳鸣等。

神应养真酒

原料组成 羌活 9 克，木瓜 30 克，天麻 15 克，白芍 30 克，当归 25 克，菟丝子 20 克，熟地黄 30 克，川芎 15 克，白酒 1 升。

制用方法 诸药入酒中浸泡 49 日，取出备用。每晨起饮 1 杯。

功效主治 养血生发，祛风活络。适用于脱发白发。

美髯酒

原料组成 桑葚、何首乌各 150 克，冬青子（盐水炒）、旱莲草、黑

名医药酒老方大全

豆皮（不用豆）、干茄花（净瓣）各30克，熟地120克，50度白酒3.5升。

制用方法 将以上7味药加工成粗末，用纱布包，置于容器中，加入50度白酒3.5升，密封，每日摇晃数次。浸泡21～30日后，过滤去渣，取其滤汁，贮瓶备用。每次空腹温服10～20毫升，每日服1～2次。每次饮时，加青盐少许，以引入肾经为佳。

功效主治 补肝肾，乌须发。适用于须发早白。

首乌金樱酒

原料组成 何首乌、地黄、桑葚、桑叶、黑芝麻、菟丝子各20克，牛膝、女贞子、旱莲草各40克，金樱子、补骨脂各15克，豨莶草10克，金银花50克，白酒3升。

制用方法 诸药研粗粉，装入纱袋扎好，浸酒中，3个月后，即可饮用。每晨起饮1杯。

功效主治 补肝益肾，强筋壮骨，乌须乌发。适用于肝肾两虚而致头发干枯不荣、面色无华等。

五精酒

原料组成 枸杞、天门冬各500克，松叶600克，黄精、白术各400克，细曲1.2克，糯米12.5克。

制用方法 将以上5味药置砂锅中，加水煎汁1升（一般水煎2次，浓缩而成）；细曲研末，备用；糯米蒸熟沥半干后，倒入缸中待冷，加入药汁和曲末，搅拌均匀，密封，置保温处，21日后，候酒熟，去渣，备用。每次服10～25毫升，每日服2次。

功效主治 补肝肾，益精血，健脾胃，祛风湿。适用于体倦乏力、食欲缺乏、头晕目眩、须发早白、肌肤干燥、易痒等症。

注意事项 忌食鲤鱼、桃李、雀肉等。常年补养，白发反黑，齿去更生。

附记 引自《普济方》。

首乌酒

原料组成 制首乌、金樱子、黄精各15克，黑豆（炒）30克，白酒1升。

制用方法 将以上药粉碎成粗末，纱布袋装扎口，白酒浸泡。14日后取出药袋，压榨取液，并将榨得的药液与药酒混合，静置，滤过即可。早、晚各1次，每次20毫升。

功效主治 养血补肾，乌须发。适用于心血不足、肾虚遗精、须发早白、血脂、血糖过高者。

桑葚苍术酒

原料组成 鲜桑葚子200克，苍术、地骨皮各20克，白酒1升。

制用方法 将苍术、地骨皮共研为粗末，纱布袋装扎口，白酒浸泡。密封7日后，取出药袋，压榨取液，将榨得的药液与原药酒合并，过滤后备用。将鲜桑葚子捣烂绞汁，和入药酒中，再密封7日后启用。每日2次，每次15~20毫升。

功效主治 养血补肾，清肝明目，燥湿健脾。适用于衰老、眼花、须发早白、食欲不振。

二至益元酒

原料组成 女贞子、旱莲草各30克，熟地黄、桑葚子各20克，白酒500毫升，黄酒1升。

制用方法 将以上药粉碎成粗粉，纱布袋装扎口。白酒、黄酒混合后浸泡上药。7日后取出药袋，压榨取液。

将榨得的药液与药酒混合，静置，滤过即可。每日2次，每次20毫升。

功效主治 滋养肝肾，益血培元。适用于肝肾阴虚、腰膝酸痛、眩晕失眠、须发早白，也用于神经衰弱、血脂过高。

注意事项 脾胃虚寒、大便溏薄者慎用。

地黄酒

原料组成 地黄1.5千克，糯米2.5千克，细曲180克。

制用方法 将地黄略蒸后在盆中捣碎，备用；细曲研成细末，备用。将糯米洗净蒸煮，沥半干，纳入净坛中，待米冷却后，加入地黄、细曲末，搅拌均匀，加盖密封，置保温处。经14日后开封，用纱布过滤去糟渣，贮入瓶中。每早、午、晚各1次，随量饮服。

功效主治 补肝肾，滋阴养血，乌须发，延年益寿。适用于肝肾阴血不足所致的腰腿酸软、耳鸣目眩、月经不调、须发早白、脾胃虚弱、食后不消、身感乏力等症。

注意事项 服用期间勿食贝母、芫荽、萝卜等。

名医药酒 老方大全

首乌地黄酒

原料组成 制首乌 100 克，生地黄 60 克，白酒 1 升。

制用方法 将以上药粉碎成粗粉，纱布袋装扎口，白酒浸泡。14 日后取出药袋，压榨取液，合并榨取液与药酒，静置，过滤即可。每日 2 次，早、晚各 1 次，每次 15～30 毫升。

功效主治 滋阴血，乌须发。适用于阴血不足、头晕目眩、健忘失眠、须发早白、脱发。

首乌黑豆酒

原料组成 制首乌 90 克，熟地黄、生地黄、天门冬、麦门冬各 45 克，枸杞、牛膝、当归、女贞子各 30 克，黑豆（炒香）60 克，白酒 2.5 升。

制用方法 将以上 10 味药捣碎，装入布袋，置于容器中。加入白酒，密封，浸泡 15 日后，过滤去渣即可。日服 2 次，每次服 20 毫升。

功效主治 补肝益肾，生发乌发。适用于青年脱发和白发等症。

七宝酒

原料组成 何首乌 200 克，白茯苓 50 克，牛膝 20 克，当归 25 克，枸杞、菟丝子各 35 克，补骨脂 120 克，白酒 2.5 升。

制用方法 将以上药共研粗粉，装入纱布袋中扎好，浸入酒中 1 个月，即可饮用。每晨起饮 1 杯，临睡饮 1 杯。

功效主治 补肝益肾荣发。适用于肝肾不足、气血虚少、须发无华，或白发多，易落等。

旱莲酒

原料组成 旱莲、女贞子各 30 克，何首乌 45 克，茯苓 24 克，白酒 1 升。

制用方法 将以上药上锅蒸 20 分钟后取出，入酒中浸 3 周，即可饮用。每晨起饮 1 杯。

功效主治 滋补肝肾，养血养发。适用于肝肾两虚而致头发干枯不荣、面色无华等。

中山还童酒

原料组成 马蔺子、马蔺根各 100 克，黄米 500 克，陈曲 2 块，酒酵子 2 碗。

制用方法 将马蔺子埋入土中 3 日，马蔺根切碎；将黄米水煮成糜；

陈曲研末，与酒醅子，并前马蔺子共和一处作酒，待熟；另用马蔺根，加水煎10沸，取汁入酒内3日即可。随时随量饮之，使之微醉。

功效主治 清热利湿，解毒，乌须发。适用于须发变白。

附记 引自《万病回春》，有歌云："中山还童酒，人间处处有。善缘得遇者，便是蓬莱叟。"

康壮酒

原料组成 枸杞、甘菊花、熟地黄、炒陈曲各45克，肉苁蓉36克，白酒1.5升。

制用方法 将以上5味药捣碎为粗末，装入布袋，置于容器中，加入白酒，密封，浸泡7日后，过滤去渣，加入凉白开水1升，混匀即可。不拘时，随量，空腹温服。

功效主治 滋补肝肾，助阳。适用于须发早白、神疲乏力、腰膝酸软等症。

附记 引自《药酒汇编》。一方除炒陈曲，加炒陈皮、肉桂各45克。余同上。

首乌煮酒

原料组成 何首乌（制）120克，生地80克，芝麻、当归各60克，白酒1.5升。

制用方法 先将芝麻捣成细末，何首乌、当归、生地捣成粗末，一并装入白纱布袋中扎口，置瓷坛中，倒入白酒，加盖。文火煮数百沸后离火，待冷却后密封，置阴凉干燥处。7日后开启，去药袋，过滤后即可饮用。每日2次，每次10～20毫升。早晚空腹温饮。

功效主治 补肝肾，益精血，乌须发，润肠通便。适用于因肝肾不足引起的阴虚血枯、头晕目眩、腰酸腿软、肠燥便秘、须发早白、妇女带下等症。

注意事项 脾虚便溏者慎用。

一醉散酒

原料组成 槐角子、生地黄各15克，旱莲草30克，白酒500毫升。

制用方法 将以上药研粗末，纱布袋装扎口，白酒浸泡。密封20日后，取出药袋，将压榨液与原药酒合并，过滤贮瓶即可。每晚临睡饮30～40毫升。

功效主治 乌须黑发。适用于须发早白。

注意事项 每次饮用的量不宜过

多，以免适得其反，有碍健康。

常春酒

原料组成 常春果、枸杞各 200 克，白酒 1.5 升。

制用方法 将以上 2 味药拍裂，装入布袋，置于容器中，加入白酒，密封，浸泡 7 天后，过滤去渣即可。每次服 20～40 毫升，每日服 3 次。

功效主治 益精血，乌须发，悦颜色，强腰膝。适用于须发早白、身体虚弱、腰冷痛、妇女经闭等。

地膝酒

原料组成 熟地黄、南五加皮、怀牛膝 200 克，细曲 200 克，糯米 2 千克。

制用方法 将以上 3 味药置砂锅中，加水 5 升，煎至 3 升，待冷，倒入坛中；糯米蒸饭，待冷，同细曲（先研细末）入坛中，搅拌均匀，密封，置保温处，如常法酿酒。至 14 日后，去渣即可。每次服 15～20 毫升，每日服 3 次。

功效主治 滋肝肾，壮筋骨，乌须发，健身益寿。适用于容颜无华、须发早白、筋骨软弱、两足无力。

附记 一方熟地黄用 400 克，糯米 2.5 千克。余同上。

十四首乌酒

原料组成 何首乌、黑枣各 30 克，熟地黄 24 克，枸杞、麦门冬、当归、西党参、桂圆肉各 15 克，龙胆草、白术、茯苓各 12 克，于广陈皮、五味子、黄柏各 9 克，白酒 1 升。

制用方法 将以上 14 味药捣碎，置于容器中，加入白酒，密封，浸泡 14 天后，过滤去渣即可。每次服 15 毫升，每日早、晚各服 1 次。

功效主治 补肝肾，益气血，清湿毒，养血生发。适用于青壮年血气衰弱、头发脱落不复生，且继续脱落者。

注意事项 忌鱼腥。

双花二乌酊

原料组成 芫花、红花、制川乌、制草乌、细辛、川椒各 3 克，75% 酒精（或白酒）100 毫升。

制用方法 将以上 6 味药捣碎，置于容器中，加入 75% 酒精，密封，浸泡 1 周后，即可取用。外用。涂擦患处，擦至头皮发热、发红为度，每日 1 次，30 次为 1 疗程。

功效主治 辛散通络，活血化瘀。适用于斑秃。

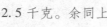

地黄年青酒

原料组成 熟地 100 克，万年青 150 克，桑葚 120 克，黑芝麻 60 克，淮山药 200 克，花椒 30 克，白果 15 克，50 度白酒 2 升。

制用方法 将以上 7 味药加工成粗末，用纱布包，置于容器中，加入 50 度白酒 2 升，密封，每日摇晃数次。浸泡 14 ~ 21 日后，过滤去渣，取其滤汁，贮瓶备用。每次空腹温服 10 ~ 20 毫升，每日服 1 ~ 2 次。

功效主治 补肝肾，益精血，乌须发，聪耳明目。适用于肝肾亏损、须发早白、视力与听力下降、未老先衰等。

注意事项 忌食萝卜。

地术酒

原料组成 生地 40 克，白术 30 克，枸杞 24 克，五加皮 20 克，甘草 12 克，糯米 600 克，酒曲 50 克。

制用方法 将前 5 味药置容器中，加水 3 升，煎煮至减半时，离火，去渣，取汁约 1.5 升，候温备用。糯米水浸 24 小时沥干、蒸熟后，候温，置于一容器中，加入煎煮液 1.5 升、酒曲（先研成细末），

搅拌均匀后，密封，置于保温处（温度保持约 30℃）。放置 14 ~ 21 日后，候酒熟，去糟沥出，取滤液，贮瓶备用。每次空腹温服 10 ~ 30 毫升，每日服 1 ~ 2 次。

功效主治 补肝肾，和脾胃，乌发明目。适用于腰膝酸软、视物模糊、须发早白、食欲不振等。

枸杞芝麻酒

原料组成 枸杞 60 克，黑芝麻 30 克（炒），生地黄汁 80 毫升，白酒 1 升。

制用方法 将枸杞捣碎，与黑芝麻同置于容器中，加入白酒，密封，浸泡 20 天，再加入地黄汁，搅拌均匀，密封，浸泡 30 天后，过滤去渣即可。每次空腹服 20 ~ 30 毫升，每日服 2 次。

功效主治 滋阴养肝，乌须健身，凉血清热。适用于阴虚血热、头晕目眩、须发早白、口舌干燥等症。

黑芝麻酒

原料组成 黑芝麻、薏苡仁各 300 克，生地 480 克，50 度白酒 2 升。

制用方法 将黑芝麻炒香，薏苡仁炒至略黄，二者并捣烂，与切碎的

名医药酒 老方大全

生地共用纱布包，置于容器中，加入50度白酒2升，密封，每日摇晃数次。浸泡14~21日后，过滤去渣，取其滤汁，贮瓶备用。每次空腹温服10~20毫升，每日服1~2次。

功效主治 补肝肾，润五脏，填精髓，祛湿气。适用于须发早白、神经衰弱、健忘、腰膝疼痛等。

外敷斑秃酒

原料组成 鲜骨碎补、何首乌各30克，丹参20克，洋金花、侧柏叶各9克，白酒250毫升。

制用方法 将以上5味药捣碎，置于容器中，加入白酒，密封，浸泡7天后，即可取用。涂擦患处，每日涂擦3~4次。

功效主治 补肾通络，和血生发。适用于斑秃、脱发等。

叶酸桑葚酒

原料组成 三叶酸、桑葚各250克，50度白酒1.5升。

制用方法 将以上2味药捣碎，

用纱布包，置于容器中，加入50度白酒1.5升，密封，每日摇晃数次。浸泡10~15日后，过滤去渣，取其滤汁，贮瓶备用。每次空腹温服10~20毫升，每日服1~2次。

功效主治 润五脏，调气血，乌须发。适用于须发早白、腰酸、头晕、目眩、燥热咳嗽、耳鸣等。

枸杞地黄酒

原料组成 枸杞60克，黑芝麻30克（炒），生地90克，50度白酒1升。

制用方法 将以上3味药置于容器中，加入50度白酒1升，密封，每日摇晃数次。放置30日后，过滤去渣，取其滤汁，贮瓶备用。每次空腹温服10~20毫升，每日服1~2次。

功效主治 滋阴养肝，乌须健身，凉血清热。适用于阴虚血热、头晕目眩、须发早白、口舌干燥等。

美容养颜药酒

　　美好的容颜，悦泽的肤色，白皙鲜嫩的皮肤，是身体健康的重要标志，也是人体外在美的重要体现。凡此皆取决于人体气血的强弱。若气血旺盛、精力充沛、心情舒畅、注重摄取，方能使人面色光华、色若桃花、容如少女、青春常驻。反之若体质虚弱，尤其病后、产后，往往可使人之气血亏损、皮肤颜色萎黄无华、粗糙失嫩。美容养颜药酒是为皮肤粗糙失嫩、萎黄无华症而设。

名医药酒 老方大全

双仁酒

原料组成 核桃仁、小枣各 60 克，甜杏仁、酥油各 30 克，白蜜 80 克，白酒 1.5 升。

制用方法 先将核桃仁、小枣捣碎，杏仁泡去皮尖，煮四五沸，晒干并捣碎，后以蜜、酥油溶开入酒中，随将 3 味药入酒内，浸 7 天后开取。每日早、晚空腹饮用，每次饮服 10 ～ 20 毫升。

功效主治 滋补肺肾，补益脾胃，滑润肌肤，悦泽容颜。适用于面色憔悴，未老先衰，皮肤粗糙等症。

核桃肉大枣酒

原料组成 核桃肉、大枣、白蜜各 120 克，甜杏仁 30 克，酥油 50 克，白酒 2 升。

制用方法 将核桃肉、大枣、杏仁拍碎，放入酒坛中。将酥油用锅置火上加热，加入蜂蜜，待熔化后煮沸 3 ～ 5 分钟，趁热过滤 1 遍，倒入酒坛内。将白酒倒入酒坛，加盖密封，每天振动数下，浸泡 14 天，可以服用。

功效主治 补肾益气，健脾和胃，润肺利肠，泽肌肤，润容颜。可用于调补气血，颐养容颜，润肠通便。

三白菖蒲酒

原料组成 白茯苓、白菊花、石菖蒲、天门冬、白术、生地、黄精各 25 克，人参、肉桂、牛膝各 15 克，50 度白酒 500 毫升。

制用方法 将前 10 味加工成粗末，以纱布包，置容器中，加入 50 度白酒 500 毫升，密封，每日振摇数次。浸泡 10～15 日后，过滤去渣，取其滤汁，贮瓶备用。

功效主治 补虚损，壮力气，泽肌肤。适用于体虚乏力，面容憔悴。

桃花白芷酒

原料组成 桃花 250 克，白芷 30 克，白酒 1 升。

制用方法 将采得的桃花、白芷与白酒同置入容器中，密封浸泡 30 天便可饮用。

功效主治 活血通络，润肤祛斑。适用于面色晦暗、黑斑、黄褐斑。

附记 根据前人经验，桃花以在农历 3 月 3 日或清明前后采摘的药效最好，特别是长于东南方向枝条上的花苞及初放不久的花更佳。

柏子仁首乌酒

原料组成 柏子仁、何首乌、肉苁蓉、牛膝各 15 克，白酒 500 毫升。

制用方法 将前 4 味药捣碎，置容器中，加入白酒，密封，每日振摇 1 次，浸泡 20 日后，过滤去渣即成。

每次服 10～20 毫升，每日服 2 次。

功效主治 益气血、补五脏、悦颜色。适用于气血不足、面色无华、心慌气短等。

葡萄酒

原料组成 干葡萄末一斤，细曲末五斤，糯米五斗。

制用方法 先炊糯米至熟，候稍冷，入曲并葡萄末，搅匀。

功效主治 润肌泽肤，健腰强肾，益气调中。

附记 引自《太平圣惠方》。

桃仁酒

原料组成 桃仁 100 克，50 度白酒 500 毫升。

制用方法 将桃仁捣碎，以纱布包，置容器中，加入 50 度白酒 500 毫升，密封，隔水加热 2 小时，取出，再浸泡 10～15 日后，过滤去渣，取其滤汁，贮瓶备用。

功效主治 活血润肤，悦颜色。适用于皮肤粗糙、老化等。

白术酒

原料组成 白术 180 克，糯米 2.5 千克，酒曲适量。

制用方法 将白术洗净，轧碎，以水 1 升煎煮，压滤去渣，药汁冷置数宿。糯米蒸煮，待熟后，摊凉，以药汁、酒曲拌匀，装坛中，放置于温暖处发酵 7 天，压榨去渣，过滤后装瓶备用。

功效主治 益气养血，生发更齿，使面部光泽，除病延年。

人参山药酒

原料组成 白人参、怀山药、白术各 20 克，白酒 500 毫升。

制用方法 将前 3 味粗碎，入布袋，置容器中，加入白酒，盖好，以文火煮百沸，取下待冷，密封，浸泡 3 ~ 5 天后，过滤去渣即成。

功效主治 补元气，健脾胃。用于久病体虚、脾胃虚弱、面色不华、倦怠乏力、食欲缺乏等症。

参桂酒

原料组成 人参、肉桂各 15 克，白酒 1 升。

制用方法 前 2 味切碎，置容器中，添加白酒，每日振摇 1 ~ 2 次，密封浸泡 7 日，去渣留液。

功效主治 益气补虚，温经通脉。

适用于中气不足、手足麻木、面黄肌瘦、精神萎靡、食欲不振。

附记 引自《药酒汇编》。

人参麦门冬酒

原料组成 人参、熟地黄、生地黄、麦门冬各 30 克，天门冬、云茯苓各 20 克，白酒 1.5 升。

制用方法 将前 6 味共制为粗末，置容器中，加入白酒，密封，浸泡 3 日后，再置炉火上，先文火后武火，煮至酒色变黑为度，待冷，埋入土里 3 日，取出，过滤去渣即成。

功效主治 悦容颜，增精神，壮气力，滋阴补虚。适用于毛枯发白、面容憔悴、精神不振、腰膝酸困等。

附记 引自《普济方》。

麻仁黄精酒

原料组成 胡麻仁 300 克，黄精 350 克，天冬、白术各 250 克，茯苓 200 克，桃仁 150 克，朱砂 10 克，秫米 5 千克，酒曲 320 克。

制用方法 将朱砂细研成粉，贮入大瓶中，酒曲打碎。再将其余各药置于砂锅中，加水煎至 5 升，待冷。然后将秫米蒸煮，沥半干，倒入坛中待冷。最后将药连汁倒入坛里，加入酒曲，搅拌均匀，加盖密封，置保温处。经21日后，味甜即熟。用细纱布压去酒糟，贮入装朱砂的大瓶中，经静置过滤，澄清即成。

功效主治 安五脏，悦容颜，壮精神，乌须发，健身益寿。适用于精血亏损之头晕眼花、容颜憔悴、须发早白、体倦食少、燥咳、多梦惊悸、便秘等症。

白鸽养颜酒

原料组成 白鸽1只，血竭30克，黄酒1升。

制用方法 将白鸽去毛及肠杂，洗净，纳血竭（研末）于鸽腹内针线缝合，入砂锅中，倒入黄酒，煮数沸令熟，候温，备用。

功效主治 活血行瘀，补血养颜。用于干血痨（面目黑暗、骨蒸潮热、盗汗、颧红、肤糙肌瘦、月经涩少）。

天门冬章陆酒

原料组成 黍米150克，小麦500克，天门冬50克，章陆100克，酒曲适量。

制用方法 将小麦磨粉，天冬、章陆捣碎，与黍米共煮熟，加入酒曲，合酿酒，30天后绞去渣，存酒，备用。

功效主治 益神智，聪耳目，除面纹，消瘢痕。

猪膏姜汁酒

原料组成 猪膏100克，生姜汁10～20毫升，50度白酒500毫升。

制用方法 将猪膏与生姜汁混合，置一容器中，用慢火煎至猪膏溶化。再加入50度白酒500毫升，混合均匀，过滤，取滤汁，贮瓶备用。

功效主治 开胃健脾，温中通便。适用于头晕目眩、两胁胀满、疼痛、大便不利、毛发枯黄、面色无华、口淡无味等。

四花桃仁酒

原料组成 桃花106克，马蔺花175克，芝麻花211克，菊花377克，桃仁20克，腊水（12月8日取）70升，白面5千克，酒曲适量。

制用方法 前5味粗碎，入容器中，加白面、曲末拌匀，加腊水，密封，置阴晾干燥处，常规酿酒，酒熟后去糟留液。

功效主治 补虚益气，强筋壮骨。主治体倦乏力、容颜憔悴、须发早白、视物昏花、风湿痹痛、跌打损伤、瘀血肿痛、闭经等。

党参白术酒

原料组成 党参、炙甘草、大枣各 30 克，炒白术、白茯苓各 40 克，生姜 20 克，黄酒 1 升。

制用方法 将前 6 味共研为粗末，置容器中，加入黄酒，密封，浸泡 5 ~ 7 日后，过滤去渣即成。

功效主治 益气健脾。适用于脾胃气虚、食少便溏、面色萎黄、四肢乏力等。

附记 引自《药酒汇编》。

首乌茯苓酒

原料组成 何首乌 200 克，白茯苓 50 克，牛膝 20 克，当归 25 克，枸杞、菟丝子各 35 克，补骨脂 120 克，白酒 2.5 升。

制用方法 上药共研粗粉，装入纱布袋中，浸入酒中 1 个月，即可饮用。每晨起饮 1 杯；临睡饮 1 杯。

功效主治 补肝益肾荣发。适用于肝肾不足，气血虚少，须发无华，或白发多，易落。

牛膝豆酒

原料组成 牛膝根（洗切）1 千克，

豆 500 克，生地黄（切）2 千克。

制用方法 上药用酒 1.5 升浸，先炒豆至熟，投药入酒中，经三二宿即成。

功效主治 治久风湿痹，痉挛膝痛、胃气结积，益气止毒热、去黑痣面纹、皮肤光润。

附记 引自《圣济总录》和《普济方》。

熟地鸡血藤酒

原料组成 熟地、枸杞、何首乌、鸡血藤、全当归各 60 克，50 度白酒 2.5 升。

制用方法 将前 5 味加工成粗末，以纱布包，置容器中，加入 50 度白酒 2.5 升，密封，每日振摇数次。放置 14 ~ 21 日后，过滤去渣，取其滤汁，贮瓶备用。

功效主治 补肝肾，填精血。适用于腰膝酸软、面容萎黄、体倦乏力、精神不振等症。

参归玉竹酒

原料组成 人参、当归、玉竹、黄精、制何首乌、枸杞各 30 克，黄酒 1.5 升。

名医药酒老方大全

制用方法 前 6 味捣碎，置容器中，添加黄酒，每日振摇 1～2 次，密封浸泡 7 日，去渣留液。

功效主治 补肾填精，益气养血。适用于容颜憔悴、面色少华、身体羸弱、皮肤毛发干燥、甚则须发枯槁等。

附记 引自《药酒汇编》。

鸡蛋酒

原料组成 鸡蛋 3 枚，白酒 500 毫升。

制用方法 将鸡蛋敲破，混入白酒，密封，浸泡 28 日后，备用。

功效主治 美容。适用于面色无华、憔悴，外用。

附记 引自《外台秘要》。

矾石半夏酒

原料组成 矾石（烧炼各半）60 克，石膏、代赭石、怀山药、蜀椒、远志、狼毒、半夏（洗）、芒硝、玄参、麻黄、防风、桔梗、干地黄、秦艽、石楠叶、石韦、黄连、莽草、寒水石、菟丝子、炙甘草各 30 克，白石英 45 克，杏仁（去皮尖）20 枚，酒曲 1.5 千克，糯米 3 千克。

制用方法 将前 24 味共制为粗末或切薄片，入布袋，待用。再将糯米淘洗净，沥干，蒸饭，待温，入酒曲拌匀入瓮中，密封，保温，待酒熟后，取药袋入酒中，密封，浸泡 7～10 天后，过滤去渣即成。或将药袋置容器中，加入白酒 5 升，密封，浸泡 7～10 天后，过滤去渣，即得。

功效主治 祛邪润肤，悦色驻颜。用于体质虚弱、感受风湿、腰酸肢困、面色无华等症。

地杞血藤酒

原料组成 熟地黄、枸杞、何首乌、鸡血藤、全当归各 60 克，白酒 2.5 升。

制用方法 将前 5 味药共制为粗末，置容器中，加入白酒，密封，经常摇动数次，浸泡 14 日后，过滤去渣即成。

功效主治 补肝肾，填精血。适用于腰膝酸软、面容萎黄、体倦乏力、精神不振等症。

桂枝甘草酒

原料组成 干姜、桂枝各 10 克，甘草 9 克，生鸡蛋 1 只，黄酒 500 毫升。

制用方法将前3味置一砂锅中，加入黄酒500毫升，小火煎煮至减半时，离火去渣，取煎煮液置于一碗中，将生鸡蛋打破，去蛋清，取蛋黄加入煎煮液中，搅拌均匀后备用。

功效主治润肤养颜。适用于皮肤粗糙、萎黄、面色无华等。

核桃小茴香酒

原料组成核桃仁120克，杜仲60克，小茴香30克，白酒2升。

制用方法将前3味药粗碎，装入布袋，置容器中，加入白酒，密封，每日振摇数次，浸泡15日后，过滤去渣即成。每次20毫升，每日服2次。

功效主治补肾壮腰。适用于腰膝酸痛、四肢无力、面色无华、体倦等症。

茯苓菊花酒

原料组成茯苓、菊花、石菖蒲、天冬、白术、黄精、生地黄各25克，人参、肉桂、牛膝各15克，白酒500毫升。

制用方法前10味捣碎，置容器中，添加白酒，每日振摇1～2次，密封浸泡7日，去渣留液。

功效主治滋阴益气补虚。适用于诸虚劳损，体弱乏力，容颜憔悴。

附记引用《经典药酒保健方选粹》。

枸杞龙眼酒

原料组成枸杞、龙眼肉、女贞子、真生地、仙灵脾、绿豆各100克，猪油500克。

制用方法女贞子于冬至日，九蒸九晒，真生地洗净晒干，仙灵脾去皮毛，绿豆洗净晒干。将上述药物装入绢袋内扎紧，备用。将瓷瓶盛烧酒10升，再放入药袋，严密封口，浸制1月即成。不吃猪油者，不用猪油，加柿饼500克即可。

功效主治温肾补肺，润泽肌肤及毛发。平时服用可使容颜少壮，毛发润泽，并治老年久嗽。

附记引自《随息居饮食谱》和《大众药膳》。

地黄肉桂酒

原料组成干地黄30克，肉桂、干姜、商陆根、泽泻、蜀椒各20克，50度白酒600毫升。

制用方法将前6味加工成粗末，

名医药酒老方大全

以纱布包，置容器中，加入 50 度白酒 600 毫升，密封，每日振摇数次。浸泡 30 日后，过滤去渣，取其滤汁，贮瓶备用。

功效主治 保健，美容，灭瘢。适用于皮肤粗糙、有瘢痕、面色无华等症。

桂圆枸杞酒

原料组成 桂圆肉 250 克，枸杞 120 克，当归、菊花各 30 克，白酒 3.5 升。

制用方法 将前 4 味，入布袋，置容器中，加入白酒，密封，浸泡 30 日后，过滤去渣即成。

功效主治 养血润肤，滋补肝肾。主治身体虚弱，皮肤粗糙，老化等。

附记 引自《药酒汇编》。

当归枸杞酒

原料组成 当归 90 克，枸杞 75 克，制何首乌 50 克，大枣 50 枚，白酒 1.5 升。

制用方法 前 4 味粗碎，置容器中，添加白酒，每日振摇 1～2 次，密封浸泡 7～10 日，去渣留液。

功效主治 补益肝肾，滋养精血。

适用于肝肾亏虚、精血不足、身体羸弱、面色少华、头晕眼花、须发早白、腰膝酸困、肢软乏力等。

附记 民间验方。

桃仁朱砂酒

原料组成 桃仁 100 克，朱砂 10 克，50 度白酒 500 毫升。

制用方法 先将桃仁烫浸去皮尖，炒黄研末，以纱布包，置容器中，加入 50 度白酒 500 毫升，密封；隔水加热至沸后，离火，待冷后加入朱砂（先研细末）10 克，搅匀后，密封浸泡 10～15 日后，过滤去渣，取其滤汁，贮瓶备用。

功效主治 活血安神。适用于心悸怔忡、面色不华、筋脉挛急疼痛等。

地黄芍药酒

原料组成 柚子 5 个，生地黄、芍药各 40 克，蜂蜜 50 毫升，白酒 4 升。

制用方法 将前 3 味药共捣为粗末，置容器中，加入白酒和蜂蜜，密封，浸泡 3 个月后，去渣即成。每次 20～40 毫升，每日服 1～2 次。

功效主治 养血驻颜。适用于皮

肤色素沉着、面部痤疮等。

雄鸡酒

原料组成 黑雄鸡 1 只（理如食法，和五味炒香熟），白酒 2 升。

制用方法 将鸡投入酒中封口，经宿取饮。

功效主治 补益增白。适用于新产妇，令人肤白。

附记 引自《民间百病良方》。

当归白术酒

原料组成 全当归、五加皮、白术各 25 克，川芎 10 克，人参、生地黄各 15 克，炒白芍 18 克，炙甘草、云茯苓各 20 克，大枣、核桃肉各 35 克，白酒 1.5 升。

制用方法 将前 11 味共研细粒，入布袋，置容器中，加入白酒浸泡，盖严，隔水加热煮 1 小时后，取下待冷，密封，埋入土中 5 天出火毒，取出静置 7 天，过滤去渣即成。

功效主治 补气和血，调脾胃，悦颜色。用于气血两虚、面黄肌瘦、食欲不振、精神萎靡等症。

枸杞麻仁酒

原料组成 枸杞根皮、大麻仁

（炒至香熟）、乌麻仁（炒至香）、甘菊花各 30 克，桃仁（去皮尖）10 克，生地 50 克，50 度白酒 1 升。

制用方法 将前 6 味置容器中，加入 50 度白酒 1 升，密封，每日振摇数次。放置 14 ~ 21 日后，过滤去渣，取其滤汁，贮瓶备用。

功效主治 润肤养颜。适用于皮肤粗糙、面色无华等。

地黄菊花酒

原料组成 生地黄、菊花、当归各 30 克，牛膝 15 克，红砂糖 200 克，烧酒、糯米甜酒各 500 毫升，食醋适量。

制用方法 以食醋将红砂糖调匀，一同加入酒内，将其余药物一同装入纱布袋中扎口，浸泡酒中，密封 7 日后取用。

功效主治 补肝肾，益阴血。用于老年人精血亏损，容颜憔悴。

附记 引自《经验良方全集》。

橘皮酒

原料组成 橘皮 50 克，白酒 200 毫升。

制用方法 前 1 味撕碎，置容器中，添加白酒，每日振摇 1 ~ 2 次，

名医药酒老方大全

密封浸泡7~10日，去渣留液。

功效主治 理气调中，燥湿化痰。适用于肌肤粗糙、皱纹深多。

附记 民间验方。

菊花麦门冬酒

原料组成 甘菊花、麦门冬、枸杞、炒白术、石菖蒲、远志、熟地、何首乌各30克，白茯苓40克，人参、肉桂各15克，白酒2.5升。

制用方法 将前11味加工成粗末，以纱布包，置容器中，加入50度白酒2.5升，密封，每日振摇数次。浸泡14~21日后，过滤去渣，取其滤汁，贮瓶备用。

功效主治 补血益精，润肤养颜。适用于精血不足、身体衰弱、容颜无华、毛发憔悴等。

商陆门冬酒

原料组成 商陆末（白色者）2500克，天门冬末2500克，细曲（捣碎）500斤，秫米（淘净）1石。

制用方法 先炊米熟，放冷如人体温，另煎熟水一石，放冷，拌匀，入不津瓮中密封，酿60日成，去滓。

功效主治 灭癜痕。

附记 引自《太平圣惠方》。